全科医学科疾病治疗及预防实践

张春野　穆　华　倪立新　主编

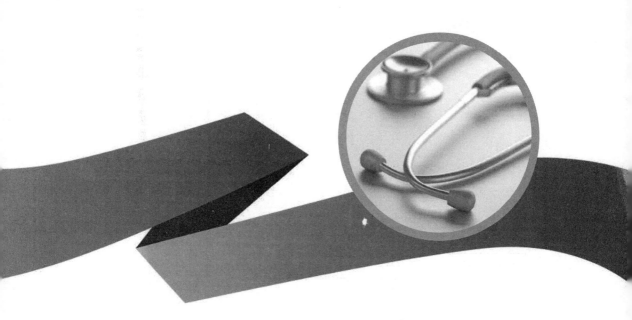

中国纺织出版社有限公司

图书在版编目（CIP）数据

全科医学科疾病治疗及预防实践 / 张春野，穆华，倪立新主编. -- 北京：中国纺织出版社有限公司，2023.9
　ISBN 978-7-5229-0997-4

Ⅰ.①全⋯　Ⅱ.①张⋯ ②穆⋯ ③倪⋯　Ⅲ.①家庭医学　Ⅳ.①R499

中国国家版本馆CIP数据核字（2023）第171269号

责任编辑：范红梅　　责任校对：高　涵　　责任印制：王艳丽

中国纺织出版社有限公司出版发行
地址：北京市朝阳区百子湾东里A407号楼　邮政编码：100124
销售电话：010—67004422　传真：010—87155801
http://www.c-textilep.com
中国纺织出版社天猫旗舰店
官方微博 http://weibo.com/2119887771
三河市宏盛印务有限公司印刷　各地新华书店经销
2023年9月第1版第1次印刷
开本：787×1092　1/16　印张：12.75
字数：293千字　定价：128.00元

凡购本书，如有缺页、倒页、脱页，由本社图书营销中心调换

编　委　会

前　言

　　全科医学又称家庭医学，是临床医学的二级学科。全科医学符合时代发展的需要，开展全科医疗有利于提高基层医务人员的基本素质，改善医德医风，提高医疗服务水平和质量；有利于合理地使用卫生资源，降低医疗费用，充分满足社区居民的卫生服务需求。因而全科医学受到各国政府和医学界的高度重视并得以不断发展。在我国，为建立并完善分级诊疗模式，形成科学有序就医格局，提高人民健康水平，进一步保障和改善民生，实现健康中国战略目标，更需要发展全科医学。

　　本书首先介绍了全科医学基础内容，包括全科医学与健康管理、营养与疾病、全科医学与预防医学、全科医学与社区医学；接着讲述了呼吸系统疾病、循环系统疾病、消化系统疾病、内分泌系统疾病、风湿免疫系统疾病以及重症患者的疾病全科医学处理等内容。全书涵盖面广，贴近临床，科学实用，可供全科医学及相关科室同仁参考使用。

　　由于编者们的时间及写作经验有限，书中难免会出现不足之处，恳请广大读者批评指正。

编　者

2023 年 3 月

目 录

第一章　全科医学与健康管理 ··· 1
　第一节　健康管理概述 ··· 1
　第二节　全科医学与健康管理 ··· 14
第二章　营养与疾病 ··· 26
第三章　全科医学与预防医学 ······································· 36
　第一节　预防医学与健康促进 ··· 36
　第二节　健康相关因素 ··· 38
　第三节　突发公共卫生事件 ··· 46
　第四节　疾病风险评估 ··· 53
第四章　全科医学与社区医学 ··· 57
　第一节　妇女保健 ··· 57
　第二节　儿童保健 ··· 61
　第三节　老年人保健 ··· 71
　第四节　青少年保健 ··· 78
第五章　呼吸系统疾病 ··· 85
　第一节　重症肺炎 ··· 85
　第二节　哮喘急性危重发作 ··· 96
　第三节　急性肺水肿 ··· 105
第六章　循环系统疾病 ··· 113
　第一节　预激综合征 ··· 113
　第二节　遗传性心律失常综合征 ··· 113
　第三节　心源性猝死 ··· 118
第七章　消化系统疾病 ··· 125
　第一节　胃良性肿瘤 ··· 125
　第二节　肠寄生虫 ··· 131
　第三节　慢性胰腺炎 ··· 138
第八章　内分泌系统疾病 ··· 144
　第一节　单纯性甲状腺肿 ··· 144
　第二节　甲状腺炎 ··· 146
　第三节　甲状腺肿瘤 ··· 150
　第四节　肾上腺皮质功能不全 ··· 153

第九章 风湿免疫系统疾病 ···································· 156

第一节 风湿热 ··· 156

第二节 系统性红斑狼疮 ································· 166

第十章 重症营养与代谢 ································· 181

第一节 重症患者营养评估 ····························· 181

第二节 重症急性骨骼肌萎缩评估 ···················· 185

第三节 重症免疫营养 ······························· 188

第四节 重症患者理想的营养途径 ···················· 191

第五节 补充维生素的作用 ····························· 193

参考文献 ·· 196

第一章

全科医学与健康管理

第一节　健康管理概述

一、健康管理背景及定义

健康管理于 20 世纪 80 年代初在美国兴起，起源于美国的商业保险行业。随着健康管理在美国医疗保险行业和医疗行业的发展，其思维方式、实践模式及相关国家政策、法案使美国的健康管理在近半个世纪的发展中保持着世界领先水平。英国、德国、法国等国家也开始模仿和实施健康管理，健康管理在西方国家得到了迅猛发展。亚洲健康管理的发展总体滞后于美国及欧洲其他国家，相对而言，日本健康管理的发展位于各亚洲国家的前列。

在我国，健康管理作为一项新兴朝阳产业，犹如雨后春笋蓬勃发展。2001 年，国内首家健康管理公司注册。2005 年 10 月 25 日，劳动和社会保障部正式对外发布第 4 批 11 种新职业，健康管理师是其中之一。同年，中国医师协会成立医师健康管理与医师健康保险专业委员会。2006 年，中华预防医学会成立健康风险评估与控制专业委员会。2007 年，中华医学会成立健康管理学分会。同年，《中华健康管理学杂志》创刊，四川大学华西健康管理中心成立。2007 年 4 月，劳动和社会保障部、原卫生部颁布的《健康管理师国家职业标准（试行）》开始实施。2009 年，我国启动的"新医改"方案中，将重大疾病防控、慢性病管理以及逐步建立居民健康档案等列入基本公共卫生服务中，加大了大众对健康管理服务的需求。

（一）健康管理学科概念

1. 健康管理

健康管理是以现代健康理念（生物、心理和社会适应能力）和现代医学模式（生物—心理—社会—医学模式）以及中医治未病思想为指导，通过应用现代医学和管理学的理论、技术、方法和手段，对个体或群体的健康进行全面监测、分析、评估，提供健康咨询和指导以及对健康危险因素进行干预的全过程。在我国，健康管理服务由具有执业资格的健康管理师提供，其目的是延长人们寿命，提高和改善人们的生命质量和健康水平，以最小的投入获取最大的健康效益。

2. 健康管理学

健康管理学是研究人的健康与影响健康的高危因素，以及健康管理相关理论、方法和技术的新兴医学学科，涵盖了健康保护、健康促进、健康服务质量及标准评估、行为科学和社会科学等多个范畴，是对健康管理服务的实践和总结，是健康医学的重要组成部分。

（二）健康管理学科的理论体系

1. 健康管理多学科融合理论

健康管理学的学科基础、专业分支、学科职业特点、学科评价指标体系、学科内涵和实践以及学科建设、人才培养等，均融入了现代医学、管理科学、生物信息学和统计学等多学科的精华。

2. 健康管理适宜技术创新体系

将基础、预防、临床、康复、中医等相关技术方法与实践经验优化集成，形成健康监测、评估、干预、跟踪适宜技术体系，体现了学科技术与方法学的集成创新。

（三）健康管理学科专业分支与职业技能体系

（1）健康管理学科专业分支包括健康养生保健学、健康风险评估学、健康管理适宜技术学、膳食营养保健学、运动科学、情绪与心理学、健康教育与健康促进学、慢性病管理学、健康管理大数据科学、互联网信息学、健康管理保险应用学等。

（2）健康管理职业技能体系包括健康管理咨询师、健康管理主检医师、健康管理师、健康管理医师、健康管理技师、健康管理护师等，由具有健康管理学专业知识的人员负责，共同为个体和群体提供个性化、专业化的健康干预计划，定期进行再次评估—重新制订计划—再次干预，形成具有连续性、循环性、全程性的闭合服务模式。

（四）健康管理的必要性和可行性

1. 健康管理的必要性

随着社会老龄化的日益加剧、疾病谱与死因谱的改变，我国70%的人处于亚健康状态，15%的人处于疾病状态，其中慢性病死亡人数占总死亡人数的86.6%，未来10年将有8 000万中国人死于慢性病，慢性病已经成为中国国民健康头号杀手，严重危害人们的健康，极大地增加了国家的经济负担，这一灾难性的负担将超过金融危机。因此，要想改善这种状况，必须从健康危险因素的预防开始，实施健康管理的系统工程，开展健康促进，指导并引领人们真正有效地把握健康。同时，随着社会经济的发展和人们生活水平的提高，越来越多的人认识到健康的重要性，国民健康意识及健康需求不断增长，健康管理理念顺应了这一增长趋势。

2. 健康管理的可行性

疾病特别是慢性非传染性疾病的发生、发展过程较长，往往需要几年到十几年，甚至几十年的时间。同时，这类慢性病的危险因素大多属于可控性因素，以心脑血管疾病为例，在众多相关危险因素中，除了年龄、性别、家族史等危险因素不可干预外，绝大多数的危险因素是可干预的，如吸烟、缺乏运动、不健康膳食、血压异常、血脂异常、血糖异常等。健康管理通过全方面监测、评估和管理个体或群体可能发生疾病的危险因素，提供个性化、科学性的健康指导和干预措施，提高其自我管理意识及健康水平，阻断、延缓某些疾病的发生及发展，减少医疗费用的产生。

二、健康管理服务现状

健康管理学作为医学新学科、医学创新体系、新兴健康产业与健康服务新业态，在中国经历了近二十年的发展，无论是学术理论研究还是服务实践历程，均取得了宝贵的成果与经验。2013年9月国务院印发《关于促进健康服务业发展的若干意见》，明确了我国健康服务业发展的指导思想、基本原则、发展目标和主要任务，以及一系列配套的政策措施。随着习近平总书记在2016年全国健康与卫生大会上的重要讲话、"健康中国2030"规划纲要等一系列政策文件的出台，在政府主导和支持下，在全社会的共同努力下，健康管理作为一门新兴学科正面临着难得的发展机遇和广阔的发展前景。

（一）健康管理学在中国蓬勃发展

1. 学术组织与学科活动广泛兴起

自2005年以来，全国性的健康管理学术组织相继成立，并带动了各省市相关组织的成立。在健康管理各位专家和学者的共同努力下，形成《健康管理概念与学科体系的中国专家初步共识》并于2016年出版《中华健康管理学》，标志着中国特色健康管理创新理论体系的初步形成。全国各地成立的健康管理学术组织，对推动健康管理学科发展起到了强有力的作用。同时，随着健康管理学术理论研究不断深入，全国性学术会议规模不断扩大，学术交流活动丰富多彩，健康管理学相关论文无论是数量还是质量均不断提高和提升，推动我国健康管理的大发展。

2. 逐步形成健康管理专家共识

在理论研究与实践探索的基础上，涌现出一批社会影响力很大的专家和技术骨干，成为健康管理学科带头人。健康管理相关的专家共识、指南、规章制度、主要服务内容等陆续颁布，促进了健康管理的规范化发展，维护和促进了国民健康。

3. 健康管理队伍不断壮大

健康管理理念在全国范围内获得广泛认可，全国高等院校纷纷成立健康管理系和健康管理研究院所，推动和促进了健康管理理论研究和实践创新以及人才培养。伴随着健康管理广泛而深入的发展，目前已有109所高校开展了"健康服务与管理"四年制本科学历教育，不少单位成立了健康管理硕士点和博士点，对于健康管理师的培养已步入正轨。

4. 健康管理机构进一步规范

随着政府相关部门对健康管理服务的领导和支持，健康管理（体检）科在大医院广泛建立，全国健康管理（体检）机构已达上万家，并呈现出逐年增长的趋势。2018年，医院健康管理（体检）科首次进入"2017年度中国医院专科声誉和综合排行榜"，健康管理学科进入医院专科排名，极大地推进和鼓舞了健康管理科的建设和发展，提升了健康管理科室在医院和社会的地位。健康管理（体检）机构在全国呈现规模化发展，紧紧围绕"防大病、管慢病、促健康"的主要服务内容，推动健康管理（体检）机构从单纯体检服务向健康管理服务转变。

5. 健康管理相关产业迅速发展

健康管理适宜技术与产品不断进入市场，推动了健康管理学科创新发展和健康管理适宜技术的推广应用，促进了健康管理服务的能力升级和行业进步，为健康管理服务提供了重要支撑和储备力量。

（二）健康管理学面临的机遇

1. 医学模式发生转变

21世纪医学模式发生了根本转变，从传统生物医学模式转向生物—心理—社会医学模式。疾病在过去被认为仅仅是躯体发生生理改变的一种表现，新的医学模式则认为疾病的发生及发展受到各种因素变化后的影响，除了生物因素，社会环境因素、个人心理因素也是重要因素。医学目的从单一关注治疗疾病、对高科技医疗技术过度依赖，向关注疾病预防、维护和促进国民健康水平转变，为健康管理服务的发展提供了重要的理论指导和学术支持。

2. 国家政策支持

自2010年以来，国家政府众多关于医疗卫生的文件均多次提及健康管理，肯定健康管理的作用，在很大程度上支持并促进了健康管理的发展，充分肯定健康管理的作用，并对如何实施健康管理提出了明确要求和希望。随着健康管理理念在全国范围内的普遍流传和广泛认可，健康管理的研究方向和管理内容也不局限于单纯的健康体检与检后连续性服务，在政府相关部门的领导与支持下开始向功能社区、城市社区推广应用，成为维护和促进国民健康，节省国家医疗卫生支出的重要手段。2016年中共中央国务院印发《"健康中国2030"规划纲要》，指出推进健康中国建设是全面建成小康社会、基本实现社会主义现代化的重要基础，是全面提升中华民族健康素质、实现人民健康与经济社会协调发展的国家战略。2019年印发的《国务院关于实施健康中国行动的意见》提出，需加快推动以治病为中心向以人民健康为中心的转变，动员全社会落实以预防为主的方针，实施健康中国行动，提高全民健康水平。这些文件的颁布，进一步吹响了以提高人民健康为核心、全方位全周期保障人民健康的战斗号角，为健康管理大发展提供了政策支撑。以大卫生观、大健康观为指导，坚持预防为主，努力实现医学目的和医学服务模式转变的新局面将逐渐涌现，开启了健康中国建设的新纪元。随着国家"十四五"进入高质量发展新阶段，健康中国建设深入广泛发展，我国健康管理将进入新的发展阶段。发展健康管理，发挥健康管理服务在防治慢性病、提高国民健康水平中的作用，是历史赋予我们的时代重任。

3. 健康需求持续增长

近年来随着经济的不断发展，人口结构改变和人口老龄化趋势明显加快，疾病谱和死亡谱正在转变，心血管疾病、糖尿病、高脂血症等慢性非传染性疾病已成为威胁人们健康的主要疾病。人民健康需求持续增长和慢性病高发态势，必将推动和促进健康管理服务的快速发展。必须重视慢性病的防治，构建预防、治疗、康复一体化的健康管理服务体系。2016年8月26日，中共中央总书记习近平主持政治局会议，审议"健康中国2030"的规划纲要。健康中国的核心是提高全民健康素质和生活质量，实现全民健康管理，而健康管理的核心就是慢性病预防管理。《中国防治慢性病中长期规划（2017—2025年）》指出慢性病管理的主要指标是到2025年，心脑血管疾病死亡率下降15%，总体癌症5年生存率提高10%，70岁以下人群慢性呼吸系统疾病死亡率下降15%。健康管理服务的兴起不但可以满足人民群众日益增长的差异化、多样化的医疗健康需求，还能提高人民健康素养及慢性病管理能力，满足人民群众对美好生活的向往，改善健康供给不平衡不充分的现状，谱写健康中国的新篇章。

4. 科研与技术快速进步

随着我国"十二五"医学科技规划的全面实施与健康管理重点项目的开展，集成和引进吸收、再创新了一大批健康服务的关键技术、通用技术和公益技术，为健康服务业发展提供了厚实强劲的储备与动力。科研与技术快速进步，进一步满足人民群众日益增长的健康需求，为全面推进健康中国建设提供动能和支撑。

（三）健康管理学面临的挑战

1. 健康管理标准与规范尚未统一

健康管理学理论研究滞后，学科建设缺乏标准和规范；慢性病防治健康管理的标准与规范缺失，慢性病健康管理并未广泛开展；特殊群体如儿童、青少年、孕妇及老年人群的健康管理未建立健全。

2. 健康管理（体检）机构能力不足

已建立的健康管理（体检）机构和学术团队不健全，大多数仍停留在单纯体检服务，能够开展健康管理服务的单位较少，不利于体检后的健康评估、个性化健康管理方案制订、健康干预等闭环式全程连续性健康管理。

3. 健康管理人员数量不足、专业性不强

我国健康管理学科建设尚处于起步阶段，课程设置及考核缺乏标准化、规范化的统一模式，健康管理学科的教学质量无法保证，难以成批培养真正懂得健康管理理念和内涵的专业型人才。当前，健康管理人员的供给无法满足人民对健康的强烈追求和各级政府为建设健康中国对健康管理服务提出的期望与要求。

三、健康管理服务的内容和流程

健康管理服务是指从事健康管理的专业人员运用健康管理相关理论、技术和资源，为健康人群、慢性病早期以及疾病康复期人群提供维护和促进其健康的一系列活动，按服务属性可把健康管理服务分为医学服务和非医学服务。健康管理医学服务主要包括健康教育与咨询、健康体检与评估、慢性病风险筛查与干预、慢性病康复与管理、中医养生保健、心理咨询、健康监测与医学物联网等服务。健康管理非医学服务主要包括养生保健、运动健身、生活美容与按摩、营养指导、健康旅游、养老与健康照护等服务。

健康管理服务的内容主要包括帮助患者认识自身的健康状况、树立正确的健康理念和建立健康行为三部分，建立健康行为是健康管理中最重要的内容，其最终目的是以最少的投入获得最大的健康效应。

（1）认知健康状况。在健康管理理念下采用现代医学和管理学方法，对个体或群体的健康进行监测、分析、评估，并及时反馈给服务对象，最终目的是促使其能全面、正确地认识自身的健康状态，有利于后续分析健康风险因素及制订健康干预方案。

（2）树立健康理念。根据服务对象的健康状况，提供健康咨询与健康教育，提高基础医学知识储备量、树立正确健康理念，有针对性地改变服务对象对疾病与健康的认识，变被动的健康干预为主动建立健康的生活方式。

（3）建立健康行为。建立健康行为是健康管理最重要的内容，也是对健康影响最大的因素。有效的健康管理是指在正确健康理念的基础上，在健康管理专业人员的健康指导下，帮助服务对象建立健康行为，改变不良的生活方式和习惯，建立正确的生活方式，减少危害健康的风险因素，最大程度维护和促进健康。

健康管理服务的具体流程可细分为以下4个基本步骤：健康信息采集及档案建立、健康体检、健康风险评估和健康干预。

（一）健康信息采集及档案建立

1. 健康信息的收集

健康信息主要来源于医疗卫生机构的医疗服务记录，包括医院信息系统、门诊病历、健康体检资料等，需收集的健康信息包括服务对象的一般情况、目前健康状况、疾病家族史、职业特点、生活方式、心理状态、体格检查和实验室检查。全面收集服务对象的健康信息、找出危险因素、建立个人健康档案，对后续的健康风险评估起到了至关重要的作用。当需要解决某些专门问题时，上述记录往往不能提供完整的信息，因此，需要通过专题调查来获取健康信息。这种专题调查的方法包括调查问卷法、访谈法、实地观察法等，其中最常用的是调查问卷法。

（1）调查问卷法：问卷是指为了调查和统计用的一种问题表格，是常用的一种收集资料工具。健康问卷又称健康危险因素调查问卷，主要用途是收集个体健康危险因素的信息并进行评价、收集群体相关信息，以确定健康影响因素、了解服务对象的需求等。问卷一般由标题、填写说明、指导语、调查项目和结语构成，语言表述规范、精练、明确，问卷结构合理，调查项目完整，说明详细易懂，避免抽象式、诱导性、敏感性提问。

（2）访谈法：访谈法是以谈话为主要形式来了解某人、某事、某种行为或态度的调查方法，即访问者通过入户、信件或现代通信工具直接与调查对象进行口头交谈，从而获得信息的方式，这种形式可以是访问者单独访问调查对象，也可以对多个调查对象进行集体访谈。

（3）实地观察法：实地观察法是健康管理专业人员到现场对服务对象进行直接观察、检查、测量或计数而取得资料的一种方式。观察者通常是通过单方面观察来获取临床资料，如在全身体格检查中，观察者的视、听、触、叩、嗅等，对被观察者进行影像学检查、实验室检查、器械检查等；生长发育调查中，观察者直接对儿童进行身高、体重等的测量等。本方法取得的资料较为真实可靠，但所需人力、物力、财力较多。在实际调查中，访谈法与实地观察法常结合使用，互相补充。

2. 健康信息的管理

随着人口健康信息化建设全面快速推进和新技术快速发展与应用，全国各级各类医疗卫生计生服务机构采集产生的电子健康档案、电子病历、全员人口信息等人口健康信息的数据量越来越大，人口健康信息互联共享的范围也越来越广，利用人口健康信息服务于群众健康的需求也越来越大。为推进人口健康信息资源的规范利用和有效保护，2014 年 5 月，原国家卫生计生委制定了《人口健康信息管理办法（试行）》，在保证人口健康信息安全和保护个人隐私的前提下，促进人口健康信息互联互通和共享利用，推动人口健康信息化和卫生计生事业科学发展。

3. 健康档案的建立及管理

健康档案是记录每个人从出生到死亡的所有生命体征及健康信息的变化，以及自身所从事过的与健康相关的一切行为与事件的档案。具体内容主要包括个人的生活习惯、既往病史、诊治情况、家族病史、现病史、历次体检结果及疾病的发生、发展、治疗和转归情况等。健康档案的建立需遵循自愿与引导相结合的方式，以保护服务对象的隐私为主，首次建档可在服务对象首次接受周期性健康体检或就诊时、后期复诊或随访时，接诊医生可通过阅读健康档案，熟悉其基本情况、既往病史、家族史等，并填写本次接诊记录、更新健康档案相关内容，不断完善服务对象健康档案中的健康信息。医疗机构需配备必需的档案设施设备，并指定专人负责健康档案管理工作。我国的新医改方案中提出，要逐步在全国建立统一的健康档案，并实施规范管理。电子健康档案作为健康管理体系的核心内容，可使健康档案变得更加方便实用。

（二）健康体检

2009年原卫生部颁布的《健康体检管理暂行规定》提出，健康体检是指通过医学手段和方法对受检者进行身体检查，了解受检者健康状况，早期发现疾病线索和健康隐患的诊疗行为。健康体检是采集受检者健康信息的主要途径，是发现疾病、预防疾病、延缓疾病进展和自我保健的重要措施，也是健康管理的基础和前提。

1. 健康体检对象

根据体检人群的特点，健康体检主要分为预防保健性体检、社会性体检、鉴定性体检三大类。预防保健性体检是最主要的一类，这类体检绝大部分是单位组织安排，是以早发现、早诊断、早治疗疾病为目的的健康体检，绝大部分是健康人或亚健康人。社会性体检主要针对求职、就业及从事食品、托幼、酒店服务等工作的从业人员的体格检查。鉴定性体检是因工伤、职业病或交通事故进行致残程度等伤害的医学鉴定或某些有争议的体检结果进行进一步的检查或确认。

2. 健康体检内容

一般性检查：包括发育、营养、身高、体重、体重指数、腰臀围比等；物理检查：包括内科、外科、耳鼻咽喉科、眼科、口腔科、妇科等；化验检查：包括血液检查、尿液检查、大便常规检查等；影像检查：包括彩色多普勒超声检查、X线检查、磁共振检查、内镜检查等；电生理检查：包括心电图、动态心电图、脑电图、肌电图等；其他检查：包括健康需求调查问卷、病理检查等。在制订健康体检计划时，需针对不同个体的具体情况制订个性化的体检计划。

3. 肿瘤早期筛查

据国家癌症中心统计，我国肺癌发病人数和死亡人数已连续10年位居恶性肿瘤之首。男性发病第1位为肺癌，每年新发病例约52.1万，其次为胃癌、肝癌、结直肠癌和食管癌。女性发病第1位的为乳腺癌，每年新发病例约27.9万，其次为肺癌、结直肠癌、甲状腺癌和胃癌。世界卫生组织指出，1/3的癌症是完全可以预防的，1/3的癌症可以通过早期发现得到根治，1/3的癌症可以运用现有的医疗措施延长生命。体检虽然无法预防癌症，但可以在一定程度上预防患者死于癌症。因为通过体检可以发现早期癌症的蛛丝马迹，可以及时采取干预措施，提高治疗效果，甚至让患者获得治愈癌症的机会。

（1）肺癌高危人群：年龄≥40岁且具有以下任一危险因素者，建议完善低剂量螺旋CT检查，若检出肺内结节，根据结节的不同特征（纯磨玻璃结节、多发非实性结节、孤立性部分实性结节、实性结节等）进行个性化跟踪随访处理。

1）吸烟指数（每天吸烟支数×吸烟年数）≥400，或曾经≥400且戒烟时间<15年。

2）有环境或高危职业暴露史（如石棉、铍、铀、氡等接触者）。

3）合并COPD、弥漫性肺纤维化，或既往有肺结核病史者。

4）有恶性肿瘤或肺癌家族史者（尤其是一级亲属）。

5）被动吸烟、烹饪油烟以及空气污染等因素。

（2）胃癌高危人群：符合下列第 1 条和第 2～6 条中任一条者，建议完善呼气试验和胃镜检查。如呼气试验阴性、胃镜检查无萎缩，建议每 5 年复查呼气试验；呼气试验阳性、胃镜检查无萎缩，建议根除幽门螺杆菌治疗，每 3 年复查胃镜；呼气试验阳性、胃镜检查提示萎缩，建议根除幽门螺杆菌治疗，每 2 年复查胃镜；呼气试验阴性、胃镜检查提示萎缩，建议每年复查胃镜。

1）年龄 40 岁以上，男女不限。

2）胃癌高发地区人群。

3）幽门螺杆菌感染者。

4）有慢性萎缩性胃炎、胃溃疡、胃息肉等胃癌前疾病。

5）一级亲属有胃癌患者。

6）胃癌其他高危因素（高盐、腌制饮食、吸烟、重度饮酒等）。

（3）结直肠癌高危人群：符合以下任何一项者，建议完善粪便隐血、粪便 DNA 分子检查、结肠镜检查。如无明显异常者，建议每 5～10 年复查；结直肠腺瘤/息肉、早期结直肠癌或进展期结直肠癌者，建议转至专科进一步治疗。

1）一级亲属有结直肠癌史。

2）本人有癌症史（任何恶性肿瘤病史）。

3）本人有肠道息肉史。

4）同时具有以下两项及两项以上者：①慢性便秘（近 2 年便秘，每年持续 2 个月以上）。②慢性腹泻（近 2 年腹泻累计持续超过 3 个月，每次发作持续时间在 1 周以上）。③黏液血便。④不良生活事件史（发生在近 20 年内，造成较大精神创伤或痛苦）。⑤慢性阑尾炎或阑尾切除史。⑥慢性胆道疾病史或胆囊切除史。

（4）肝癌高危人群：符合以下任何一项，且年龄 >40 岁的男性人群风险更大，建议至少每隔 6 个月进行 1 次肝脏超声和血清甲胎蛋白检查。

1）乙型肝炎病毒（HBV）和（或）丙型肝炎病毒（HCV）感染。

2）过度饮酒。

3）非酒精性脂肪性肝炎。

4）长期食用被黄曲霉毒素污染的食物。

5）各种原因引起的肝硬化。

6）肝癌家族史。

（5）食管癌高危人群：符合第 1 条和第 2～6 条中任一条者，建议行内镜检查。如内镜检查病理提示低级别上皮内瘤变（轻、中度异型增生），病变直径大于 1 cm 或合并多重食管癌危险因素者，建议每年进行 1 次内镜随访；其余患者可 2～3 年进行 1 次内镜随访。

1）年龄 >40 岁。

2）来自食管癌高发区。

3）上消化道症状。

4）食管癌家族史。

5）食管癌的癌前疾病。

6）食管癌的其他高危因素（吸烟、重度饮酒、头颈部或呼吸道鳞癌等）。

（6）甲状腺癌高危人群：符合以下任何一项者，建议每年进行 1 次颈部超声检查（包括甲状腺、颈部、锁骨上）。

1）童年期头颈部放射线照射史或放射性尘埃接触史。

2）全身放射治疗史。

3）分化型甲状腺癌、甲状腺髓样癌或多发性内分泌腺瘤病 2 型、家族性多发性息肉病、某些甲状腺癌综合征（多发性错构瘤综合征、Camey 综合征、沃纳综合征）等的既往史或家族史。

（7）乳腺癌高危人群：符合以下任何一项者，建议推荐起始年龄 40 岁或更早，每年完善 1 次乳腺 X 线检查、每 6～12 个月完善 1 次乳腺超声检查、每 6～12 个月完善 1 次乳腺体检、必要时每年完善 1 次乳腺增强 MRI。

1）乳腺癌家族史。

2）自身携带有乳腺癌致病性遗传突变。

3）乳腺导管或小叶不典型增生或小叶原位癌。

4）既往接受过胸部放疗。

（8）宫颈癌高危人群：符合以下任何一项者，建议 <25 岁者，无须筛查；25～29 岁者，每 3 年完善 1 次细胞学筛查；30～64 岁者，每 5 年完善 1 次 HPV 联合细胞学筛查；≥65 岁者，65 岁之前筛查有足够良好结果者，无须筛查；子宫切除术后者，无须筛查。

1）持续的高危型人乳头状瘤病毒（HPV）感染。

2）不良性行为。

3）月经及分娩因素。

4）性传播疾病。

5）吸烟。

6）长期服用口服避孕药。

7）免疫缺陷与抑制。

8）其他病毒感染。

4.常见肿瘤标志物意义

（1）甲胎蛋白（AFP）：AFP 是诊断原发性肝癌的重要指标，可用于肝脏肿瘤的鉴别诊断和治疗后随访，联合使用 AFP 和肝脏 B 超，可发现早期肝癌。可能出现假阳性升高的情况：乙型肝炎和丙型肝炎引起的肝硬化患者、妇女妊娠 3 个月后（分娩后 3 周恢复正常）。

（2）癌胚抗原（CEA）：CEA 是较广谱的肿瘤标记物，与消化道恶性肿瘤和肺癌等密切相关。可能出现假阳性升高的情况：部分良性疾病直肠息肉、结肠炎、肝硬化、肝炎、肺气肿。

（3）糖类抗原 125（CA125）：血清 CA125 和中晚期卵巢癌密切相关，是广谱性肿瘤标记物。可能出现假阳性升高的情况：妇科良性疾病，如子宫内膜异位症、子宫肌瘤、子宫腺肌病、盆腔炎、卵巢囊肿及月经期等；胰腺炎、肝炎、肝硬化等。

（4）糖类抗原 19-9（CA19-9）：胰腺癌、胆囊癌等恶性肿瘤的辅助诊断指标。可能出现假阳性升高的情况：急性胰腺炎、胆囊炎、胆汁淤积性胆管炎、肝炎、肝硬化等。

（5）糖类抗原 724（CA724）：是目前诊断消化道肿瘤的最佳肿瘤标志物之一，对胃癌具有较高的特异性，与 CA19-9 及 CEA 联合可以监测 70% 以上的胃癌。

（6）前列腺特异性抗原（PSA）：是前列腺癌的特异性标志物，推荐 50 岁以上男性每年采用 PSA 和直肠指检相结合的方法进行一次前列腺癌筛查。可能出现假阳性升高的情况：前列腺炎、前列腺增生。

（7）非小细胞肺癌相关抗原（CYFRA211）：CYFRA211 是非小细胞肺癌最有价值的血清肿瘤标志物，尤其对鳞状细胞癌患者的早期诊断、疗效观察、预后监测有重要意义，也可用于监测横纹肌浸润性膀胱癌的病程和复发。

（8）神经元特异性烯醇化酶（NSE）：与其他多种肿瘤相关，是监测小细胞肺癌的首选标志物。

（9）鳞状细胞癌抗原（SCC）：应用于鳞状上皮源性肿瘤，包括肺、宫颈、食管、头颈等。可能出现假阳性升高的情况：肾衰竭、标本被皮肤或唾液污染、脚气和皮癣等皮肤疾病。

5. 健康体检后续服务

健康体检后，由健康管理专业人员为受检者提供后续服务，具体包括体检报告解读、健康教育、健康问题跟踪随访、就医服务指导和服务、疾病自我管理指导等服务。

（1）体检报告解读：健康体检报告的解读是指医生或健康管理师通过适当的方式（面对面或电话等）对受检者的体检结果进行综合分析。通过全面系统的讲解，使受检者了解自己身体的基本状况、可能影响身体健康状况的危险因素及健康危险因素的防控措施。对于诊断明确的疾病，需要指导受检者至专科就诊，并帮助其预约和联系。对于甲状腺结节、乳腺结节、肺结节等尚未达到疾病诊断，但需定期监测随访的健康问题，告知其随访时间、频次及检查项目。解读体检报告时注意尽量使用通俗易懂的语言，对个体和群体提出的各种问题进行解答，避免抽象化、专业性词汇，并对这些问题进行原因分析和具体的干预措施讲解，务必确保受检者能够充分理解存在的健康问题。

（2）健康教育：健康教育侧重于通过传播、教育、干预等手段，帮助个体和群体改变不健康行为、建立健康行为。通过有计划、有组织、有系统的社会教育活动，使人们自觉采纳有益于健康的行为和生活方式，消除或减轻影响健康的危险因素，预防疾病，促进健康，提高生活质量。健康教育是健康管理的工具，健康管理是实现健康教育效果评价的有效途径。在对个体进行健康教育时，要应用健康教育中常用的人际传播和行为干预策略，健康教育的理论和技能是实现有效个体健康管理的基础。在群体健康管理中，健康管理师除了要做个体化的健康管理外，还面临着社区、企事业单位、学校等以人群为基础的群体健康干预。健康教育是群体健康管理工作的重要工具、方法和策略。健康教育计划设计、实施和评价的基本步骤与健康管理的信息收集—健康风险评估—教育干预—效果评价基本一致。

（3）健康问题跟踪随访：对于体检的异常结果，提醒受检者做到生活方式干预及定期随访复查。比如血压、血糖的监测，甲状腺结节、肺小结节和乳腺肿块的跟踪随访，明确复查的时间、频次和注意事项，做到及时提醒受检者进行复查，强调定期复查的重要性和必要性，并关注复查结果，如有重大阳性改变须及时告知受检者。

（4）就医指导和服务：对于诊断明确的疾病，指导受检者到对应的专科进一步诊治，提供相关科室的专家门诊信息、预约挂号方式，或帮助其预约挂号、联系住院等。值得注意的是，仍需关注转诊后的受检者情况，做到全程服务。如存在冠脉造影指征或冠脉介入指征的受检者，在转诊至心内科后，全科医生需关注受检者后续的心血管疾病代谢评估、血管健康监测评估结果，并结合具体情况对其进行低危、中危、高危分层随访管理。

（5）疾病自我管理指导：疾病自我管理的前提是受检者拥有正确的健康理念和良好的依从性，通过让受检者接受健康教育，提高受检者的医学基础知识，改变其存在的错误健康理念，促使每个人积极发挥自身的主观能动性，在医生的帮助下达到促进和维护健康的目的。对于常见疾病如高血压、糖尿病、高脂血症、高尿酸血症、围绝经期综合征等慢性病，需对起病原因、临床表现、诊断标准、治疗方法给予指导，尤其是饮食、运动等生活方式的调整和心理调节，指导其进行自我监测，如血压、血糖等重要慢性病的相关指标，以及需要定期复查的重点项目。

（三）健康风险评估

健康风险评估是一种用于描述或估计某一个体或群体未来发生某种特定疾病，或因某种特定疾病导致健康损害甚至死亡可能性的方法或工具。通过健康风险评估的方法和量化工具，评估受检者当前的身体状况及未来患某病和（或）死亡的概率，帮助个体综合认识其健康状况及存在的危险因素，为制订健康指导方案和个性化干预措施提供指导，改变不良的生活行为方式、降低危险因素，延长生命长度、提高生命质量。持续监测、评估、修正受检者的健康风险评估，真正做到对疾病尤其是慢性病、生活方式相关疾病和代谢性疾病的早期发现及干预，是预防疾病发生、控制疾病发展的有效手段。

1. 健康风险评估的基本原理与技术

（1）个体化信息采集：个体化信息采集是进行健康风险评估的基础，以问卷表方式搜集个人生活方式及健康危险因素相关信息，完成风险评估分析。问卷可由个人自行填报或由知情的亲属、医护人员等协助提供信息。不论利用何种方式获得问卷，都需要保证问卷的真实性和可靠性，同时还要保证个体的隐私性。问卷内容一般由以下5个方面构成：生理、生化数据，如身高、体重、血压、血脂等；生活方式数据，如吸烟、膳食与运动习惯等；个人或家族健康史；其他危险因素，如精神压力；态度和知识方面的信息。

（2）风险计算：风险计算是针对个人，由于某一种或几种特定原因造成的死亡或患病风险给予定量的预测或评价。常见的健康风险评估以死亡为结果，现已扩展到以疾病为基础的危险性评价。因为后者能更有效地使个人理解危险因素的作用，并能更有效地实施控制措施和减少费用。健康风险评估在疾病风险危险性评价及预测方面一般应用相对危险度和绝对危险度，后期发展起来的主要是采用数理统计、流行病学和病因学研究方法，对多种健康危险因素的疾病危险性评价和预测，建立患病或死亡危险性与各个健康危险因素之间关系的模型，得出某种疾病发病或死亡的危险性，对疾病的风险评估更加准确。

2. 健康风险评估的应用

健康风险评估按照应用领域可分为以下5个方面。

（1）临床评估：主要对个人疾病状态、疾病进展和预后进行评估，包括体检、门诊、入院、治疗等。

（2）健康与疾病风险评估：主要对个人健康状况、健康改变和可能患有某种疾病的风险进行评估。

（3）健康过程与结果评估：主要对已患某疾病的相关并发症及其预后进行评估。

（4）生活方式及行为健康评估：评估个体体力活动、膳食结构和心理状态，主要目的是识别不健康的行为方式，提出改善建议。

（5）公共卫生监测与人群健康评估：从群体角度进行健康危害和风险评估。确定不同人群的危险程度，将危险程度最高的人群列为重点防治对象，对可控危险因素加强干预和健康教育。

（四）健康干预

人的健康状况受到生物因素、心理因素和社会环境因素等诸多因素的综合影响，从健康状态逐步转向疾病的过程及疾病进一步进展的过程，均受到上述因素的影响。在众多影响健康状况的危险因素中，除了年龄、性别、家族史等因素不可干预，绝大多数的危险因素是可以干预和控制的，如吸烟、饮酒、不健康的膳食结构、久坐缺乏运动等。通过健康干预，有效防控健康危险因素，降低疾病风险，控制疾病进展，延缓并发症的出现，从而预防和控制疾病、减少医疗费用和降低健康损伤。

健康干预是有计划地、个性化地干预和管理健康，主要针对影响健康状况的不良行为生活方式等危险因素，由全科医生或健康管理师进行个体指导，设定个体目标，为个体提供健康咨询与指导，并动态追踪效果。需要强调的是，健康干预计划不是一成不变的，即在健康干预措施实施后，仍需定期评估受检者健康干预后的状态，并根据实际情况进行调整，以保证健康干预计划的顺利开展。

制订健康干预计划、实施健康干预计划、评估健康干预计划是 3 个连续性阶段，不断往复，最终形成一个闭合环。具体步骤可分为健康问题分析、健康危险因素分析、确定干预计划、评价干预效果。

1. 健康问题分析

健康问题分析的目的在于客观评估目标人群健康与疾病方面的主要问题，找出与健康问题相关的社会环境因素，包括人口、经济、文化、卫生服务、政策、生产、生活等。在健康问题分析阶段常用流行病学和统计学方法，采用能直接反映健康状况的指标，如出生率、死亡率、生育率、发病率、患病率、伤残率等。

2. 健康危险因素分析

健康危险因素是指能使疾病或死亡危险性增加的因素，或者是能使健康不良后果发生概率增加的因素。影响健康的危险因素分为环境因素、遗传因素、行为和生活方式因素、卫生服务因素四大类。分析各类危险因素在疾病发生及进展过程中的重要性，进而确定优先干预的健康危险因素，重点是对可控性健康危险因素进行分析，包括健康问题是否与不良生活行为方式有关及干预可变性。

3. 确定干预计划

以减少健康危险因素、有效预防控制疾病的发生和发展为总目标，针对个体或群体主要健康问题、对健康的认识水平、行为生活方式、用药情况和经济状况等，为其提供不同层次的个性化健康与疾病管理服务，提供健康指导意见和制订随访跟踪计划。具体根据受检者的健康状况、健康目标和需求，结合实际的医疗资源，利用现代信息技术平台，对未患有慢性非传染性疾病者，提供健康教育、生活方式改善咨询等服务；对已患有慢性非传染性疾病者，可针对特定疾病或危险因素提供专项服务。健康干预计划的设计需要坚持以下原则。

（1）目标原则：健康干预方案的设计应坚持以目标为导向，有明确的总目标和可行的具体目标，使计划有明确的方向，设计活动紧紧围绕目标开展，以保证计划目标的实现。

（2）整体性原则：在制订健康干预方案时，不仅要全面理解和考虑健康干预的项目自身，还需要考虑项目与卫生发展规划的协调一致。

（3）前瞻性原则：在制订健康干预方案时，要考虑未来发展的趋势和要求，方案的设计应体现一定的先进性，考虑人群需要、资源、环境条件的长远变化。

（4）动态原则：在制订健康干预方案时，应尽可能预计到方案实施过程中可能遇到的变化，预先制订应变对策，能在实施过程中根据实施情况进行调整，以确保计划的顺利实施。在方案的实施阶段，也要不断追踪方案的进程，根据目标个体或人群的变化情况作出相应调整。

（5）从实际出发原则：在方案的设计过程中，要借鉴其他项目的经验与教训，开展调查研究，了解目标人群或个体的主要健康问题、对健康的认识水平、行为生活方式、用药情况和经济状况等。

（6）参与性原则：健康干预方案涉及的各类人群、机构都应参与计划制订，如目标人群、合作伙伴、投资者、社区卫生工作者等。

4. 评价干预效果

健康管理是一个长期且连续的过程，实施健康管理和个性化干预措施后，需及时衡量健康干预计划设计的合理性及可行性。个体的健康状态和疾病风险可以通过健康风险评估得到确认，对于健康管理中出现的问题，也可通过健康风险评估再次寻找危险因素，从而进一步完善和修正健康干预计划。确定干预计划的先进性与合理性，确保干预计划的顺利实施，有利于促进健康管理更加有效、深入地开展，达到预期目标。

四、健康管理建设目标

党中央国务院和各级政府高度重视健康管理的建设与发展，为我国健康管理的长远发展指出现阶段的发展方向，同时对健康管理提出更新更高的要求，赋予健康管理专业人员更深远的历史重任。

（一）加强健康管理学科建设

在我国，自 2007 年发展至今，健康管理学作为一门新兴的、综合性医学学科，已经走过了十余年。鉴于学科创建时间不长，体系相对不够完善，教育与人才培养尚处于较低水平，优秀的健康管理人才必然具备两大素质，即扎实的专业理论基础和过硬的健康管理技能。课程体系是人才培养的核心内容，中国的健康管理以习近平新时代中国特色社会主义思想为指导，围绕"健康中国"建设目标和人民日益增长的健康需求，需抓住健康管理学科建设的新机遇，加强健康管理学科建设，注重学历教育为主、职业培训为支撑，探索国际合作联合培养模式，引进国外课程教学体系、教学理念和教材，推动健康管理人才培养，促进健康管理体系的建设，创立现代健康管理学科建设创新体系，推动中国"防大病、管慢病、促健康"学科体系的发展，以防治慢性病为突破口，逐步构建预防、治疗、康复一体化的健康管理服务体系，满足社会群体对"治未病"和"早发现、早评估、早干预"等健康管理内容的极大需求。

（二）创新人才培养机制

现阶段整个健康管理行业的发展还是以健康体检为主，健康管理教育培训和体检后服务管理有待逐步开展。人才是学科建设的根本，应加强健康管理高层次领军人才及多学科融合创新复合型人才的交叉培养。修订和完善健康管理创新人才的教育培养计划，创新实践教学模式，积极探索不同学科的交叉培养机制，突出个性发展，强调分类培养，建立"基础研究型"人才与"复合应用型"人才的分类培养模式。注重对健康管理人才的培养，提升对社会的服务能力，开展健康管理继续教育，组织主检医生、体检和健康管理质控人员的培训等，建立成熟完善的教育培训体系。

（三）构建健康管理团队

相较于专科医生，全科医生更加注重于将人作为一个整体，目标是为国民提供从生到死覆盖全生命周期的医疗健康保障服务。我国基层卫生服务体系中的全科医生，不仅是一名优秀的临床医生，同样也是一名合格的"健康管理师"，在社区健康管理中从事建档、体检、评估、干预、随访、教育等多项重要工作，合理有效配置医疗资源，是医疗资源的沟通者，也是健康知识的传播者，更是整个国家初级卫生保健服务的主体。以全科医生为主导的健康管理特色团队，能够肩负起为国民提供全方位、全周期、连续性、综合性健康管理的重任。

（四）多学科交叉运行

健康管理学是医学与管理学等多学科交叉融合的学科，健康管理学关联学科对健康管理学的发展起到了至关重要的作用。应开展广泛的学术交流，加快与全科医学等学科的优势互补，推动创新性发展，实现合作共赢，树立"大学科、大合作、大项目"观念，由传统的树状结构学科管理模式向网状发展的学科管理体制转变，鼓励跨学科共同培养复合型人才，促进原创性科学成果的产生，培育健康管理学科新的增长点。

（五）利用高科技医疗技术

现代信息技术高速发展，物联网、互联网、大数据、云计算、人工智能开始进入各行各业，数字健康已经广泛兴起。需将现代化信息技术与健康管理相融合，促进健康管理由被动的干预模式向及早预警和及早主动干预的现代医学模式转变，高效利用智慧医疗等高科技医疗技术，创新驱动发展，实现医院、个体与医疗设备的整合，推进全新的现代医疗模式发展，将医学物联网和现有的互联网相结合，早发现、早预警、早干预健康危险因素，降低疾病发病风险，维护并促进全民健康。

（张春野）

第二节　全科医学与健康管理

一、全科医学融入健康管理的内涵与价值

（一）全科医学与健康管理融合的内涵

1969 年，美国家庭医疗委员会成立，一门新兴的医学学科——全科医学诞生了。20 世纪 80 年代末，全科医学开始引入中国，并在短期内得到快速发展。1993 年 11 月中华医学会全科医学分会的成立，标志着我国全科医学学科正式建立。2012 年，全科医学正式列入我国临床医学二级学科目录。全科医学与多个学科均有交叉，整合了临床医学、预防医学、康复医学和人文社会科学等相关内容，其服务对象是患者及其所在的家庭、社区，真正做到从整体出发，全面考虑患者的生理、心理、社会需求并加以解决。在中国，家庭医生是全科医生的代名词，是接受过全科医学专业规范化培训的全科医学卫生服务的提供者，具有全面

的专业知识、扎实的实践操作技能、较强的人文关怀意识和一定的管理能力，能为个人、家庭和社区提供优质、方便、经济有效、一体化的基础性医疗保健服务，参与全人群及全生命周期健康维护。

全科医学的主旨强调以"人"为中心，以"家庭"为单位，以"预防"为导向，不仅治已病者，更关注未病者。一个优秀的全科医生不仅是一名合格的临床医生，同时也是健康教育者、健康守门人、管理者和组织协调者，具备熟练的业务技能、强烈的人文情感和执着的科研精神。在"生理—心理—社会"新的医学模式指导下，通过风险评估、疾病监测、疾病诊治和干预指导等方式，向个人及其家庭提供具有综合性、连续性的健康维护与促进，最终目标是促进全民健康，以最少的投入获取最大的健康效果。

健康管理是以现代健康概念（生理、心理和社会适应能力）和新的医学模式（生理—心理—社会）以及中医治未病为指导，通过采用现代医学和现代管理学的理论、技术、方法和手段，对个人或群体整体健康状况及其影响健康的危险因素进行全面管理的过程，提供连续性的健康服务，属于一、二、三级预防并举的措施，主要应用于慢性病、生活方式相关疾病和代谢性疾病的管理。健康管理以"健康"为中心，以"预防"为宗旨，其最终目的是调动个人及群体的积极性，有效减少健康危险因素。

因此，全科医学与健康管理有相同的最终目标，即维护全人类全过程、全方位的整体健康，消除潜在的危险因素，延长寿命，提高生活质量和生命质量，通过个性化的服务调动个体及群体的主动性，使之积极参与健康维护和疾病控制过程，从而达到良好的服务效果。需加强全科医学与健康管理的联合，有效实行以全科医生为主导的健康管理，指导并引领人民更好地拥有健康。

（二）全科医学在健康管理中的价值

1. 完善慢性病管理与防治

我国从1999年进入老龄化社会，2021年5月11日第七次全国人口普查结果公布，我国60岁及以上老年人口已有2.64亿人，占总人口18.7%。预计到2050年前后，老年人口数将达到峰值4.83亿，占总人口的34.1%。从衡量老龄化社会负担指标（老年抚养比）来看，从2000年至今，老年抚养比快速增长，至2020年已上升至16.9%。中国老年人口发展趋势及抚养比预测见图1-1、图1-2。有统计分析，老年人中患1种慢性病的比例是91.7%，患2种及以上慢性病的比例是76.5%，患3种及以上慢性病的比例是65%，患5种及以上慢性病的比例是20%。因此，健康中国建设的重中之重是做好慢性病防控工作。那么，究竟由谁来承担这项重要的工作呢？全科医生是当仁不让的。在我国，健康管理服务是全科医生为人民提供基本医疗保健服务的重要内容，要想改善这种状况，必须从健康危险因素的预防开始。全科医生是医疗资源的联系者也是健康知识传递者，更是整个国家初级卫生保健服务的主体提供者，具备全面的临床知识、丰富的临床经验，处理常见疾病的基本技能，能有效实现慢性病预防与管理相结合，为患者提供综合性服务，为个人、家庭和社区提供优质、便捷、经济、有效、一体化的基础医疗卫生保健服务，实现防治结合，对生命、健康与疾病进行全过程、全方位负责式管理，尤其是在一、二级预防和健康教育过程中。相比于专科医生，全科医生可以做到全方位顾及个体的健康需求，不仅局限于看病治病，健康风险评估和疾病预防、慢性病防控等健康管理的相关内容也是全科医生的日常工作。以健康管理学科建设为基础，积极融合全科医学的学科特色与优势，加强全科医学与健康管理学融合，以防治慢性病为突破口，为慢性病患者提供全面、连续、主动的管理和指导，改善不良的生活行为方式、降低疾病风险、提高健康素养，达到促进个体健康、延缓疾病进程、减少并发症、降低伤残率、延长寿命、提高生活质量并降低医药费用的目的。

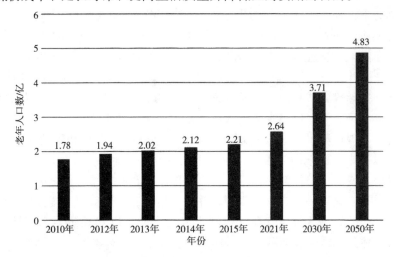

图 1-1　中国老年人口发展趋势

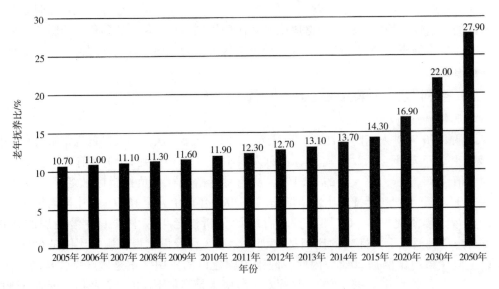

图 1-2　中国老年人口抚养比预测

2. 主导健康体检及检后咨询

目前，有许多健康管理中心没有配备具有健康管理专业知识和资质的医护人员和健康管理师，在健康管理实践过程中不可避免地出现一些与健康管理理念相违背的认知和行动，虽然打着健康管理的旗号，实际上从事单一的健康体检工作，并没有涉及对体检结果的分析、对健康风险的评估、对危险因素的干预及后续健康管理。健康体检的最终目标是健康维护及健康促进，因此，不能将一次体检工作的结束当作是本次健康管理服务的终点。健康体检后需制订个性化的健康干预计划，定期进行再次评估—再次制订计划—必要时再次干预，只有这样具有连续性、循环性和全程性的闭合服务模式才能使健康管理得到有效落实。由全科医生主导健康体检及检后咨询工作更具优势，全科医生拥有连续服务的能力，将其应用到检后随访管理，不但能对常见阳性体检结果进行正确的解读，同时也能进行健康风险评估并提供健康干预方案，对低危、中危、高危人群进行分级连续管理。通过简化、顺畅体检流程，使体检前、体检中和体检后的医疗服务得到进一步优化，实施程序化的连续性管理有助于疾病早期筛查及慢性病的防治、管理和随访，形成具有全科特色的健康体检管理及检后咨询模式。对于阳性体检结果者，全科医生可根据体检者的具体情况，给予进一步的检查及治疗。如果这些问题全科医生自己能解决，可与全科门诊、全科病房进行无缝对接；而对于需要专科处理的问题，全科医生对症处理后可及时转诊至专科医生处进一步诊治，使健康管理工作更加规范、有效地执行。

3. 强化全人全程服务

在现代生物医学模式和信息技术高速发展的背景下，健康管理将发展为个性化、全程性、全方位的健康事务管理服务，将科学的健康生活方式传递给社会大众，变被动的健康教育为主动的健康干预。一个优秀的全科医生往往具备专业的知识、丰富的经验、高尚的品德、卓越的管理能力、严谨的科学态度。就服务对象而言，不分年龄、性别、种族、社会文化背景、经济情况和疾病类型；就服务内容而言，包括医疗、预防、康复和健康促进；就服务层次而言，包含生理、心理和社会适应等方面；就服务范围而言，涵盖个体、家庭、社区和社会。除了疾病诊疗，全科医生同样重视对个体的健康评估、健康教育和健康干预等工作，从社会、心理、生物多个角度对每个人进行全方位、全过程的健康保障服务。通过全面了解个体的家庭、社区、社会背景，完整掌握个体全部健康相关信息，提供具有个体性、整体性、连续性的医疗卫生服务，建立彼此信任的医患关系，利用全科理念及医学人文关怀精神对个体的个人史、现病史、既往史等进行全面询问，全方位、全过程参与健康管理过程，向个体提供健康教育、药物治疗、心理治疗、预防保健服务，充分起到健康守门人预防及阻止疾病发生发展的作用。以贯穿全程的人性化、个体性服务为特点，以促进个体生理、心理、社会健康为中心，旨在预防疾病发生、延缓疾病发展。全科医生可以提供健康管理学所包含的疾病风险评估、分析和预防指导等服务，包含涉及全生命周期各年龄段的常见急慢性病的诊疗、慢性病的长期管理和指导、疾病后的康复、医学人文关怀等临床医学服务内容及部分公共卫生服务内容。

二、全科医学融入健康管理的机遇与挑战

（一）全科医学与健康管理融合的机遇

2011 年，国务院印发《国务院关于建立全科医生制度的指导意见》，旨在深入贯彻医药卫生体制改革精神，文件将全科医生定位为综合程度较高的医学人才，主要在基层承担预防保健、常见病及多发病的诊疗和转诊、患者康复和慢性病管理、健康管理等一体化服务。从国家政策层面对全科医生提出更新更高的要求，慢性病、常见病、多发病的健康管理将成为全科医生的重要工作，对全科医生综合服务能力赋予更深刻的历史重任。2016 年国务院医改办等七部委联合印发的《关于推进家庭医生签约服务的指导意见》和 2018 年国家卫生健康委下发的《关于规范家庭医生签约服务管理的指导意见》都指出，全科医生要为人民提供基本医疗、公共卫生和约定的健康管理服务。在这些政策的支持下，全科医学和健康管理更加密不可分，两者相互促进、共同发展，全科医生参与健康管理体系及学科建设，根据不

同个体的健康状况，建立健康档案，完善健康评估，进行个性化、科学性的健康指导和干预措施，定期再次评估、必要时再次进行健康干预，形成良性循环。在全科医生的参与下，健康管理体系将更加完善。随着国家"十四五"进入高质量、高速度发展的新阶段，党中央国务院和各级政府更加重视并支持健康管理，"健康中国"上升为国家战略，大健康产业将进一步推动国家经济发展。我国的健康管理以习近平新时代中国特色社会主义思想为指导，围绕"健康中国"建设目标和人民日益增长的健康需求，需抓住健康管理学科建设的新机遇，积极发挥全科医生在健康管理中的优势与作用，探索具有中国特色的全科医学与健康管理的融合模式，进一步构建集预防、治疗、康复、保健一体化的全科医学健康管理服务体系，真正发挥全科医生的健康守门人作用，提供全方位、全周期的健康卫生服务，全面助力健康中国的建设。

（二）全科医学与健康管理融合的挑战

1. 专业人才不足

1969 年，美国家庭医疗委员会成立，诞生了全科医学，20 世纪 80 年代末，全科医学开始引入中国，并在短期内得到快速的发展，同时社区卫生服务也得到蓬勃发展。但是整体而言，在我国，全科医生社会地位不高，总体医疗业务能力偏弱，学科体系建设尚在初级阶段，高素质专业人才储备不足且大多数的社区全科医生不懂健康管理，不能在社区开展有效的慢性病健康管理服务，短期内无法满足新兴的健康管理学科的发展要求和速度，在一定程度上限制了健康管理的成效和健康中国的建设。

2. 健康管理理念不强

部分全科医生的健康管理理念不强、认识不足，早发现、早评估、早干预的观念不够，预防危险因素的意识有待加强，尚不能满足现代医学模式下对健康服务的需要。作为首诊医生和医疗保健体系的"守门人"，全科医生不仅需要掌握绝大部分常见病、多发病及慢性病的诊断标准、治疗方式、转诊要求，同时还要全面了解本地区居民包含生理、心理和社会适应等多方面健康状况，拓展健康管理理念，做到重心下移、预防前移，根据最低成本及最高效果原则，积极开展临床预防。

3. 健康管理技术不熟练

长期以来，我国健康管理行业的服务内容整体上以"健康体检"为主，无论是综合医院还是各种健康服务机构，在实践过程中存在将"健康体检"等同于"健康管理"的错误认知。随着国家相关政策的出台及健康管理理念的进一步拓展，上述情况有所好转，但仍有部分全科医生对与健康管理相关的医疗科学技术运用能力及强度不够，如疾病风险评估技术、健康风险因素干预技术、健康风险评估后连续服务技术，对与健康管理相关的其他交叉医疗学科（如功能医学、康复医学、心理学）掌握不足，打着"健康管理"的旗号，实际做着单纯的"健康体检"。

4. 互联网技术及人工智能技术利用有限

在"互联网＋"时代以及人工智能时代的大环境背景下，健康管理学科各项疾病筛查和慢性病管理的适宜技术得到了进一步发展，各种大数据管理平台层出不穷，通过机器学习，创建了一系列慢性病筛查和管理模型。部分全科医生对新兴的互联网技术及人工智能技术运用有限，没有充分利用好这一数据平台，使得互联网技术与后续的随访、复查、监测环节脱节，没有将临床诊疗工作和网络技术进行协同，不利于早期发现、预警并干预健康风险。

三、全科医学融入健康管理的对策建议

自 2010 年以来，国家政府发布的众多关于医疗卫生文件中，均多次提到健康管理，肯定健康管理的作用，2018 年国家卫生健康委印发《关于进一步加强健康体检机构管理促进健康体检行业规范有序发展的通知》，进一步促进健康管理行业更加规范有序的发展。全科医学贯穿全程的人性化、连续性的服务特点与健康管理的全程化服务基本一致，由全科医生主导健康管理体系及工程建设，制订个性化的健康干预计划，定期再次评估并修正干预计划，有利于形成良性、闭合性的循环过程。为进一步促进全科医学与健康管理的高效融合，具体实施过程中的主要策略有以下五大项。

（一）完善健康管理的学科建设和人才培养

必须重视健康管理学历教育体系，为社会培养专业的、有水平的复合型人才，可以从师资队伍、科学研究两个方面展开，全面整合国内外健康管理资源。首先，要通过人才引进、人才在职培训相结合的方式，形成多层级多元化的人才梯队。其次，要注重科学研究，大力开展科研学术交流，提高健康管理学科的影响力，积极学习国外先进的健康管理理念及较有成效的健康管理规范体系，不断探寻适合我国国情的健康管理模式。以大卫生观、大健康观为指导，坚持预防为主，努力实现医学目的和医学服务模式转变的新局面，将全科医学团队与健康管理团队建设为复合型学科团队，进行一体化管理和建设，培养具有健康管理理念、以人为中心、以预防为导向、以公共健康为目标的复合型人才。系统化培训全科医生的健康管理学理论知识、管理范围、基本流程、常用方式、技术手段和服务流程已经刻不容缓，需参考国外高校成熟的健康管理教学模式，建立适合我国全科医生的健康管理培训课程，促使全科医生深刻体会健康管理内涵，全面掌握健康风险评估技术、健康危险因素干预技术、体检后连续追踪服务技术、慢性病干预技术、心理管理技术、科学研究技术等健康管理相关技术。

（二）构建以全科医生为主导的健康管理服务体系

作为居民健康的"守门人"，做好健康管理是全科医生的重要使命，不仅治已病者，更关注未病者。全科医学是面对个体及家庭、社区，整合临床医学、预防医学、康复医学和人文社会科学相关内容为一体的综合性医学专业学科，全科医生是专业知识全面、实践技能扎实、组织协调能力良好的全方位复合型人才。健康管理是对个人及人群的健康危险因素进行全面管理的过程，是一、二、三级预防并举的措施，这与全科医学的主旨不谋而合。构建以全科医生为主导的健康管理服务体系，打造以全科医生为主导、满足健康管理和全科医学临床需求的医生队伍，旨在为居民提供集预防、保健、医疗、康复、健康教育及计划生育技术指导六位于一体的社区医疗卫生服务。现阶段，我国正大力发展全科医学，社区全科医生作为我国居民健康的主要守护者，其健康管理能力还有待进一步提高，需促使基层社区医院完成从治疗到预防的转变，健全家庭医生制度，落实双向转诊制度，形成社区首诊、双向转诊、急慢分治、上下联动的服务模式，对高危和慢性病人群做到早筛查、早评估、早干预，降低疾病的发生率，减少健康危害。

各级健康管理（体检）机构也需要学习全科医学理念，创建全科医学与健康管理融合发展的新模式，使全科医学学科和健康管理学科齐头并进，相互促进，为健康中国建设贡献力量。近年来，随着人们健康意识的不断增强，来医院进行健康体检的人群数量逐年增长，大大增加了健康体检的工作量。为进一步提高健康体检的管理质量，真正落实早发现、早评估、早干预的健康体检目的，国内多家医院进行了这方面探索。广西某医院在提供健康管理服务时结合全科医学理念和模式，通过加强对负责体检和保健相关医护人员的培训，提高其沟通能力、健康管理能力和应变能力。详细掌握体检者的全面信息，为其制订针对性的健康管理方案，通过加强健康教育和提供"一对一"的检后咨询服务，提高体检者的自我保健意识。广东省某医院基于全科医学"全人照顾"和"持续照顾"的理念，建立了一个有效、全新的医疗服务模式，由体检中心、全科门诊和慢性病综合门诊组成家庭医学科，包含专门从事健康体检和健康管理的全科医生和护理人员，共享医院的优质资源，强调团队服务，必要时组织会诊，进行病例讨论。浙江省某医院在全科医学科接管健康管理中心前，健康体检根据排班由各个专科派医生进行，报告出自专科医生。全科医学科接管后，健康体检的内外科检查全部由全科医生负责并提供具体的体检报告、承担体检后的咨询工作，为需要改变生活方式或行为习惯的体检者开具健康处方，有重大阳性发现的患者大部分可在全科咨询门诊得到帮助，真正落实健康管理的连续性和全程性。

（三）树立以预防为中心的服务理念

健康管理学是一门集生命科学、管理科学和信息科学于一体的综合学科。不同于传统的预防医学和临床医学，健康管理突出"治未病"的理念，更侧重于强调未雨绸缪，在身体还处于健康状态时就积极去"管理健康"。全科医生需充分认识健康管理是提供个性化健康事务管理服务的过程，是建立在现代生物医学和信息化管理技术的模式上，从生物、心理和社会多角度对个体进行全方面、全过程的健康保障服务，将科学的健康生活方式传递给健康的需求者，变被动的健康管理为主动的健康干预。做好疾病危险因素的早期筛查和干预，转变以"治病"为中心的医学服务观念为以"预防"为中心的医学服务观念，需要做到以下延伸和转变。

1. 在已有的三级预防基础上向"治未病"延伸

将预防工作的关口前移，而不是有了危险因素再预防。

2. 从干预疾病向干预健康延伸

由只做个体或家庭健康调查登记和疾病筛查向进行健康风险管理转变，稳步提高人民健康素质和生活质量，促进全民健康。

3. 从关注器官医学向功能医学延伸

功能医学是以科学为基础的保健医学，属预防医学领域。其应用是以人的基因、环境、饮食、生活形态、心灵等共同组合成的独特体质作为治疗的指标，而非只是治疗疾病的症状。

4. 重视高科技的同时更重视人文关怀

在健康管理中，不仅需要关注个体已有的疾病表现，同时需要关注隐藏疾病之后深层次的社会心理因素。"互联网＋"、人工智能技术、大健康数据平台等高科技，不能全面替代健康管理服务过程中所有的工作，全科医生或健康管理师只能加以利用，不可以完全依赖高科技。

（四）培养全科医生健康管理相关理论与技能

现阶段，国家整体政策要求医疗重心前移，预防先行，健康管理学应运而生并蓬勃发展。2019 年修订版《住院医师规范化培训内容与标准》中全科培训细则提出，在全科医生培养过程中要加强健康管理能力的培养。当前，仍有部分全科医生对健康管理概念和相关技术掌握不够，应该转变观念，积极学习健康管理相关理论及技能，加强对全科医生的人才培养，提升能力素质，实施全方位、全周期保障人民健康的健康服务。

1. 拓展健康管理相关理念

（1）提高专业人员的职业素质：全科医生背负着促进人民健康的重要使命与责任，为实现健康中国的战略目标，必须进一步提高职业素养，成为有道德品质、人文精神、管理能力、专业技能的医生，并注意培养自身的优秀品质，在健康管理过程中充分运用团队协作精神及严谨的科学态度，为实施全方位全生命周期的健康服务、保障人民健康贡献自己的力量，提供具有优质性、综合性、连续性、可及性的医疗服务，让健康的人维持健康，亚健康的人转向健康，疾病状态的人恢复健康。通过健康评估、个性化健康管理方案制订、健康咨询、健康指导、行为干预等方式，早期识别疾病并尽可能地消除潜在的危险因素，预防疾病发生、控制疾病进展。其最终目的是守护个体和家庭的健康，减少并发症、延长寿命、提高生活质量，有效利用最少资源以达到最大的健康效果，开启健康中国建设的新纪元。

（2）落实"早发现、早评估、早治疗"的健康干预理念：健康管理是对个体或群体的健康危险因素进行全面检测、分析、评估的过程。通过健康风险评估和疾病预测，进行健康教育与健康干预，其侧重点在于治未病，包括未病先防和既病防变两方面，包含健康评价、疾病预测、疾病预防、健康教育、健康干预和康复保健等内容。全科医生需要充分认识健康管理是一种建立在现代管理技术模式和现代医学模式之上，为个体或群体提供的个性化健康服务。从社会、心理、生物全方位为每个服务对象提供健康保障，变被动的疾病诊疗为主动的健康管理，将科学的健康生活方式传导给健康的需求者，从而获取最大的健康效益。因此，全科医生必须在医疗卫生服务过程中强化自己的角色，培养"早发现、早评估、早治疗"的健康干预理念，以"生物—心理—社会"医学模式为导向，重视"个人—家庭—社区"全方位全过程预防，在原有三级预防的基础上深入发展，做到重心下移、预防前移。健康干预理念的核心是主动预防、提前预防，最终目的是维护并促进健康。通过健康干预和管理，促进全科医学和健康管理优势互补，真正为防治疾病、消除健康危险因素、提升人民健康水平提供重要的支持性力量，促进"防大病，管慢病，促健康"内涵的全面落实。

2. 掌握健康管理相关技术

（1）健康风险评估技术：健康风险评估是指用于描述或估计某一个体或群体未来发生某种特定疾病，或因某种特定疾病导致健康损害甚至死亡的可能性的方法或工具。这种分析过程的目的在于估算特定事件发生的可能性，而不是做出明确诊断。收集个体的健康信息，进行综合的数据分析处理，对受检者的健康状况进行评估，同时对疾病发生或死亡的危险性用数学模型进行量化并进行预测，提供评估、预测和指导报告，包括简单的个体健康风险分级方法、患病危险性评估及复杂的群体健康风险评估模型，以达到改变不良生活方式、减少或消除危险因素的目的，对于延长生命、提高生命质量和改善人群健康水平具有重要意义。健康风险评估技术是健康管理的重要内容，是健康干预技术的重要参考，是后续进行健康随访和健康复评的重要依据。常用的风险评估相关技术有：各种心脑血管疾病、糖尿病、恶性肿瘤等慢性病风险评估技术；焦虑、抑郁等心理疾病评估技术；疲劳、乏力以及营养失衡等亚健康状态风险评估技术等。全科医生应掌握统计学、数学模型、现代信息技术等手段，以及流行病学方法，运用各种疾病调查方法和风险评估技术，为早发现、早评估、早治疗和随访复评提供依据。

（2）健康危险因素干预技术：健康管理主要就是针对健康危险因素进行评估和分析，提供健康指导意见、制订健康管理计划和后续随访跟踪计划。人的健康状况受生物遗传因素、心理因素和社会环境等诸多因素的综合影响，健康向疾病转化的过程及疾病进一步进展的过程也同样受到上述因素的影响，是多种健康危险因素共同作用的结果。健康危险因素往往表现为多样化，并且相互影响、相互作用，正确评估哪些危险因素是引发疾病的主要因素，对后期有效干预危险因素和疾病预防控制起到至关重要的作用。在众多健康危险因素当中，很多危险因素是可以干预和控制的，这种可干预性是进行健康干预的基础。健康危险因素干预是健康管理活动中体现成效的重要一环，主要针对影响个体及群体生命健康的危险因素进行处置和干预。全科医生应学会运用饮食营养干预技术、运动处方技术、不良生活习惯纠正技术（包括戒烟戒酒干预技术等），从各种可能危害健康的源头进行干预，最大程度维护健康，控制各种慢性病的发生、发展及预后。

（3）健康体检后连续服务技术：健康体检是以维护生命健康为目的的身体检查。原卫生部于 2009 年颁发的《健康体检管理暂行规定》提出，健康体检是指通过医学手段和方法对受检者进行身体检查，了解受检者健康状况，早期发现疾病线索和健康隐患的诊疗行为。健康体检是采集受检者健康信息的主要手段；是早期发现疾病、预防疾病、延缓疾病进展和自我保健的重要措施；也是健康管理的基础和前提。针对不同人群，制订健康体检计划应有所不同，体检目的和体检用途不同，健康体检计划也不同。全科医生不能将一次体检工作的结束当作是本次健康管理的终点，健康体检后，还要为受检者提供后续服务，定期进行再次健康评估，必要时再次干预，只有这样具有连续性、循环性、全程性的服务模式才能真正实现健康维护及健康促进的目的，使健康管理工作更加规范、有效地执行。

全科医生作为健康"守门人"必须具备和掌握的卫生服务技能，具体包括体检报告解读、健康教育、健康问题跟踪随访等方面的信息服务。

1）体检报告解读：全科医生需要在全面了解受检者健康情况及健康风险评估后，为个体解读健康体检报告，提供不同层次的健康咨询服务。健康问题分析的目的在于客观评估受检人群健康与疾病方面的主要问题，找出与健康问题可能相关的社会环境因素，包括人口、经济、文化、卫生服务、政策、生产、生活等。通过合适的方式如面对面或电话等，对受检者的体检结果进行综合分析和详细讲解，尽量使用通俗易懂的语言，解答个体和群体针对体检结果提出的问题，使受检者了解自己身体的基本状况，明确身体存在哪些问题和发生这些问题可能的危险因素，并指导后续的健康干预方案和随访管理计划。

2）健康教育：健康教育是以传播、教育、干预为手段，以帮助个体和群体改变不健康行为、建立健康行为为目标，以促进健康为目的所进行的系列活动及其过程的总称。健康教育是健康管理的重要工具，侧重于通过知识和技术传播，消除影响健康的危险因素，预防疾病，促进健康。全科医生需要根据受检者的具体健康状况，有针对性地改变服务对象对疾病与健康的认识，为受检者提供健康咨询、交流与健康教育等手段，帮助其树立正确的健康理念，提高医学知识水平和遵医依从性，鼓励其建立健康的生活方式和习惯。

3）健康问题跟踪随访：健康到疾病的逐步演变过程具有可干预性，尤其是慢性病、生活方式相关疾病和代谢性疾病。全科医生需要有效运用科学的健康指导方案和个性化干预措施，通过健康风险评估，明确个体或群体的主要健康问题及危险因素，并确定危险因素的属性，进而为个体制订健康指导方案和个性化干预措施，尽可能地为患者提供经济、有效的综合干预及连续性管理。对于体检发现异常结果者，全科医生需要引导受检者至专科医生处进一步处理和治疗，提供相关科室的专家门诊信息，帮助其预约挂号、联系住院。对于体检发现的其他问题，全科医生需要提醒受检者定期复查，比如血压、血糖、血脂的监测，肺小结节、乳腺肿块、甲状腺结节的跟踪随访，强调定期复查的重要性，告知被检者复查的具体时间和注意事项，并进行追踪随访。

（4）心理管理技术：人的健康状况受生物遗传、心理和社会环境等诸多因素的影响，现代健康观念认为健康是身体、心理和社会适应的良好状态。随着现代社会节奏的加快，人群普遍承受一定的心理压力，心理疾病频发。许多疾病的发生多由心理的负面情绪压抑而引起，心理健康管理是健康管理中不可缺少的内容。除了了解受检者目前健康状况、疾病家族史、生活方式、体格检查和实验室检查外，全科医生还需要掌握心理体检技术及心理管理技术，通过个性化的心理测评，进行心理状态测试、分析及评估，并根据结果有针对性地对心理健康风险进行有效干预。

（5）康复指导能力："六位一体"包括预防、医疗、保健、康复、健康教育及生育指导，其中前5个项目均与康复指导密切相关。康复指导能力的培养需要医学、体育学和心理学等相关知识，康复指导能力是一种以交叉学科知识为基础的综合能力，康复指导能力的培养需要开设相关课程并进行对应的能力训练。全科医生康复指导能力的培养应注重运动解剖学、运动生理学、运动心理学等知识的获得和运用。

（6）科学研究技术：对健康危险因素及慢性病发生、发展和干预的规律进行研究，有助于早期识别和预防疾病。全科医生需要对疾病的危险因素进行科学研究，不断开拓健康管理的新理论，研究新领域，攻克技术新难关，推进健康管理模式从被动干预转向主动的早发现、早干预，促进健康管理方法、技术等的研究和开发，不断提高健康管理技术和质量。

（五）基于大数据背景，创建精准化、智能化健康管理服务新模式

健康管理是采集服务对象的各项健康指标，然后对其进行整理、分析和评估，提出健康干预计划。在现代信息技术高速发展的背景下，各种数据管理平台层出不穷，健康管理所涉及的各项疾病筛查和慢性病管理技术得到了长远发展，智慧医疗的融入为全科医学和健康管理的发展注入了新力量。全科医生开展健康管理服务要紧跟科学技术发展潮流，在保护个体隐私的情况下，充分利用"互联网＋"模式、大数据平台、人工智能及物联网等先进技术，将其与健康管理融合，真正实现医院、个体与医疗设备相整合，开启智能化医疗服务模式新时代。在"精准医疗—数字健康管理"的基础上形成智慧健康管理体系，对个体和群体健康风险进行建模、评估、预测和干预，建立精准化、智能化的"全科医学—健康管理服务"新模式，对健康危险因素及疾病做到早发现、早预警、早干预，降低发病风险，落实主动健康管理，为受检者提供具有全生命周期的精确、准时、共享、个性化的健康服务，促进健康管理新方法、新技术的研究和开发。

四、全科医生的健康管理实践

由全科医生对某患者的健康危险因素进行健康干预，具体管理流程如下。

（一）信息采集

全科医生对患者进行信息收集，主要包括基本信息、风险评估和功能评估，其中风险评估又包含了健康行为调查、膳食营养调查、心肺适能评估、焦虑及抑郁评估等。

1. 健康行为调查

从饮水量、水果量、蔬菜量、畜禽鱼蛋奶量、饭量、食盐量、吸烟、饮酒、运动以及睡眠共 10 个方面进行分析，问卷总分为 100 分。风险等级可分为：生活方式不良（<60 分）、一般（60～79 分）、良好（>79 分）。该患者最终评估结果：68 分，生活方式一般。

2. 膳食营养调查

从全谷类、蔬菜、水果、优质蛋白、奶制品、加工肉制品、脂肪、添加糖、盐、酒精的摄入进行调查，问卷总分为 100 分。风险等级可分为：膳食营养有风险（<60 分）、膳食营养风险可疑（60～75 分）、膳食营养无风险（>75 分）。该患者最终评估结果：58 分，膳食营养存在风险。

3. 心肺适能评估

根据患者性别、年龄、体力活动评估结果、体脂率等信息，得出相应心肺适能评估结果，风险等级可因性别不同而有所区分。该患者最终评估结果：28 分，心肺适能较差。

4. 焦虑及抑郁评估

分别采用 GAD-7 焦虑量表和 PHQ-9 抑郁量表，评估患者焦虑和抑郁状态，有关症状、严重程度。焦虑风险等级可分为：有焦虑症（0～4 分）、可能有轻微焦虑症（5～9 分）、可能有中度焦虑症（10～13 分）、可能有中重度焦虑症（14～18 分）、可能有重度焦虑症（19～21 分）。抑郁风险等级可分为：有抑郁症（0～4 分）、可能有轻微抑郁症（5～9 分）、可能有中度抑郁症（10～14 分）、可能有中重度抑郁症（15～19 分）、可能有重度抑郁症（20～27 分）。该患者最终评估结果：3 分，无焦虑状态；2 分，无抑郁状态。

（二）风险评估

对于高血压的诊治，全科医生除了依据血压水平，还需要对患者进行心血管危险分层，这有利于确定启动降压的治疗时机，优化治疗方案，确立更合适的血压控制目标。依据《高血压基层诊疗指南（2019 年）》指南中提到的心血管危险分层规范及临床路径，患者最高血压为 170/104 mmHg，合并的其他危险因素有吸烟、血脂异常、糖尿病、心血管病家族史、腹型肥胖，该患者心血管危险分层属于很高危。

（三）诊疗方案及干预计划

全科医生结合患者的临床表现及辅助检查结果明确诊断，并依据疾病指南规范流程，综合患者自身情况，为其制订个性化诊疗方案，包括疾病诊疗意见、下一次复查时间以及理想目标。

1. 营养干预

该患者的 BMI 为 32.14 kg/m²，属于肥胖，营养干预会先从减重为切入点并结合糖尿病饮食要点。减重的饮食调整原则是在控制总能量的基础上进行平衡膳食，即建议在原有能量摄入的基础上减少 300～500 kcal，并且严格控制食用油和脂肪的摄入，适量控制精白米面和肉类，保证蔬菜水果和牛奶的摄入充足。糖尿病饮食三大要点分别是定时定量、细嚼慢咽以及注意进餐顺序。该患者一天摄入量估计约为 2 200 kcal，设定初期建议每日总能量为

1 900 kcal（原有摄入量的基础上减去 300 kcal）。其中早餐能量占比 25%，午餐占比 35%，晚餐占比 30%，加餐占比 10%；三大营养素占比分别是碳水化合物占比 55%，蛋白质占比 15%，脂肪占比 30%；三餐种类的推荐分别是早餐 4~5 种，中餐 5~6 种，晚餐 4~5 种，加餐 1~2 种。

2. 运动干预

该患者的心肺适能评估结果为较差和体力活动缺乏，在设计运动计划时需遵从由轻到中强度循序渐进的原则。体力活动的强度范围可由储备摄氧量、储备心率、摄氧量、心率或代谢当量的百分比表示。代谢当量（METs）是一种有效、便捷、标准的描述多种体力活动强度的方法。低强度体力活动为 2.0~2.9 METs，中等强度体力活动为 3~5.9 METs，较大强度及以上体力活动≥6 METs。一个完整的运动过程包括：10~15 分钟的热身活动、45~65 分钟的有氧运动和（或）10~20 分钟的抗阻运动、5~10 分钟的整理恢复。有氧运动推荐的活动项目有快速健步走、走跑结合、快跑以及游泳，方案共计 4 种，以供其选择。

3. 效果评价

全科医生采用科学可行的方法，对健康干预方案的计划、措施、方法、效果进行系统的评估，将客观实际情况与预期目标进行比较，为方案的完善提供依据，是方案取得预期效果的关键措施。

（1）体重情况比较：通过医学减重，确保患者每个月的减重基数是在 1.2~2.0 kg 范围内，即每月减掉原有体重的 5% 左右，减重速度为缓慢阶梯式，1 年的减重效果由最初的 83.3 kg 到 63 kg，共计减了 20.3 kg。

（2）临床指标情况比较：从药物治疗联合生活方式干预方案开始执行后，空腹血糖、血脂、肝功能指标开始有逐渐好转的趋势。空腹血糖在干预 4 个月后，指标在正常范围内；总胆固醇、低密度脂蛋白、甘油三酯分别在干预 6 个月、2 个月、4 个月后指标在正常范围内；谷丙转氨酶、谷氨酰转肽酶、谷草转氨酶分别在干预 9 个月、4 个月、5 个月后指标在正常范围内；颈动脉斑块的大小也在 1 年的干预后，从 2.72 cm×0.39 cm 变成 0.80 cm×0.25 cm。

（穆 华）

第二章

营养与疾病

良好的营养是健康的基础，它影响医学所有学科的管理治疗。从不恰当的过度营养所导致的肥胖和很多退行性疾病，到营养不良和某些营养物质缺乏，现代人的健康差异巨大。

营养因素在一些主要疾病的发病原因中起着至关重要的作用，如冠状动脉性疾病、高血压、糖尿病和癌症。

饮食在很多遗传代谢性疾病（如苯丙酮尿症和半乳糖血症）和很多其他疾病（如乳糜泻等）的处理中都起着重要作用。

一、营养评估

营养评估的第一步是确定高风险人群。营养不良的高风险人群包括肥胖者、饮食失调者、慢性疾病者、心理精神疾病者、老年人、被收容管教机构收留的人、外伤和长期住院（包括重大手术）病史的患者。特别值得重视的是在婴儿和儿童中营养问题的发生和出现率，以及儿童和成年人的身体构成。

询问病史时，应当包括整个 24 小时的饮食回顾，并且最好让患者完成一张症状问卷，继而将此与计算机营养评估程序相连接，如 Nutricheck 系统。还应进行阳光暴露情况评估。

应给每一位有风险的人进行反映营养状况的物理检查，并将重点放在体重、腰围、肌肉消耗、脂肪储存和微量营养元素缺乏的征象上。锌缺乏会影响味觉、嗅觉及皮肤健康。维生素 B_6 和维生素 B_{12} 缺乏会引发神经性疾病，如周围神经病。酒精中毒和营养不良影响很多系统，包括胃肠系统。口腔，特别是牙龈、牙齿和口腔黏膜，均受复合维生素 B 和维生素 C 缺乏的影响。骨骼和关节在维生素 C 缺乏症、佝偻病、骨软化和骨质疏松等疾病中受到影响。重要的人体测量方法包括身高、体重、皮肤皱褶厚度和腰臀围比。根据临床检查和诊断需要选择相关的辅助检查项目。

二、最佳营养的基本原则

为了帮助人们做出健康的饮食选择，一些国家的健康基金会提出了一种金字塔形的健康饮食推荐方案，尽管其有效性有待进一步评估。

澳大利亚联邦科学与工业研究组织（CSIRO）制订了一个"12345 +"的食物和营养方案。

每日推荐包括：

· 面包和谷物 5 份以上。

· 蔬菜 4 份。

· 水果 3 份。

· 乳类和乳制品 2 份。

· 肉类及其附加配料 1 份。

· 嗜好或额外的饮食不超过 2 份。

美国农业部也提出了与之一致的推荐策略，面包和谷物（6~11 份），蔬菜（3~5 份），水果（2~4 份），奶类和乳制品（2~3 份），肉、家禽和鱼（2~3 份），尽量少食用脂肪、油类和糖类物质。推荐的分量数依每个人的能量需要而不同，每天从 6 700 kJ 到10 050 kJ（1 600~2 400 kcal）不等。

澳大利亚营养基金会的心脏健康饮食金字塔（1997 年）有一个简化的系统，即：

· 多吃——蔬菜、干豌豆、豆子和小扁豆、谷物、面包、水果和坚果。

· 适量吃——瘦肉、鱼类、鸡肉（不吃皮）、牛奶、酸奶和奶酪。

· 少吃——油、人造黄油、低脂酱、黄油、糖。

· 对超重患者的饮食建议：对于超重的患者，最有帮助的是鼓励他们减少原来每餐食用量的1/3，并且避免另加第二份餐食。这样，他们可以吃他们喜爱的食物，只是吃得少一些。慢食也是很重要的。其他的建议包括：

· 选择鱼类、家禽和瘦肉。

· 去除肉中过量的脂肪和家禽的皮。

· 限制黄油或人造黄油在蔬菜和面包上的用量。

· 烹调时使用最少量的油。

· 限制全脂食品、油炸食品和高脂性外卖食物的摄入。

· 少吃糖——避免食入甜食、糖果、软包装饮料、饼干、糖汁和蛋糕。

· 增加含淀粉和纤维的复合糖类。

· 多吃面包、谷物、水果和蔬菜。

· 多喝水。

· 植物食品对健康很有益，应当作为早餐的一部分食用。

· 经常吃的食物最为重要，而不是偶尔吃的东西。

三、蛋白质

蛋白质由碳、氢、氧、氮、磷、硫和铁组成。它们组成了植物和动物组织的大部分成分，为组织的生长和修复提供重要的氨基酸。存在于机体的肌肉、结缔组织和酶中的蛋白质不断地被降解，同时食物中的蛋白质也被水解成为氨基酸，这些氨基酸包括必需和非必需氨基酸。必需氨基酸有 9 种，分别是组氨酸（婴幼儿必需）、异亮氨酸、亮氨酸、赖氨酸、甲硫氨酸、苯丙氨酸、苏氨酸、色氨酸和缬氨酸。

动物制品（鱼、肉和奶类）中的蛋白质是高质量蛋白，而蔬菜制品中的蛋白质是低质量蛋白。因为其仅含有限的赖氨酸（谷物）、甲硫氨酸和半胱氨酸（豆类）。素食饮食通常能提供充足的蛋白质，特别是联合摄入各类蔬菜可以补充基本氨基酸。排除所有动物性食物的饮食可能会引起蛋白质摄入不足，特别是在儿童。婴儿和儿童每天需要 2 ~ 2.2 g/kg 的蛋白质。

·富含高蛋白质的食物——瘦牛肉、羊肉、鸡肉、鱼肉、蛋类、奶类、奶酪、大豆。

·中等蛋白质含量的食物——面包、意大利面、玉米、土豆（烹调后）、大米（烹调后）、卷心菜、菜花。

蛋白质—能量营养不良：这是一种由于含蛋白质和能量的食物摄入不足引起的常量营养素、能量（千焦）和一些微量营养元素缺乏的综合征。这种情况常见于发展中国家的婴儿和儿童，但也可发生于任何国家的任何年龄的人群。临床上，蛋白质—能量营养不良有 3 种表现形式。

（1）干瘦型（瘦、干的）——消瘦。

（2）湿肿型（水肿的、膨胀的）——恶性营养不良综合征。

（3）混合型——消瘦型恶性营养不良综合征。

四、消瘦

1. 临床特征

·体重不足。

·全身肌肉萎缩。

·缺少脂肪。

·饥饿。

·"老人"面容。

·没有水肿。

·毛发正常。

以上临床特征是由于饮食中蛋白质和能量不足引起的。

2. 恶性营养不良综合征（Kwashiorkor 病）

·水肿。

·满月脸。

·食欲缺乏。

·毛发灰淡且稀疏。

·表情冷漠。

·皮肤改变。

由于饮食中缺乏蛋白质及其附属糖类导致了低清蛋白血症。

五、糖类

饮食中的糖类包括单糖、多糖化合物（淀粉）和不可消化的糖类（食物纤维）。糖类是食物能量的主要来源。人类最重要的两种庄稼是大米和小麦，这两种作物中富含淀粉。淀粉和蔗糖占所有饮食中糖类的绝大多数。食物中的糖类有：

·单糖和双糖——蔗糖、乳糖、麦芽糖、葡萄糖、果糖。

·多糖——山梨醇、木糖醇、麦芽醇、乳糖醇。

·淀粉——直链淀粉、支链淀粉。

·葡萄糖。

对于饮食中的糖类没有特别的要求，只要通过食物能提供充足的能量和蛋白质即可。100 g/d 的少量糖类对于预防酮症是必需的。

血糖生成指数（GI）是糖类食物的一项营养学指标，设定其参照值为100。它是一种通过与葡萄糖负荷值比较来检测餐后血糖水平升高情况的方法。人为地将葡萄糖的 GI 定为100。血糖指数越高，血糖水平的上升就越高，进而胰岛素的反应就越强。

六、脂肪

食用脂肪主要由脂肪酸和食用胆固醇组成，是食物能量的主要来源。

脂肪酸是根据不饱和双键的数量进行分类的。

·无不饱和双键——饱和脂肪酸，如丁酸和硬脂酸。

·一个不饱和双键——单不饱和脂肪酸，如油酸。

·多个不饱和双键——多不饱和脂肪酸，如亚油酸、二十碳五烯酸（EPA）、二十二碳六烯酸（DHA）。

多不饱和脂肪酸（两个或更多的不饱和键）还可以被细分为：

·n-6 脂肪酸，亚油酸，2 个不饱和键；花生四烯酸，4 个不饱和键。

·n-3 脂肪酸，α- 亚麻酸，3 个不饱和键；EPA，5 个不饱和键；DHA，6 个不饱和键。

含 18 个或以上氨基酸链长的 n-3 和 n-6 多不饱和脂肪酸被称为必需脂肪酸，因为它们对于维持人类和动物的生理功能是必需的。不能通过人工合成获得。

饱和、单不饱和及多不饱和脂肪酸在食物中的比例是健康和疾病的重要决定因素。目前的健康策略是降低总脂肪的摄入，并降低饱和脂肪的摄入，增加不饱和脂肪的摄入，特别是n-3 多不饱和脂肪。

鱼油包含 n-3 脂肪酸，被认为其保健效力比植物中的 n-3 脂肪酸还要高。n-3 脂肪酸预防心血管死亡的价值已经得到很好的证实。它对胆固醇水平没有影响，但是有证据表明其有降低血浆三酰甘油的作用。

胆固醇是细胞膜的主要组成成分，是在体内合成的，不是必需的营养物质。血清胆固醇水平及食物的胆固醇总量与动脉粥样硬化有关。而其他一些因素也与动脉粥样硬化的发生和预防有关。在过去的十几年，特定营养物质，特别是植物类固醇（植物性甾醇类）、大豆蛋白和可溶性纤维已经被证实能改善血浆胆固醇浓度，被认为是合适的食物，受到有健康意识的消费者的青睐，被列入他们的健康食谱中。

七、里昂心脏研究

这一关于二级预防的随机、单盲、前瞻性实验，调查了一个地中海类型饮食对健康的影响，该类型饮食中富含 n-3 脂肪酸，研究对象为在心脏病第一次发作后存活下来的 605 名患者。对照组给予低胆固醇和不饱和脂肪的混合饮食。干预组采取高油酸、n-3 脂肪酸、纤维素和维生素 C 的饮食方案（橄榄油和加拿大菜油被用于食物中）。干预组的心血管疾病病死率降低了 73%，明显好于对照组，也比食用低脂食物组的病死率低得多。且饮食控制是心血管疾病病死率的独立影响因子。其中一个解释是植物性饮食中的抗氧化剂和植物化学物质稳定了动脉内皮。

对高脂饮食人群的相关指导教育。

· 多吃鱼——至少每周 2 次。

· 食用脱脂乳品——低脂奶和酸奶。

· 多吃水果、蔬菜和谷物食品。

· 多食用富含单不饱和脂肪的油（橄榄油），尽可能用人造黄油替代黄油。但也要少量使用烹调食用油。

· 使用替代的烤面包酱，如鹰嘴豆泥、烤豆、小扁豆、鲑鱼。

· 限制食物胆固醇的摄入（低于 300 mg/d）。少食动物性食物、乳制品、蛋类（每周不多于 2 个）、饱和脂肪、烧烤食物、快餐食品。

八、欧尼斯营养计划

美国心脏病学专家欧尼斯是最先通过制订实施营养计划治疗心脏疾病的医生之一。这个计划内容包括多喝水、减少乳制品和多吃复合糖类。患者也进行运动锻炼，减轻压力，从而达到理想体重，结果表明合理的饮食改变可使冠状动脉性心脏病得到缓解。

九、抗氧化剂

抗氧化剂在防治癌症、心脏病和衰老方面比医生预想的更加重要。但是，人们在食物中通常获取不到足够的此类重要营养素。

关于抗氧化剂，目前仍存在争议和很多有待研究的内容。专业团体多年的经验性观察表明其有助于健康，特别是在心血管方面，食用富含维生素和矿物质（尤其是从水果和蔬菜中获得的）食物的合理饮食人群，取得了促进健康的效果。

食物抗氧化剂能对抗抑制免疫力的自由基。自由基通常是氧的毒性形式，周围带有奇数个电子，是由多种毒素产生的。除了对免疫产生不良影响外，自由基还可能损害机体组织，如酗酒时酒精对肝脏的损害，以及增加退行性疾病的可能性。

然而，Bury 在一篇关于抗氧化营养物的综述中指出，食物资源中的抗氧化营养物的大量摄入可能具有健康促进的作用，但抗氧化剂补充性治疗的益处还不肯定，目前还缺乏科学的验证。此外，研究证实抗氧化剂对黄斑变性具有预防作用。针对抗氧化补充性治疗的真正意义专家们尚无定论。

1. 食物中抗氧化剂的主要来源

· 维生素 C——柑橘类水果、浆果、木瓜、绿叶蔬菜。

· 维生素 E——种子类谷物、坚果和植物油、蛋类。

· β-胡萝卜素——橙黄色和深色绿叶蔬菜。

· 硒——谷物、肉类、巴西坚果、鱼类。

· 铜——可可粉、麸皮、酵母。

· 辅酶 Q——肉类、鱼、花生。

· 植物化合物——酱油、红茶、绿茶、香草、苹果、洋葱、可可。

2. 含叶酸的食物

· 绿叶蔬菜，如西兰花、菠菜。

· 小麦籽粒。

- 全粒谷物类。
- 淀粉性豆类和黄油。
- 豌豆、玉米和花椰菜。
- 坚果。
- 鳄梨。
- 肝。
- 叶酸添加性食品（如早餐麦片）。

十、痛风

某些食物会加重痛风。这些食物包括：
- 鱼罐头（如沙丁鱼、凤尾鱼）。
- 内脏（如肝、胰腺、脑、肾）。
- 酒精（是主要因素）。
- 汽水、含糖性软饮料。

痛风通常起病于 20～30 岁男性，多在他们酗酒后发生。啤酒尤其容易诱发痛风。

增加饮水很有好处，建议多饮水。因为痛风和高尿酸血症证明与冠状动脉疾病相关，因此，采取有益于心脏健康的饮食是明智之举。

十一、维生素缺乏性疾病

目前这些疾病已很罕见，不过偶尔也有发生，且主要发生于一些第三世界国家的儿童，或来自这些国家的难民。维生素的不足往往表现为一种特殊的疾病或多种维生素共同影响的疾病。

- 维生素 A（β-胡萝卜素/视黄醇）。我们常听到此营养素的缺乏引起的夜盲症和眼疾病，表现为结膜和角膜干燥并角质化。它能引起儿童生长迟缓。维生素 A 过量引起中毒是一种严重的疾病。
- 复合维生素 B。
- 维生素 B_1（硫胺素）缺乏引起脚气病，并且也可以引起韦尼克—科尔萨科夫综合征（典型的是发生在嗜酒者身上）。
- 维生素 B_2（核黄素）缺乏导致发育迟缓、皮肤干燥和口角炎。
- 维生素 B_3（烟酸）缺乏引起糙皮病。
- 维生素 B_6（吡哆醇）缺乏可引起口腔疼痛，贫血和中枢神经系统功能障碍。
- 维生素 B_{12}（钴胺素）缺乏可引起恶性贫血和记忆障碍。
- 维生素 C（抗坏血酸）缺乏则引起坏血病。临床表现为乏力、不适、疲劳、出血、牙龈肿痛和无损伤性关节积血，影响伤口愈合，骨生长受损。标志是毛囊角化过度与周围充血。通过检测血浆中的维生素 C（降低）和骨关节 X 线片可以诊断。
- 维生素 D（钙化醇）缺乏引起佝偻病，以及儿童和成人的骨软化症。佝偻病的临床特征是生长障碍，骨骼畸形（弓形腿、骨盆、"肋骨串珠"），不能行走，骨骼疼痛（上肢、下肢、脊柱骨盆），牙齿畸形，肌无力。成人：肌无力，骨骼疼痛，长骨弯曲畸形。诊断：血浆 25（OH）D_3 和磷酸盐降低，甲状旁腺素（PTH）和碱性磷酸酶升高；下肢长骨和关节 X 线片异常。

·维生素 E（生育酚）缺乏并不引起特殊、具体的疾病，但可引起模糊不清、难以鉴别的症状和贫血。

·维生素 K（叶绿醌）缺乏症较为罕见，如果发生可导致出血倾向增加。

·叶酸缺乏可引起恶性贫血和胎儿神经管发育缺陷。

十二、糖尿病患者的饮食控制

糖尿病是发生在很多人群中的一种疾病。人们认为，每两个患有可诊断糖尿病的人中，就可能有一个没有接受诊断和治疗。糖尿病的预防是非常重要的，科学饮食对糖尿病的防治极为重要。

多达 30% 的糖尿病患者目前正在接受胰岛素治疗和口服降血糖药物。但是，如果患者可以通过调整饮食来控制症状，药物的需求就会相应降低。运动也是非常重要的。

预防和控制糖尿病的饮食原则包括：

·遵循健康饮食金字塔的指南。

·保持理想体重。

·食用血糖生成指数较低的食物。

·限制含有脂肪和脂肪酸食品的摄入。

·食用复合糖类，如含淀粉的纤维食物、谷物、全麦面包。

·避免单糖类，如白糖类。

·在一天中均匀食用糖类。

总的说来，胰岛素依赖型糖尿病（1 型糖尿病）和非胰岛素依赖型糖尿病（2 型糖尿病）患者的饮食是在达到理想体重和保持高纤维糖类、低脂肪的基础上进行的。

十三、贫血与铁

缺铁性贫血是澳大利亚一种常见的疾病，在出生后 6 个月至 2 岁食用大量牛奶的婴幼儿中更常发生。在这种情况下，教育人们哪些是富含铁的食物及这些食物的需要量是十分重要的。

十四、安全饮酒指南与建议

1. 健康男性和女性

·每天饮酒不能超过 2 标准杯。

·任何场合 1 次饮酒都不能超过 2 标准杯。

2. 年轻人

·15 岁以下青少年应完全避免饮酒。

·15 ~ 17 岁青少年尽可能推迟饮酒年龄。

3. 妊娠和母乳喂养期

·安全起见，不应饮酒。

十五、乳糜泻

乳糜泻的发生是机体对麸质敏感的结果。该病很常见，但多数没有获得诊断。某些患者可在一场肠胃炎后发生乳糜泻。可以通过无麸质饮食进行治疗。

- ·早餐不要吃小麦、大麦、燕麦和黑麦。
- ·应当避免摄入任何含麸质的食品（如面粉和面包）。
- ·应当避免摄入任何隐含麸质的食物（如浓缩固体配料）。

十六、与偏头痛有关的食物

常见的相关食物：

- ·酒，特别是红酒。
- ·奶酪。
- ·橘子。
- ·西红柿。
- ·某些人对咖啡因也有反应。

其他可能与偏头痛有关的食物还包括富含胺类的食物，如香蕉和鳄梨。要求患者记饮食日记及自我观察是有益的，看其是否可以找到与偏头痛发作有关的食物。一些偏头痛是与饮食无关的。

十七、营养与慢性单纯性便秘

关于治疗便秘的重要建议包括：

- ·多喝液体，特别是水和果汁。
- ·吃大块和粗糙的食物（如麸皮、新鲜和干的水果、全麦面包）。

粗粮类食物包括（按顺序）：

- ·麸皮。
- ·胡萝卜。
- ·苹果。
- ·莴苣。
- ·卷心菜。
- ·豌豆。
- ·菜花。
- ·香蕉。
- ·马铃薯。

高纤维的水果往往是天然的通便剂，例如：

- ·西梅干。
- ·无花果。
- ·食用大黄。
- ·杏。
- ·梨。

十八、反复性泌尿系统结石

反复性泌尿系统结石患者的饮食建议如下：

（1）每天至少喝2 L的水，如果有体液流失增加的情况，要喝更多的水。这是最重要的一步。

（2）少吃含草酸和尿酸的食物。

含草酸的食物有：

· 巧克力。

· 咖啡。

· 可乐饮品。

· 大黄。

· 茶。

含尿酸的食物有：

· 啤酒。

· 红酒。

· 红肉。

· 动物内脏。

（3）避免喝奶茶——钙会使草酸沉淀。

（4）避免食用加工过的肉、内脏（如脑、肾、肝、胰腺）、发酵的食物及其他高盐食物。控制盐的摄入。

（5）减少动物蛋白质的摄入。严格控制，三餐中只有一顿以肉为主（包括鸡肉和鱼肉）。

（6）饮食中增加含柠檬酸盐的果汁，包括柚子、苹果和橘子汁。

（7）食用富含高纤维的蔬菜和水果类的健康饮食。

十九、碘缺乏

人体要维持甲状腺的正常功能，机体需要少量的碘。正常的甲状腺功能对维持人体正常的生长和发育至关重要。

在碘缺乏的地区（土壤和水中含量不足），其死产、先天性甲状腺功能减退症和克汀病的发生率高。成人碘缺乏导致甲状腺肿和甲状腺功能减退。通常一个健康的成人碘摄入量是$100 \sim 200 \ \mu g/d$，大多是从含碘盐中摄取的。通过检测尿碘水平（WHO碘充足标准为一般人$\geqslant 100 \ \mu g/L$，妊娠期$\geqslant 150 \ mg/L$）对碘摄入量情况进行评价。

二十、儿童和青少年的饮食指南

（1）鼓励和支持母乳喂养。

（2）维持儿童正常的生长和发育需要充足的食物和身体活动。成长期应定期做相关检查。

（3）应给予营养丰富、多样的食物。

（4）多吃蔬菜（包括豆类）和水果。

（5）多食用谷类（包括面包、米饭、意大利式面团和面条类），优选全谷物。

（6）食谱里要有瘦肉、鱼、家禽或其替代品。

（7）食谱里要有牛奶、酸奶、乳酪及其替代品（低脂奶不适合小于 2 岁的儿童）。

（8）鼓励将水作为饮品。不推荐儿童喝酒。

（9）限制饱和脂肪酸摄入，总脂肪摄入量要适度。

（10）选择低盐食物。

（11）选择低糖食物。

（12）吃富含钙和铁的食物。

二十一、老年人的饮食指导

（1）享受多种多样的营养丰富的食物。

（2）坚持运动以维持肌肉力量和适宜的体重。

（3）每天至少吃三餐。

（4）正确地加工准备和储藏。

（5）多吃蔬菜（包括豆科类）和水果。

（6）多吃谷物、面包和面食，尤其是全谷物。

（7）适度摄入脂肪，保持低饱和脂肪饮食，选择瘦肉、鱼和家禽。

（8）喝足量的水和（或）其他液体。

（9）如果饮酒，应限制摄入量。

（10）选择低盐食物，尽量少食入盐。

（11）吃高钙食物。

（12）食用添加糖要适度。

这些营养建议还需配合其他良好的生活方式和健康的思想理念，例如：

·不吸烟。

·限制一天的饮酒量在 2 标准杯以下。

·储存酒以备特殊情况，一天中只能有一次特殊情况。

·在安全紫外线暴露时间内尽可能充足地照射阳光。

·适当地运动（如每天 30 分钟，每周 3 ~ 4 天）。

·练习放松。

·丰富多样的娱乐活动。

·鼓励建立朋友圈，朋友们可以提供精神情感上的支持。

·表达出自己的感受，不要压抑他们。

·常与人（乐于倾听者）讨论问题。每人都需要一个听自己诉说的密友。

（倪立新）

第三章

全科医学与预防医学

第一节 预防医学与健康促进

一、预防医学的定义

预防医学是医学的重要组成部分，是应用环境与生物医学理论、宏观与微观相结合，从群体医学角度，研究疾病发生、发展规律及其影响因素，从而制订预防对策和措施、实现预防疾病和促进健康目标的科学。预防医学与基础医学、临床医学，尤其是其中的全科医学既有分工又有联系、相互渗透。2003 年我国将公共卫生定义为组织社会共同努力，改善环境卫生条件，预防控制传染病和其他疾病流行，培养良好卫生习惯和文明生活方式，提供医疗服务，达到预防疾病，促进人民身体健康的目的。全科医生需要在临床实践中应用预防医学基本理论和基本实践技能、确立预防为主的观念。根据实际情况向民众提供相应的健康咨询和指导，早发现、早诊治，参与和促进社区疾病控制与预防工作。

三级预防是预防疾病的根本策略。①一级预防或病因预防，指通过采取措施控制致病因素或提高机体抵抗力来预防疾病、促进健康。如清洁安全的饮用水和食品，针对空气、水源、土壤的环境保护措施，以及健康教育、合理营养、良好生活习惯等。另外，通过预防接种，提高人群免疫水平，预防疾病；婚前检查、妊娠和儿童期的卫生保健；疾病高危个体服用药物来预防疾病发生的化学预防，都是一级预防措施。②二级预防或"三早"预防，指疾病早期发现、早期诊断、早期治疗的"三早"预防措施，以控制疾病的发生发展。如普查、筛检、定期体检、高危人群专项检查及设立专科门诊等。③三级预防，指采取及时、有效治疗措施，防止患者疾病病情恶化、预防并发症和伤残或促进康复，使患者尽量恢复生活和劳动能力，延年益寿。针对某种疾病而言，三级预防措施相互关联，共同构成立体或三维的疾病预防体系。

预防医学具有三个典型特征：①系统性思维基于系统生物学理论，预防医学把人的健康及其影响因素作为一个整体来认识，系统分析影响健康的有利和有害的因素。因此，它要求医生不仅有诊断和治疗疾病的知识和技能，也要提供恰当的预防保健服务。通过临床预防服务和社区预防服务，达到促进健康、预防疾病、防治伤残和早逝的目的。②针对性服务预防医学的工作对象，主要是组成群体的个体和特定的群体。提供预防服务前，对个体要进行个性化的评估，从而提供有针对性的预防服务。所谓的特定群体，可以是由地理区域来界定的群体或有其他特征的群体，如不同性别、年龄、职业、学历或不同经济、婚姻状况等群体。界定特定群体，有助于更精准地采取干预措施，提高预防效果。社区的群体服务，也属于公共卫生服务的重要部分。③主动健康采取积极主动的措施促进和维护健康，预防疾病、失能和早逝。一方面防患于未然，在整个生命过程中主动地预防疾病，促进健康老龄化，如积极老龄化。另一方面发挥主观能动性即赋权，医务人员要帮助服务对象充分发挥他们的主观能动性，掌控自身健康的主动权，自主管理自身健康问题。

二、健康促进的策略

WHO 提出健康促进是促进人们维护和提高他们自身健康的过程，是协调人类与环境之间的战略，规定个人与社会对健康各自所负的责任。美国健康教育学家劳伦斯·格林认为健康促进是指一切能促使行为和生活条件向有益于健康改变的教育与环境支持的综合体。狭义的健康促进强调了在改变个人和群体行为过程中环境、政策支持的重要意义；广义的则是环境、政策等对健康的贡献，不仅表现为促进健康行为生活方式的形成，而且表现在环境条件改善本身对健康的贡献，政治承诺、相关政策对健康的直接影响。

健康促进活动领域包括：①政策制定，各级政府和组织的决策者应预先评估公共政策对健康的影响，使其能对健康产生积极的促进作用。②环境创建评估，环境对健康以及健康相关行为的影响，为有针对性改变行为的环境策略提供支持性环境，充分开发利用自然资源等。③社区行动，通过赋权激发社区居民的主人翁意识，让社区群众积极参与卫生保健计划的制订和执行，实现社区健康目标。④发展技能，通过健康信息教育帮助人们提高健康选择能力，如健康知识、疾病预防与自我预防保护技能，支持个人和社会的发展。⑤调整服务，以人群的健康需求为向导，将健康促进和预防疾病作为卫生服务模式，以适应广大人民群众日益增长的公共卫生需求，使之公平受益。

健康促进三大策略：①倡导，针对政策决策者，促进有利于健康的公共政策的制定和出台。②增能，针对社区及居民，激发潜能，使社区、家庭和个人具备承担各自健康责任的能力，并付诸行动。③协调，针对政府、部门、社会团体、非政府组织、社区及居民，形成促进健康的强大联盟和支持体系，努力实现维护和增进全社会的健康目标。

健康促进具体要求主要包括以下内容。

1. 教育支撑策略

通过教育的策略，提高个人健康素养、自我保健意识与能力，促使人们自觉遵循有益于健康的行为生活方式。同时，倡导先进的理念，使全人群、全社会关注健康问题，支持健康行为，主要包括：①电子媒介的大众传媒活动，如电视、广播、广告、网络等。②印刷媒介开展活动，如小册子、小折页、卡片、传单、挂图、招贴画、日历等。③人际交流活动，如讲座/讲课、讨论、咨询、示范、入户指导、观摩、同伴教育等。④社区活动，如标语、板报、墙报、展览、义诊、树立示范户、知识竞赛、各种俱乐部等。⑤新媒体，如随着新媒体的发展，如短信、微博、微信、APP 等新媒体形式，也日益被运用于健康教育干预，且应用前景广泛。

2. 环境改善策略

改变健康行为的物质环境，使人们遵循健康行为。环境策略因不同的项目而有差异，如在青少年控烟项目中，学校周边没有售烟亭，学校内没有吸烟室，会议室不摆烟灰缸等都属于环境策略；而预防心脑血管病的健康教育中，企业食堂提供低脂、低盐的食物，在工作场所为职工提供一些锻炼设施等也属于环境策略。这些使目标人群能够更加便捷从事健康干预活动，逐步形成积极主动的健康行为。

3. 制定政策策略

一方面，支持并促使健康行为得以实现。如在控制新型冠状病毒感染（COVID-19）传播、降低其发病率和死亡率过程中，检测与治疗费用对防治效果会造成直接或间接影响，为此我国政府采取了全免费政策，增强了人们"群防群治、联防联控"的信心。这是疫情很快得到控制并取得重大战略成果的有效策略。另一方面，政策策略还可以影响资源配置、环境改善，从而促进健康。

（陈日上）

第二节　健康相关因素

人类健康相关因素，不论是有利的还是有害的，取决于人类生存和发展的环境。环境是指围绕人群周围空间中可以直接或间接影响人类生存与发展的各种因素的总体，主要包括生活环境与生产环境或自然环境与社会环境。按属性可将环境因素分为物理性、化学性、生物性和社会性因素四大类。物理因素包括微小气候、震动、噪声、辐射等；化学因素指存在于空气、水、土壤、食物中种类繁多的各种化学成分；生物因素有细菌、真菌、病毒、寄生虫和各种变应原；社会因素主要有法律、经济、社会制度、文化因素、人际关系、工作应激等。环境与健康关系是辩证统一的关系。良好环境有利于人类的生存与发展，有益于预防疾病、促进健康；不良环境是不良健康状况的根源。人类即可适应环境或改善环境，避免和消除环境因素对人类健康的影响，也可破坏环境，给人类带来各种健康危害甚至环境灾难。环境与机体的相互作用对人类健康具有重要预防医学意义。

一、自然、生活环境与健康

针对环境因素对人体健康影响的特征，综合人类健康相关自然与生活环境因素的差异，自然、生活环境中与人体健康密切相关因素，主要来自空气、水、土壤、饮食等。

（一）空气与健康

空气理化性质随着距地面高度不同有很大的变化。自地面向上，空气层分为对流层（<20 km）、平流层（20~50 km）、中间层（50~80 km）和热层（>80 km）。自然状态下的空气由混合气体、水汽和气溶胶组成，无色、无臭和无味。各组成成分处于动态平衡之中，保持相对稳定状态，氮占78%、氧占21%，其他占0.037%，包括水蒸气0.01%~4%、氩（Ar）（<1%）、CO_2。此外还有微量其他气体。

空气物理性状如太阳辐射、气象条件和空气离子等异常变化会对人体健康造成影响，如太阳辐射中的紫外线具有红斑、色素沉着、抗佝偻病、杀菌和免疫增强作用，过强可导致日光性皮炎、电光性眼炎及皮肤癌等，还可与空气中汽车尾气排放的碳氢化合物形成O_3等二次污染物。空气污染与健康的关系是环境医学研究的重点。

1. 空气污染的来源

空气污染包括自然污染和人为污染。相比之下，人为污染来源多且范围广，也是环境医学关注的重点。

大部分自然污染（起源于风暴和土壤的各种颗粒物、火山爆发产生的硫氧化物和颗粒物、森林大火产生的碳氧化物、氮氧化物和颗粒物、植物花粉、腐烂植物产生的甲醛和来自大海的盐颗粒）扩散快，除了森林大火与火山爆发，它们很少达到有害水平。城市室外空气污染物，大部分来源于使用化石燃料的火力发电厂、工业企业（稳定来源）和各种机动车（流动来源）。

2. 空气污染物的种类

空气中常见的主要污染物种类见表3-1。

表3-1　主要空气污染物

种类	实例
碳氧化物	一氧化碳（CO）和二氧化碳（CO_2）
硫氧化物	二氧化硫（SO_2）和三氧化硫（SO_3）
氮氧化物	一氧化氮（NO）、二氧化氮（NO_2）、一氧化二氮（N_2O）（NO与NO_2统称为NO_x）
挥发性有机化合物（VOCs）	甲醛（CH_4）、丙烷（C_3H_8）及氟氯烃（CFCs）
悬浮颗粒物（SPM）	固体颗粒（尘、灰、石棉、铅、硝酸盐和硫酸盐）、液体颗粒（硫酸、多氯联苯、二噁英和杀虫剂）
光化学氧化物	臭氧（O_3）、过氧乙酰硝酸酯（PANs）、过氧化氢水溶液（H_2O_2）和醛类
放射性物质	氡-222、碘-131、锶-90、钚-239
与癌症、出生缺陷和神经系统损害等健康效应有关的有害空气污染物（HAPs）	四氯化碳（CCl_4）、氯甲烷（CH_3Cl）、三氯甲烷（$CHCl_3$）、苯（C_6H_6）、二溴乙烯（$C_2H_2Br_2$）和甲醛（CH_2O_2）

3. 空气污染对人体健康的危害

①急性危害：空气污染物在短时间内大量排空气环境，空气受到严重污染，暴露人群出现急性中毒甚至死亡，称为急性危害，主要由烟雾事件和生产事故引起。烟雾事件是空气污染造成急性中毒的主要类型，据其形成原因，又分为煤烟型烟雾事件和光化学烟雾事件。生产事故造成的空气污染急性中毒事件，危害十分严重。震惊世界的有博帕尔毒气泄漏事件和切尔诺贝利核电站爆炸事件。②慢性危害：空气污染物低浓度、长期、反复作用于人体所引起的危害称为慢性危害。包括影响呼吸道功能、机体免疫力下降、引起变态反应，以及多种有毒元素（如锌、铅、镉、铬、氟、砷和汞等）可能与肺癌、心血管疾病（心脏病、动脉粥样硬化、高血压）、中枢神经系统疾病、慢性肾炎等有关。③间接危害：空气污染引发的温室效应、臭氧层破坏和酸雨等可对人类造成间接危害。空气污染还可影响空气能见度和生活卫生条件。

4. 常见有害空气污染物及健康效应

①一氧化碳（CO）：无色、无味气体，危害人和吸氧动物，是含碳燃料的不完全燃烧造成的。主要来源于吸烟和化石燃料不完全燃烧，约77%（城市95%）与机动车排放的尾气有关。健康效应：一氧化碳与红细胞中血红蛋白反应，降低血供氧给机体组织和细胞的能力，这会影响知觉和思维，引起头痛、嗜睡、头昏眼花、恶心，可能促发心脏病和心绞痛，影响胎儿、婴幼儿和青少生长发育，加重慢性支气管炎、肺气肿和贫血；高浓度一氧化碳引

起衰竭、昏迷、脑细胞不可逆损伤、死亡。②二氧化氮（NO_2）：红褐色刺激性气体，赋予光化学烟雾淡褐色。空气层中可转变成硝酸（HNO_3），成为酸雨的主要成分。主要来源于机动车（49%），以及火力发电和工业企业（49%）燃烧化石燃料。健康效应：肺刺激和损伤、加重哮喘和慢性支气管炎、增加呼吸道感染易感性，如流感和着凉（感冒）。③二氧化硫（SO_2）：无色刺激性气体。来源于含硫化石燃料如煤和油的燃烧，在空气中可转化成硫酸（H_2SO_4），这是酸雨的主要成分。主要来源是火力发电厂（88%）和工业企业（10%）燃煤。健康效应：健康人呼吸损伤，哮喘者气道收缩，慢性暴露引起永久性损伤，如慢性支气管炎。④悬浮颗粒物（SPM）：各种颗粒物和液滴（气溶胶），悬浮在空气中，大颗粒悬浮时间短而小颗粒悬浮时间长，导致烟雾、灰尘与雾霾。主要来源是火力发电厂和工业企业燃煤（40%），交通运输（17%），还有农业生产、铺路和各种建设过程。健康效应：鼻喉刺激，肺损伤和支气管炎，加重支气管炎和哮喘，缩短寿命。毒性颗粒物（如铅、镉、多氯联苯和二噁英）能够引起突变、生殖影响和癌症。⑤臭氧（O_3）：活性高的刺激性气体，气味难闻，是对流层内光化学烟雾的主要成分。主要来源是汽车和工业产生的 VOCs 发生的化学反应，并与氮氧化物形成光化学烟雾。健康效应：导致呼吸困难，咳嗽，眼鼻喉刺激，加重慢性病，如哮喘、支气管炎肺气肿和心脏病，对感冒和肺炎抵抗力下降，加速肺组织退化。⑥铅（Pb）：有毒金属及其化合物，以颗粒物形式存在于空气中。主要来源是油漆（老房子）、金属冶炼、铅制造业、蓄电池、含铅汽油。健康效应：可在体内蓄积，造成大脑和神经系统损伤、精神迟钝（尤其是小孩）、消化系统紊乱，含铅化合物引起实验动物癌症。

5. 室内空气污染与健康

现代人类 70% ~98% 的时间是在室内或汽车内度过的，尤其是老、幼、病、残等脆弱人群，暴露于室内空气污染的健康风险比室外空气污染大得多。

人在建筑物内出现眩晕、头痛、咳嗽、打喷嚏、恶心、眼刺激、慢性疲劳和流感样症状，这就是病态建筑综合征（sick-building syndrome，SBS）。新建筑比旧建筑引起的 SBS 更重。室内 3 个最危险的空气污染物是吸烟、甲醛和放射性活性氡-222。引起大部分人健康问题的是甲醛，它是一种无色且具有刺激性的气体，广泛应用家具、装修材料和胶料中。许多人每天暴露于低水平室内甲醛中，出现慢性呼吸性疾病、眩晕、出疹、头痛、咽喉痛、眼鼻刺激、喘鸣和恶心。

（二）水与健康

水不仅是构成自然环境的基本要素，机体的重要成分，生命的摇篮，为各种生命活动所必需。尽管水占地球表面积约 70%，但可利用的淡水仅占总储水量的 0.2%，且分布不均。我国是一个贫水国家，约为世界人均水资源的 1/4。同时，工业废水和生活污染加剧了水资源紧缺的矛盾，已经成为我国经济发展与居民健康生活面临的严峻挑战。天然水源分为降水、地面水和地下水，含有溶解性物质、胶体物质和悬浮物质，这些物质的混合相互作用决定了天然水的特性。

1. 水污染来源

水污染是指人类生产生活活动排放的污染物进入水体，使水质发生了物理、化学或生物学变化，危害人体健康、影响水的使用价值。尽管自然因素也能影响水质，但水污染主要是指人为污染。

2. 水污染物种类

水体污染物种类繁多，按属性分为物理性、化学性和生物性污染物。表3-2列出了水体污染物的主要来源、种类和可能的危害。

表3-2　主要水体污染物种类、来源及危害

种类	实例	主要来源	相关危害
需氧污染物	有机污染物如动物粪便及植物残留物，它们能够被需氧菌分解	城市污染、动物饲养场、纸厂、食品加工厂	通过消耗水中溶解氧从而使水质变差，使水生生命死亡
无机化学物	溶解入水的酸、有害金属复合物如铅、砷和硒，以及盐如海水中 $NaCl$ 及土壤中的氟化物	地面径流、工业和生活污水排放	水体不能用作饮用和灌溉，引起皮肤癌，损害脊髓，颈部损伤，神经系统、肝肾受损，危害鱼类及其他水生生命，降低农作物产量，加速金属腐蚀
有机化学物	石油、天然气、塑料、杀虫剂、清洁剂、消毒剂	工业污染排放，家用清洁剂，农田和庭院地面径流	神经系统损伤（一些农药），生殖损害（溶剂），癌症（天然气、石油和溶剂），危害鱼类和野生生命
植物营养素	含有氮（NO_3^-）、磷（PO_4^{3-}）和氨（NH_4^+）离子的水溶性化合物	城市污水、粪便、农业和城市化肥径流	藻类及水生植物大量生长、死亡、腐烂、消耗水中溶解氧，鱼类死亡，水中过量硝酸盐降低血液携氧能力，致死胎儿及婴儿（"蓝婴综合征"）
沉积物	土壤，泥沙、淤泥	土壤退化，水土流失	水变浑减少光合作用，危害水生食物网，携带杀虫剂、细菌和其他有害物质，破坏鱼类觅食及产卵生存环境，堵塞湖泊、河流和港口
放射性物质	碘、氡、铀、铯和钍的同位素	核电站，采矿，核武器生产，自然来源	遗传突变，流产，出生缺陷，癌症
热污染	过热的水	发电厂及其他工业企业的冷却水	降低溶解氧水平，使水中有机体对疾病、寄生虫和有毒化学物质更加易感，鱼类热休克

3. 水污染对人体健康的危害

当病原体污染水体后，可引起介水传染病。通过饮水污染传播的常见传染病有细菌引起的伤寒、霍乱、细菌性痢疾和肠炎；病毒引起的传染性肝炎；寄生虫原虫引起的阿米巴痢疾和贾第鞭毛虫病；寄生虫蠕虫导致的日本血吸虫病。水体富营养化后，藻类产生的藻类毒素可引起人体中毒，甚至死亡。而水中化学污染物质能使人群发生急、慢性中毒、公害病或诱发癌症。

4. 生活饮用水与健康

人体体温调节、营养物质运输、代谢产物排泄等生理生化活动都需要水参与才能够完成。据WHO报告，人类疾病80%与水相关。饮用水资源的缺乏和污染也已经成为我国乃至世界面临的重要问题，将严重影响居民的身体健康。

为去除水源水中各种杂质，保障饮用水安全，经过净化和消毒处理的水，能够达到生活饮用水卫生标准的要求。常规处理过程包括混凝沉淀→过滤→消毒，以去除原水中的悬浮物质、胶体物质和细菌等。当然，若原水中含有锰、铁、氟、藻、臭等，则需要对原水进行特殊深度处理，才能供居民使用。

我国使用含氯消毒剂对原水进行消毒过程中，所形成的消毒副产物，在动物实验中显示出"三致"毒性、生殖毒性和神经毒性作用。因此，饮用水氯化消毒副产物对人体健康的潜在危害，早就成为人们最关注的饮用水卫生问题。

（三）土壤与健康

土壤陆地表面的疏松部分，由岩石风化和生物作用而成。土壤是人类生存和发展的物质基础，是无机界与有机界的枢纽。既是食物链的首端，又是处理和容纳许多有害废弃物的场所。一旦土壤污染，就会影响土壤中的动植物，可通过空气、水，尤其食物链（网）进入人体、危害人类健康。土壤污染指人类生产生活活动中产生的有害物质进入土壤中，如超过一定限量，就会直接或间接地危害人类健康。土壤污染比空气污染和水体污染复杂得多。土壤污染具有隐蔽性、累积性、不可逆转性和长期性。土壤对机体健康影响以慢性危害、间接危害为主。

1. 土壤污染来源与种类

土壤污染的来源复杂多样主要包括工业污染（如"三废"）、农业污染（如农药、化肥）、生活污染（如生活垃圾、粪便和污水）、交通污染（如汽车尾气沉降）、自然灾害（如火山爆发）对土壤的污染和新型污染（如电子垃圾）。土壤污染物种类很多，有物理、化学和生物污染。污染物污染土壤的方式包括水型污染（主要是工业废水和生活污水）、气型污染（空气污染物沉降）和固体废弃物污染（主要工业废渣）。

2. 土壤污染对健康影响

重金属是土壤污染中比较突出的污染物，土壤污染中具有显著生物毒性的有汞、铊、镉、铅及类金属砷。含镉废水灌溉农田，致使土壤镉污染，从而造成稻米中镉含量增加，长期食用可致慢性镉中毒，发生在日本的痛痛病就是如此。土壤中持久性的农药残留和农药滥用，通过食物链和生物浓缩作用，可对人体健康造成影响，如急性、慢性中毒和"三致"作用等。近年来，电子垃圾增加快速，拆解区形成了以重金属和 POPs 高污染为主的暴露环境，包括土壤污染，进而引起水和食物污染。有研究显示，暴露区新生儿死亡率、低出生体重率和早产率明显增加，暴露区居民的生殖生育功能受到显著影响。尽管如此，生物性污染仍然是当前主要的土壤污染，对人体健康的影响主要有肠道传染病、寄生虫病、破伤风等。

3. 地质环境与健康

土壤形成过程中，由于各种因素作用，地球表面土壤中元素分布不均，一些地区的空气、水和土壤中某些或某种化学元素过多和过少。当地居民从环境中摄入的这些元素过多或过少，从而导致某些特异性疾病，称为生物地球化学性疾病，又称地方病。如地方性甲状腺、地方性砷中毒和地方性氟中毒等。此外，还有具有明显地区性的克山病和大骨节病。

（四）饮食与健康

营养及食品卫生对于促进居民的健康水平、预防疾病尤其是防控慢性非传染性疾病，具有重大预防医学意义。

1. 食物营养

食物分为植物性食物和动物性食物，是人体营养素和活性物质的主要来源。食物又分为

5 类：①谷、薯类，谷类包括米、面、杂粮等；薯类包括马铃薯、甘薯、木薯等；它们提供人体所需的糖类、蛋白质、膳食纤维及 B 族维生素。②动物性食品，如肉、鱼、奶、蛋等，为人体提供蛋白质、脂肪、矿物质、维生素 A、维生素 D 以及 B 族维生素。③豆类和坚果，如大豆、其他干豆及花生、核桃、杏仁等，对人体提供蛋白质、脂肪、膳食纤维、维生素 E 和 B 族维生素。④蔬菜、水果和菌藻类，含有丰富的膳食纤维、矿物质、维生素 C、胡萝卜素、维生素 K 及有益的植物化学物。⑤纯能量食物，如主要提供能量的动植物油、淀粉、食用糖和酒类。除了受到食物种类的影响外，食物的营养价值还受到食物加工、烹调以及贮藏方式的影响。除营养素外，还有食物活性成分，这类物质包括类胡萝卜素、植物固醇、蛋白酶抑制剂、辅酶、肉碱、半胱氨酸、牛磺酸等，对多种慢性病防治具有重要作用。

临床营养关注于疾病发生的营养相关因素、疾病状态的营养素代谢规律、住院患者的营养评价、营养支持路径、提高患者对营养治疗的依从性、个体差异的影响、疾病负担、特殊医学用途膳食在疾病治疗和康复中的作用。营养相关性慢性病除由营养素摄入过量所导致，某些营养素摄入不足也会引起一些营养相关性慢性病。因此，合理调整膳食结构、平衡膳食，对防治营养相关慢性病有非常重要的作用。

2. 食品安全

广义的食品安全指食品无毒、无害，符合营养要求，对人体健康不造成任何急性、亚急性或者慢性危害。食品安全主要存在以下突出问题。

（1）微生物污染：微生物污染引起的食源性疾病，是影响食品安全的主要因素。病原微生物污染食品后，引起食品中细菌大量繁殖并产生菌毒素，导致食用者感染型中毒或毒素型中毒。其中最重要的是沙门菌、致病性大肠埃希菌、肉毒梭状芽孢杆菌、副溶血性弧菌等。

（2）化学污染：①农药残留：残留农药可直接通过植物果实、水、空气或食物链进入人畜体内。②动物性药物残留：主要原因是使用违禁药物、滥用抗菌药物和药物添加剂，不遵守休药期规定而引起的。残留药物中以抗菌类药物为主，如"瘦肉精"中毒事件。③重金属残留：土壤中有毒、有害物质超过土壤的自净能力，就会导致土壤理化性质发生改变，致使农作物质量变差，间接影响人体健康。

（3）食品添加剂：食品添加剂使用不当，造成食品安全隐患，如食品添加剂的致癌性、遗传毒性及对人体新陈代谢影响等。

（4）新技术的潜在风险：如转基因食品的安全问题一直受到人们的高度重视。迄今为止，尚未发现转基因食品的不安全因素，但仍存有争议。

（5）其他：家用化学品是指用于家庭日常生活和居住环境的化工产品，包括用于办公室和公共场所的化学制品。家用化学品在日常生活中已广泛渗透到人们的衣、食、住、行之中，遍及生活的方方面面。然而，家用化学品具有使用分散、需求量大、暴露人群广泛（包括各年龄段）和暴露时间长等特点。各种家用化学品因其使用的目的、方式、范围的不同，可通过不同途径与人体接触，使用卫生质量不合格的产品会对健康造成危害。

二、工作、生产环境与健康

不良的工作、生产环境不利于劳动者健康，甚至导致疾病和死亡。在生产工艺过程、劳动过程、生产环境中，从业者可能接触到各种物理、化学及生物有害因素等。

（一）职业有害因素

生产工艺过程、劳动过程、生产环境中各种因素，尤其是危害职业人群健康和影响劳动能力的所有因素称之为职业性有害因素，按其来源可分为三大类。

1. 生产工艺过程中的有害因素

①化学因素：生产接触到的原料、中间产品及成品和生产过程中的废气、废水、废渣中化学毒物，以粉尘、雾、蒸气、烟尘或气体的形态散布于车间空气中，主要经呼吸道进入人体，也可经皮肤、消化道进入体内。②物理因素：主要有高温、低温、低气压、高湿、高气压、振动、噪声、X 射线、γ 射线、非电离辐射等。③生物因素：作业环境中存在的致病微生物或寄生虫，如炭疽杆菌、真菌孢子、森林脑炎病毒等。

2. 劳动过程中的有害因素

劳动过程产生的有害因素，如不合理的劳动组织和制度、劳动作息制度等，精神或心理性紧张、高强度劳动或生产定额不当、不良从业体位、姿势或使用不合理的工具等，还有不良的生活方式，如吸烟或饮酒、缺乏体育锻炼、违反安全操作规范，忽视自我保健等。

3. 生产环境中的有害因素

如太阳辐射、高原环境中低气压、深井里高温高湿等；布局不合理、不符合职业卫生标准，通风不良、采光不足、有毒与无毒工段安排在一个车间等，往往对职业人群的健康产生联合作用，加剧从业者的健康损害。

（二）职业与健康的关系

预防和管理工作疏忽与技术局限，引起职业从事者的职业性病损：工伤、职业病、职业相关疾病和早期健康损害。

1. 工伤

属于工作中意外事故引起的伤害。如 2014 年江苏省昆山发生的铝粉尘爆炸事故，造成 97 人死亡、163 人受伤。

2. 职业病

《中华人民共和国职业病防治法》中将职业病定义为企业、事业单位和个体经济组织等用人单位的职业从事者在职业活动中，因接触粉尘、放射性物质和其他有毒、有害因素而引起的疾病。

（1）发生职业病，取决于 3 个主要条件：①有害因素基本结构和理化性。②物理和化学有害因素浓度和强度。③从业个体的健康状况。

（2）职业病具有下列 5 个特点：①病因特异性，即只有在接触职业性有害因素后才可能患病。诊断时须有职业史、明确的有害因素接触史。②病因大多可以检测且能判定剂量—反应关系。③不同接触人群的发病特征各异。④早期诊断且及时合理处理，预后较好。⑤大多数职业病缺乏特效治疗，应加强预防措施。

（3）职业病诊断原则：①职业史，诊断职业病的重要前提。②现场调查，是诊断职业病的重要依据。③症状与体征，职业病临床表现复杂，要注意不同职业病的共同点，也要考虑到各种特殊或非典型临床表现。④实验室检查，尽管职业病的诊断具有很强的政策性和科学性，但实验室检查对职业病诊断具有重要意义。

3. 职业相关疾病

一般所称职业相关疾病与法定职业病有区别。指多因素相关的疾病，与工作有联系，但也见于非职业人群中，当这一类疾病发生于职业人群时，由于接触职业性有害因素，使原有疾病加剧、加速或复发，或者劳动能力明显减退。常见职业相关疾病包括行为（精神）和身心疾病、非特异性呼吸系统疾病、消化性溃疡、心脑血管疾病与代谢性疾病、腰背痛等疾病等。许多职业人群高发骨髓肌肉系统疾病，不仅严重降低职业生命质量和劳动效率，而且降低退休后的生活质量，增加了疾病负担。

4. 早期健康损害

机体对职业性有害因素的反应，主要包括氧化应激、炎症反应和免疫应答反应，体现机体积极的、重要的防御反应。如果有害因素过强或机体反应异常，就会引发早期健康损害，如血压、血脂和血糖异常、遗传损伤（微核率、DNA 损伤和基因突变等）、肺功能下降、动脉粥样硬化、心率变异等。因此，早期健康损害的定期检测和科学预防，具有战略意义。

三、健康风险评价

健康风险评价（health risk assessment，HRA）是按一定准则，对有害环境因素引发特定人群有害健康效应进行综合定性、定量评价过程。

健康风险评价的主要特征：①保健观念转变，在任何情况下没有绝对的安全，只有相对安全。有害健康的污染物只能逐步控制，使得健康影响处于可接受的危险水平。②健康影响定量化，环境污染对人体健康影响或危害既可用"有"或"无"来判别，也可定量阐明危害程度。如已知某化学污染物具有致癌性，它所能引发的癌症在该化学物进入人类环境前就已在人体中存在，该污染物进入环境后可能增加这种危害的强度和频率。通过致癌风险评价，人们期待评价由于该污染物暴露所增加癌症发生频率和患癌人数。

（一）健康风险评价内容与方法

健康风险评价是由多步骤有机组织起来的系统科学方法，2010 年 WHO 推荐的环境化学物风险评价基本过程包括危害鉴定、剂量—反应关系评价和暴露评价三部分。

1. 危害鉴定

危害鉴定是健康风险评价的第一步骤，属于定性评价。确定在一定接触条件下，所评价化学物是否会产生健康危害及其特征。危害鉴定依据流行病学调查资料和毒理学研究资料。前者直接反映人群暴露所产生的有害影响特征，不需要进行种属间外推，为最有说服力的证据。

流行病学研究的要求：①选择恰当对照组与暴露组。②考虑和排除混杂因素和其他各种偏倚。③有害效应具有特异性。④观察人群应足够大，观察时间应超过潜伏期。

由于流行病学研究本身的一些局限性，危险评价过程中实际应用会受到一定限制。

2. 剂量—反应关系的评定

剂量—反应关系评定作为健康风险评价的核心内容，定量评价环境化学物暴露与健康不良效应之间的关系是确认健康风险评价的关键。通常通过人群研究或动物实验结果，确定适合于人的剂量—反应曲线，由此评估某种暴露剂量下人群暴露风险的基准值。剂量，反应评定有阈化学物，一般采用 NOAEL 法或 BMD 法，推导出参考剂量或可接受的日摄入量，而无阈化学物的评定关键是通过一些数学模型外推低剂量范围内的剂量—反应关系，推算出终生暴露于单位剂量化学物质所造成的超额风险。美国 EPA "致癌物风险评价指南" 推荐使用线性外推法进行剂量—反应评定，常用致癌强度系数（CPF）来估算致癌物风险。

3. 暴露评价

人群的暴露评价也是健康风险评价中的关键步骤。可以测量或估计化学物暴露的强度、频率和持续时间，预测人群对化学物质的暴露水平（剂量）。

4. 风险特征分析

风险特征分析是风险评定的最后一步。综合暴露评价和剂量—反应关系评定结果，分析判断人群发生某种健康风险的可能性大小，阐述其可信程度或不确定性，最终提供给健康风险管制人员，作为健康管理决策的依据。

（二）健康风险评价的应用

健康风险评价已成为许多国家环保及卫生部门管理决策的组成部分。在保护环境及人群健康，制订卫生标准及进行卫生监督，确定防治对策等方面都起着十分重要的作用。现行的健康风险评价，主要应用在以下几个方面。

1. 预测预报

环境因素暴露条件下，暴露人群终生发病或死亡的概率。

2. 健康风险进行比较评价

新化学物的筛选，并从公共卫生、经济、社会、政治等方面进行论证，为促进健康、环境管理决策提供科学依据。

3. 环境有害因素卫生标准的研制

提出环境中有害因素可接受浓度，研制有关法规、管理条例，为卫生监督工作提供重要依据。

同世界许多国家一样。我国开展了大量健康风险评价研究，如化学物质、电离辐射、突发污染事故（化学物质泄漏、火灾）等。由于目前制订健康风险评价原则和方法学没有取得一致，现行环境健康风险评价体系仍有待完善。

（颜倩英）

第三节　突发公共卫生事件

2002 年 11 月暴发的 SARS，使我国深刻认识到突发性公共卫生事件造成危害的广泛性与严重性、应急处理的必要性和重要性。因此，早在 2003 年 5 月 9 日，我国及时制定与公布了《突发公共卫生事件应急条例》（简称《应急条例》），为我国突发公共卫生事件的应急处理奠定了法律基础和基本遵循。2019 年 12 月新型冠状病毒感染（COVID-19）暴发流行时，按照《应急条例》，我国政府和人民众志成城，采取联防联控与群防群治策略，高效、快速、及时控制了疫情，减少了危害，保障了公众身体健康与生命安全，维护了社会的正常秩序。充分体现了《应急条例》的重大预防医学科学意义。

一、突发公共卫生事件的定义

依据我国颁布的《突发公共卫生事件应急条例》，突发公共卫生事件是指突然发生，造成或者可能造成社会公众健康严重损害的重大传染病疫情、群体性不明原因疾病、重大食物和职业中毒以及其他严重影响公众健康的事件。广义上指自然或/和人为因素严重影响人群健康的突发事件。具体说来，突发公共卫生事件主要是指在人群中突然发生的直接影响到公众健康的重大公共卫生事件，如重大传染病暴发和流行、危险品的大量泄漏、严重的食物中毒和职业中毒、重大恐怖袭击事件、严重环境污染事件及原因不明的群体疾病或中毒事件等。

二、突发公共卫生事件的分类

根据《突发公共卫生事件应急条例》，突发公共卫生事件分为四类。

1. 重大传染病疫情

指在一个局部地区传染病暴发，短期内突然发生多例同一种传染病或一个地区某种传染病流行，发病率显著超过该病历年的一般发病率水平。包括鼠疫肺炭疽和霍乱的暴发、动物间鼠疫、布氏菌病和炭疽等流行、乙丙类传染病暴发或多例死亡、罕见或已消灭的传染病、新传染病的疑似病例。

2. 群体性不明原因疾病

通常是指 2 周内，某个相对集中的区域内同时或者相继出现 3 例及以上临床表现相同，县级及以上医院不能诊断或解释病因，发生重症病例或死亡病例的疾病。

3. 重大食物中毒和职业中毒

超过 30 人中毒或出现 1 例以上死亡的饮用水和食物中毒，短期内 3 人以上或 1 例以上死亡的职业中毒。

4. 其他严重影响公众健康的事件

医源性感染暴发、药品或免疫接种导致群体性反应或死亡事件，水、环境、食品污染和核辐射、有毒有害化学性物质丢失、泄漏等严重威胁或危害公众健康的事件；卫生行政部门临时确认的其他重大公共卫生事件。

三、突发公共卫生事件的分级

根据突发公共卫生事件所致人员伤亡和健康损害的情况，分为四级。

（一）特别重大事件（Ⅰ级）

（1）一次事件导致大量人员伤亡，事件发生地省级人民政府或有关部门请求国家在医疗卫生救援工作上给予支持的突发公共事件。

（2）人员伤亡特别严重的跨省（区、市）突发公共卫生事件。

（3）国务院及有关部门确认的其他需要开展医疗卫生救援的特别重大突发公共事件。

（二）重大事件（Ⅱ级）

（1）一次事件出现重大人员伤亡，且死亡和危重病例超过 5 人的突发公共事件。

（2）严重人员伤亡的跨市（地）的突发公共事件。

（3）省级人民政府及其有关部门确认的其他需要开展医疗卫生救援的重大突发公共卫生事件。

（三）较大事件（Ⅲ级）

（1）一次事件出现较大人员伤亡，死亡和危重病例超过 3 人的突发公共卫生事件。

（2）市（地）级人民政府及其有关部门确认的其他需要开展医疗卫生救援的较大突发公共事件。

（四）一般事件（Ⅳ级）

（1）一次事件出现人员伤亡，死亡和危重病例超过1人的突发公共卫生事件。

（2）县级人民政府及其有关部门确认的其他需要开展医疗卫生救援的一般突发公共事件。

四、突发公共卫生事件的特点

1. 突发性

突发公共卫生事件多为突然发生且迅速发展，很少有预兆，难以预测与防备，留给人们思考并做出应对的余地较小，人们必须在极短的时间内做出分析和判断、采取应对措施，如SARS和COVID-19的暴发流行都充分体现了这一点。

2. 严重性

突发公共卫生事件往往病情严重，甚至难以诊断、没有特效治疗药物，给治疗带来很多困难，常常导致大量伤亡，严重影响居民的身心健康，如1976年美国军团病暴发流行早期、2003年突发的SARS和2019年暴发的COVID-19。

3. 群体性

突发公共卫生事件并非仅仅影响少数几个人的健康，而是如"多米诺骨牌"效应般，影响到社会众多人群，而且受害者之间都存在着一种已知的或者尚未查明的致病原因。如20世纪50年代，某市内两口饮水井被附近农药仓库三氧化二砷地表径流污染，造成饮用该井水居民多人中毒甚至死亡，就连前来奔丧的死者亲友，饮用该井水同样出现了中毒情况。

4. 传播快

突发公共卫生事件的传播速度很快。致病因素可以通过各种传播途径在可能的范围内迅速扩散，造成更多人受害。如2019年年底国内发现COVID-19，迅速扩散至我国全境。世界多地发现其流行时，已经迅速扩散至全世界，处置不力的地方尤其严重，形成了重大突发公共卫生事件。

5. 多样性

自然灾害次生的突发事件往往可能是几种类型突发事件同时发生，如水灾后可能暴发传染病、食物中毒，地震后可能暴发传染病、化学物品泄漏、食物中毒等。所以，灾后应立即开展预防措施，防止突发公共卫生事件，防患于未然。因此，灾后公共卫生的任务非常繁重而艰巨。

6. 复杂性

突发公共卫生事件发生和应急处理，涉及社会诸多方面。需要采取联防联控与群防群治策略。不仅应由卫生与健康部门积极应对，而且需要有关部门通力协作，如公安部门、生产部门、交通部门、城建部门、环保部门等。由上级政府统一指挥，统一调配，合理妥善处置。

7. 确定性

突发公共卫生事件的发生都是有原因的。当然有些是已知的，更多的是有待查明原因的。专业人员通过深入细致的调查研究是可以确证的，由此可见，突发公共卫生事件最终是可以预防和控制的。

五、突发公共卫生事件的主要有害因素

与洪涝、地震、火山爆发、台风等自然灾害一样，突发公共卫生事件也是由人类生态系统中的生物或理化因素诸多有害因素引起的。有害因素以及各自的影响因素是复杂多样的。突发公共卫生事件的危害因素与危害途径，有的是比较清楚，而有的则需要调查研究来确认，后者防控面临更大的挑战。

（一）化学性有害因素

它是造成重大环境污染、职业中毒，甚至食物中毒等突发事件的主要原因。从污染源进入环境的有害化学因素（一次污染物），可通过各种渠道直接进入人体产生危害。有些化学性有害因素在环境中经过物理、化学或生物学作用发生了转变（二次污染物），往往危害更大。如饮水受到硝酸盐污染，水中微生物可以将硝酸盐还原成亚硝酸盐，严重时就会引起食用者亚硝酸盐中毒。故二次污染物造成的危害，也应引起注意。

（二）物理性有害因素

最常见的物理因素是热浪酷暑、核泄漏甚或核战争等。大多数突发公共卫生事件的原因是已知的，只要掌握了它们的特性、来源、传播途径、影响因素、受害症状等情况是可以采取措施予以控制和预防。另有一些暂时原因不明的突发事件，也可以根据症状、传播途径等情况，通过深入调查和研究、现场与实验室相结合，也是可以查明的。

（三）生物性有害因素

生物性有害因素主要有以下几类。

1. 病原微生物

包括致病的细菌、病毒、真菌、螺旋体等。如霍乱弧菌、沙门杆菌、葡萄球菌、军团杆菌、SARS、COVID-19、钩端螺旋体等。这类病原微生物可以分别通过空气或飞沫、水或食物等途径进入人体，引起传染病的暴发流行或食物中毒。

2. 微生物产生的毒素

主要是由于食物在加工过程中受到污染，或者由于食物没有妥善贮藏而造成细菌大量繁殖，其代谢产生的毒素污染了食物，引起食物中毒，如葡萄球菌毒素、肉毒杆菌毒素等。

3. 病原生物

如疟原虫引起疟疾，各种寄生虫引起寄生虫病等。

4. 病媒生物

如苍蝇、蚊子、蟑螂、虱子、跳蚤、老鼠、某些野生动物等，身上都能携带多种病原微生物，从而传播传染病，危害人体健康。

六、突发公共卫生事件的现场处理原则

突发公共卫生事件都是紧急情况，急需现场处置。尽快使受害者脱离险境，而且急需控制危险因素，避免健康人群受到伤害。现场处理原则主要有以下几个方面。

（1）及时上报，按照《应急条例》的要求，逐项上报。尽快协调好各方力量，及时落实应急措施。

（2）及时抢救受害者，救护人员应穿戴各自防护设备。尽快让受害者脱离事发现场，

送往医院救治。必要时采取隔离措施以免病原体进一步扩散。

（3）保护高危险人群，对疑似受害者、密切接触者以及高危险人群，采取相应的医学隔离和观察措施。

（4）查明事故原因是有效治疗与防控的关键。应从以下4个方面着手查明事发原因：①临床检查、化验和诊断：根据受害者的症状进行初步判断，选择需要检查的项目，如X线检查、CT、B超、心电图等物理方法；或通过对血、尿、便样品化验生化指标、毒物指标、免疫指标以及病原微生物指标等。②流行病学调查：受害者是主要调查对象，必要时还应调查其他有关人群，如受害者亲属、疑似患者、无症状感染者、密切接触者等。对于原因不明的突发事件，调查的范围应扩大。流调对查明突发事件的原因，密切接触者和传播途径是至关重要。对切断传播途径和保护高危险人群等有效防控措施是必须的。③现场环境调查与检测的信息非常重要、非常宝贵，旨在查明原因以及印证原因。必要时应该封锁现场，使采集样品既有代表性又有准确性，以确保环境调查与检测高效、顺利进行。④现场环境复原试验，如现场已经发生变动，应进行现场环境复原试验，进行调查和测试。环境改变使得影响人群健康的因素更加复杂，致使突发事件的原因也会出现新的情况。

（5）现场事发后，急需对其进行清理，甚至消毒，以防扩散传播。需要多方面密切配合，协同解决。现场清理的重点：①控制污染源，职业中毒、饮水中毒等突发事件，必须及时找出污染源并采取相应措施。②切断传播途径，有害因素污染环境介质，使之形成传播途径，如果污染扩散范围较广或者污染很严重，应对该地区采取封锁措施，禁止任何交通工具、人员出入。无论是物理污染、化学污染还是生物污染，都适用。③保护高危险人群，可能受到影响的人群中，有的是易感人群（遗传高危），有的是生活居住在突发事件地区的人群（环境高危）。他们受到有害因素伤害的可能性都比一般人群要大，必须采取预防措施加以保护。同时，应及时向他们传授相关卫生知识，使他们采取一些自我保护措施，如讲究卫生、勤洗手、保持社交距离等。突发公共卫生事件现场处理是非常紧急的工作，务必做到及时、准确、有效。

七、突发公共卫生事件的临床救治原则及防护措施

（一）传染病的救治

鉴于传染病对人群和社会危害较大，因此，在感染性疾病尚未明确之前，应按传染病进行救治。救治原则是隔离患者，病原治疗，一般治疗与病情观察，对症治疗。

（二）非传染性疾病的救治

1. 食物中毒

①全面停止食用可疑中毒食品。②采集患者用药前的血液、尿液、吐泻物等标本，以备送检。③积极救治患者，加速体内毒物清除，进行对症治疗甚或特殊治疗。

2. 职业中毒

①快速脱离现场：患者应迅速离开中毒现场或至风向上风侧的空气新鲜场所救治，避免移动，注意保暖，必要时给予吸氧。密切观察24～72小时。根据患者病情，医护人员应迅速将病员分类处理，以保证医务人员顺利抢救。②阻止毒物吸收：除立即脱去毒物污染的衣物外，眼睛要优先彻底冲洗，用流动的清水及时反复清洗皮肤、毛发3次以上或15分钟，尤其对经皮肤吸收中毒或化学性烧伤的毒物要充分冲洗。必要时选择适当中和剂中和处理。

③对症治疗：首先要保持呼吸道通畅，密切观察患者意识状态及其他生命体征变化，对异常者立即处理。维护各脏器功能，采取支持治疗措施维持电解质、酸碱平衡等。

（三）防护原则

处置突发公共卫生事件早期，结合疾病临床特点、流行病学特征以及实验室检测结果，首先应判断传染性，尤其是人与人间有无传染性、确定受害人群范围和危害程度等，对事件发生、发展的可能原因进行判断，以便尽快采取相应的防护措施。对于原因尚难判断的事件，应根据现场危害水平，决定防护等级。

如危害因素相关方面不详，应参照类似事件最严要求进行防护。防护服应为衣裤连体，不仅具有高效的液体阻隔（防化学物）性能，而且过滤效率高、防静电性能好等。一旦病原学明确，则应按相应防护品级别进行防护。

（四）防护服的分类与防护要点

1. 防护服

一般来讲，防护服由上衣、裤、帽等组成，按防护性能分四级：①A级防护，能对周围环境中气体与液体提供最完善防护。②B级防护，适用于环境中对皮肤危害不严重的有毒气体（或蒸汽）或其他物质的防护。③C级防护，即用于低浓度污染环境或现场支持作业区域的防护。④D级防护，即用于现场支持性作业人员防护。

2. 传染病现场和患者救治的应急处置防护

①穿防护服，应符合中国《医用一次性防护服技术要求》（GB 19082—2009）要求，并满足穿着舒适、对颗粒物有一定隔离效率，还有防水性、阻燃性、透湿量、抗静电性等要求。②配备口罩，达到N95标准。③戴防护眼镜，采取必要的保护眼睛的措施。适合于现场调查处理人员、实验室工作人员、医院传染科医护人员等，必要时这些人员还需戴双层橡胶手套、穿防护鞋靴。

3. 放射性疾病的应急处置

防护多数情况下使用一次性医用防护服即可。根据放射性污染源的种类和污染浓度，对此类防护服，要求帽子、上衣和裤子连体，且袖口和裤脚口应采用弹性收口。如现场存在气割等产生的有害光线时，现场工作人员应配备相应功能的防护眼镜或面罩。

4. 化学物泄漏或中毒的应急处置防护

根据毒源类型和环境状况，选用适当的防护装备。化学物泄漏和中毒事件现场，分成热区、温区或冷区。不同区域的防护措施有所不同，一个区域内使用的防护服不适合在另一区域内使用。对生命及健康可能有即刻危险的环境，即在30分钟内可对人体产生不可修复或不可逆转损害的区域，以及参加事故中心地带救援的人员，均需按A级即窒息性或刺激性气态毒物等，或者B级即非挥发性有毒固体或液体防护要求进行防护。

八、突发公共卫生事件预防工作的关键

（一）政府重视

预防工作的效果在短期内不如临床抢救工作明显，不大引起人们的重视。政府重视落实措施是搞好突发事件预防工作的关键。预防工作涉及的方面很多，其中最重要的是要依靠政府来协调。

（二）加强应急处理突发事件的组织工作

1. 培养高质量的应急处理专业队伍

无论地方还是军队，我国建立了相当规模的疾控队伍及相关的全科医生队伍。这是"预防为主"方针指引下建立的专业队伍。面对COVID-19疫情暴发流行，应急队伍深入第一线，凭着丰富的现场工作经验，吃苦耐劳、认真负责的精神又一次经受住了考验。充分证明他们是我国应对突发公共卫生事件的生力军。因此，要加强对他们的培养，不断提高其专业水平，使他们干好日常公共卫生工作的同时，进一步提高对突发公共卫生事件的应急能力，做到"平战结合"，一旦有突发事件召唤，做到召之即来、来之能战、战之能胜。多部门协调配合，出色完成保护人民健康的责任。

2. 提高识别突发公共卫生事件的能力

这是整个预防工作的中心、最重要的一环。突发事件发生后，首先就要识别并确认事件，判断该事件的性质，准确识别事件的前提下，才能对症下药，有的放矢，才能达到应有的预防效果。否则就会徒劳无功，而且延误预防措施，造成事件的危害更加蔓延扩大，造成大量的人力、物力和财力浪费。突发公共卫生事件识别，主要包括识别事件的性质，有害因素的种类、来源和理化生物学特性、传播途径、产生的危害、主要临床症状等。准确掌握，明确目标，为行之有效的预防措施奠定基础。主要应采取以下几项措施。

（1）建立专家库：除了专业队伍建设，基于不同性质的突发事件，可能涉及广泛的专业类别，故应聘请既有丰富专业实践经验又有先进专业理论的预防医学及相关专业专家，参加突发公共卫生事件的判断与识别工作。

（2）加强信息积累与储存：不断积累有关突发事件的信息，尤其是既往突发事件的处理经验，极有参考借鉴价值。如我国2003年暴发SARS的过程中，所积累的联防联控、群防群治经验，为2019年年底COVID-19疫情暴发以来的抗疫工作起到了决定性作用，并且为抗疫斗争取得重要战略成果奠定了基础。

（3）重视科学研究：基于已知原因的突发事件（病因、机制、快速诊断、有效治疗措施、传染源与传播途径、易感人群、预防控制措施甚或疫苗等），应继续深入研究，提高突发公共卫生事件应急处置与防控的专业水平。同时，应不断探索新技术、新方法、新手段，结合现代信息科学，提高对突发公共卫生事件早期识别判断能力。为有效防控、战胜疫情，提供科学保障。

（4）提高检验技术和加强物质保障：除了依靠专业判断以外，对可疑物品进行检验确认和证实。实验室人员、技术、设备、试验条件等要"平战结合"匹配且相对稳定。为应急突发事件而常备不懈，有备无患。

（5）加强定期检查检测，及时清除隐患：季节和气候对传染病发生发展的影响、气象条件与大气污染的关系、职业中毒与安全管理的关系、卫生状况与食物中毒的关系等，定期进行必要的日常检测评价，以便尽可能早发现隐患，以减轻或避免突发事件。

（6）组织发动群众开展公共卫生知识宣传：积极开展爱国卫生运动，提高他们的健康素养、加强自我保健。如COVID-19暴发流行期间，对人们宣传居家隔离、保持社交距离、勤洗手、戴口罩等与疫情传播相关知识，成为防控COVID-19的关键。可见，群众宣讲工作非常重要。

总之，从我国防控SARS和COVID-19疫情来看，突发公共卫生事件也是可防可控的。

只要依靠科学，扎扎实实做好各项预防工作，不仅可减少突发公共卫生事件的发生率，而且对已经发生的突发事件也能及时有效的予以控制，使突发事件的危害降低到最低限度。

（徐艳玲）

第四节　疾病风险评估

一、风险评估的定义

健康风险评估（health risk appraisal，HRA）是通过收集个人的健康信息，分析建立危险因素与健康状态之间的量化关系，预测个人在未来一定时间内发生某种特定疾病或因为某种特定疾病死亡的可能性，即对个人的健康状况及未来患病或死亡危险性的量化预测评估。其中危险因素包括生活方式、环境、遗传和医疗卫生服务等。

疾病风险评估是健康风险评估中最常见的评估方式，是指针对特定疾病患病风险的评估，在于估计特定时间中特定疾病发生的可能性，而不在于做出明确的诊断。主要特点为：①注重评估客观临床指标对未来特定疾病发生危险性。②将流行病研究成果作为其评估的主要依据和科学基础。③运用严谨的统计学方法和手段确定评估模型。

疾病风险评估的方法直接源于流行病学的研究成果，其中前瞻性研究和对以往流行病研究成果的综合分析（包括生存分析法、寿命表分析法等）及循证医学（包括 Meta 分析、合成分析法）是最主要的方法。

二、常用疾病风险评估

（一）主要类型

风险评估与健康管理措施有着密切的联系，通过疾病风险评估可以进行人群分类，对状况进行分层，实施不同的健康管理策略，实现有效的全人群健康管理。

风险评估的主要类型包括：①非传染性疾病的风险评估：包括心血管病、脑血管病、糖尿病、高血压及其他各系统疾病的风险评估。②传染性疾病的风险评估：包括突发公共卫生事件、急慢性传染病的风险评估。③肿瘤的风险评估：包括肺癌、结肠癌、胃癌、肝癌、乳腺癌等风险评估。

（二）全科医学中常用的疾病风险评估

疾病风险评估指对特定疾病患病风险的评估。主要有以下 4 个步骤：第一，选择要预测的疾病（病种）；第二，发现并确定与该疾病发生有关的危险因素；第三，应用统计学相关的预测方法建立疾病风险预测模型；第四，验证评估模型的正确性和准确性。全科医学实践中常用的疾病风险评估包括心血管风险水平分层评估、心血管疾病风险评估及哈佛癌症风险指数。

1. 心血管风险水平分层评估

（1）高血压危险分层：根据《中国高血压防治指南》，当血压超过 140/90 mmHg 时，对高血压患者进行心血管疾病危险度分层，将高血压患者分为低危、中危、高危和极高危，分别表示发生心脑血管病事件的概率为 <15%，15%~19%，20%~30% 和 >30%，量化估计预后。具体分层标准根据血压升高水平（1、2、3 级）、其他心血管病危险因素、靶器官损害以及并发症情况。

（2）血脂异常危险分层：LDL-C 或 TC 水平对个体或群体 ASCVD 发病危险具有独立的预测作用。全面评价 ASCVD 总体危险是防治血脂异常的必要前提。根据个体 ASCVD 危险分层判断血脂异常干预的目标水平。

2. 心血管疾病风险评估

（1）心血管疾病的风险评估模型：心血管疾病风险评估是对个人的未来患病的危险性的量化评估，用于描述和估计个体未来发生某种特定因子导致疾病的可能性。即在建立在多因素数理分析基础上，采用统计学概率理论的方法得出患心血管疾病危险性与危险因素之间的关系模型，常用 Cox 回归模型进行风险预测计算。

国内外研究表明，心血管疾病是造成世界范围内致残和过早死亡的主要原因。其中急性心血管事件（缺血性心脏病）和脑血管事件（卒中）通常为突然发生，后果严重，因此评估心血管疾病的风险有重要意义。

心血管疾病总体风险是指根据多个心血管疾病危险因素的水平和组合来评估个体在未来一段时间内发生心血管疾病的概率，可分为短期风险和长期风险，其中短期风险一般指 5 ~ 10 年风险，长期风险一般指 15 ~ 30 年以上或终身风险。

1）国外常用心血管疾病风险评估模型：目前国内外研究团队已经构建了多种心血管疾病风险评估模型。国外得到极大认可的模型包括 Framingham 风险评估模型、汇总队列心血管疾病风险评估公式（PCE）、美国 Reynolds 风险积分系统、欧洲系统性冠状动脉风险（SCORE）评估模型、WHO 心血管疾病风险评估模型袖珍风险评估模型、英国 Q-风险指数（QRISK/QRISK2）和 WHO/ISH 发布的《心血管疾病预防指南》等。最为经典的是 Fraingham 心脏研究建立的冠心病风险预测模型，该模型被用于预测不同危险水平的个体在一定时间内（如 10 年）发生冠心病危险的概率，其风险预测方程采用多变量 logistic 回归模型，纳入年龄、胆固醇、低密度脂蛋白、高密度脂蛋白、收缩压、舒张压、糖尿病、吸烟等危险因素，通过 Cox 回归模型进行风险预测计算。其他模型如 WHO 预测 10 年心血管事件风险模型中纳入的年龄、性别、种族、胆固醇、高密度脂蛋白、收缩压、吸烟、糖尿病因素，与之相比，PCE 还纳入了是否降压治疗等，SCORE 纳入了胆固醇/高密度脂蛋白比值等。

2）国内常用心血管疾病风险评估模型：我国在 20 世纪 80 年代进行了冠心病风险预测模型的初步研究，1992 年北京心肺血管研究所以建立的"中国 11 省市队列研究人群"为基础，应用 Cox 比例风险模型进行危险因素与发病危险的多因素分析，将冠心病和缺血性脑卒中作为预测指标，年龄、血压、TC、HDL-C、吸烟和血糖 6 个危险因素为主要参数，分别建立男女两性冠心病和缺血性脑卒中发病危险的预测模型，并利用该模型计算不同危险水平（上述 6 个危险因素不同组合）的个体未来 10 年冠心病和缺血性脑卒中发病的绝对危险。结果显示，缺血性心血管疾病发病的绝对危险随着危险因素个数的增加而增加，不同危险因素之间有协同作用，不同的危险因素组合对缺血性心血管疾病发病危险的作用强度有所差别。2016 年我国学者根据中国动脉粥样硬化性心血管疾病风险预测研究，提出了适合我国国情的心血管疾病 10 年风险和终生风险评估的 China-PAR（prediction for ASCVD risk in China）模型和适合国人的风险分层标准，以 Cox 比例风险模型为基础，不同性别的不仅纳入国外模型中的年龄、吸烟、血压、血脂情况，还纳入了腰围、ASCVD 家族史以及地区区域等因素，提高了对中国人心血管疾病风险事件的预测。

3）心血管疾病危险预测模型的建立：心血管疾病危险预测模型的建立主要步骤包括个人信息收集、危险度计算、预测结果、归纳分析。

统计方法：心血管疾病危险预测模型就是以是否发病或死亡作为因变量，以危险因素为自变量，通过 logistic 回归和 Cox 回归建立回归方程，预测个体在未来某时间（5 年或 10 年）心血管疾病发病或死亡的可能性（即绝对危险度），由于方程的结果反映了个体主要危险因素的综合发病或死亡危险度，也被称为综合心血管病危险（total risk）。绝对危险度是以人群的平均危险因素水平和平均发病率对 Cox 生存函数进行调整，如 10 年发病危险概率（P）的计算公式为：

$$P = 1 - S_0 \ (t)^{txp[F(X.M)]}$$

$$F \ (X.M) \ = \beta_1 \ (X_1 - M_1) \ + \cdots + \beta_p \ (X_p - M_p)$$

其中 $\beta_1 \sim \beta_p$ 为各危险因素不同分层的偏回归系数，$X_1 \sim X_p$ 为每个人各危险因素的水平，$M_1 \sim M_p$ 为本人群各危险因素的平均水平。$S_0 \ (t)$ 为在 t 时间（本开发研究为 3 年）的平均发病函数，即危险因素平均水平时的发病函数。

不同模型中各危险因素相对危险度差别的比较采用 Z 检验方法，检验公式为：

$$Z = \ (b \ [F] - B \ [O]) \ / SE$$

其中 $SE = \ (SE \ [F]^2 + SE \ [O]^2)^{1/2}$；b [F]、SE [F]、B [O]、SE [O] 分别为不同模型的偏回归系数及其标准误，因为危险度（RR）$= e^\beta$（[$\beta = \ln RR$)，故根据 B 计算的 E 统计量即可检验某危险因素在不同模型的差异。

（2）心血管疾病风险评估流程：心血管疾病总体风险评估分为心血管疾病 10 年风险和终身风险评估两个部分，风险评估流程见图 3-1。首先，对 20 岁及以上没有心血管病的个体，进行心血管疾病 10 年风险评估并进行 10 年风险分层。如果心血管病 10 年风险 ≥ 10.0%，视为心血管病高危，10 年风险为 5.0% ~ 9.9% 视为中危，< 5.0% 为低危。

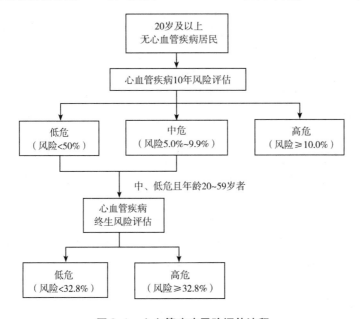

图 3-1 心血管疾病风险评估流程

（3）心血管疾病风险评估工具：国内 China-PAR 研究利用 10 年风险评估模型和终生风

险评估模型，充分考虑实用性和可及性，分别开发了网站评估工具和"心脑血管风险"手机 App 评估工具：可通过输入个体的健康资料，包括性别、年龄、现居住地（城市或农村）、地域（北方或南方，以长江为界）、腰围、总胆固醇、高密度脂蛋白、当前血压水平、是否服用降压药、是否患有糖尿病、现在是否吸烟、是否有心血管病家族史，可以方便、快捷地计算出个体的心血管病 10 年风险和终身风险，并获悉个体所处的风险分层情况。根据风险分层，个体将获得针对性的生活方式和管理治疗建议。

3. 哈佛癌症风险指数

20 世纪 90 年代初，美国亚利桑那州立大学开发了癌症危险度评价工具，随后许多医学研究机构，包括哈佛大学、梅奥医院、密歇根大学等，进一步开发了用于多种恶性肿瘤（如肺癌、大肠癌、胃癌、乳腺癌）、糖尿病等发病风险的评估模型。欧洲、亚洲其他国家及我国，也分别开发了适合本国人群的疾病风险评估工具，并基于互联网技术的快速普及，进一步完善评估方法。

（1）建立计算模型：模型采用的数学计算公式为哈佛癌症风险指数工作小组提出的计算公式。公式中，RR 为被预测个体患某一疾病与其同性别年龄组一般人群比较的相对风险；RR_i 指个体中存在的危险因素的相对危险度；P_n 为其同性别年龄组人群中暴露于某一危险因素者的比例；RRc 为由专家小组对某一危险因素（包括不同分层）的相对危险度达成共识的赋值。通过运用暴露人群的危险度与相对危险度的共识赋值建立的统计模型计算出个体患病的相对风险后，可与其同性别年龄组一般人群比较，参照哈佛癌症风险指数工作小组制订的标准，表达为低于一般人群或高于一般人群等 5 个等级。若乘以其同性别年龄组一般人群某病的发病率，即可算出个体患病的绝对风险值。

哈佛癌症风险指数是由哈佛癌症风险工作小组提出的，是基于生活方式及常规体检资料的癌症风险评估模型。其公式如下：

$$RR = \frac{RR_{i1} \times RR_{i2} \times \cdots \times RR_{in}}{[P_1 \times RR_{C1} + (1-P_1) \times 1.0] \times [P_2 \times RR_{C2} + (1-P_2) \times 1.0] \times \cdots \times [P_n \times RR_{Cn} + (1-P_n) \times 1.0]}$$

（2）具体步骤：哈佛癌症风险指数的建立过程包括以下步骤：①收集癌症的主要危险因素及相对危险度相关资料。②预测个体发病的相对危险度。③计算个体患病绝对风险值。

（3）肺癌风险预测：肺癌是世界范围内引起死亡的最常见的恶性肿瘤。在我国，肺癌是城市居民的头号癌症杀手，在农村其发病率也在迅速上升。我国学者依据近 20 年来我国肺癌的流行病学资料，运用哈佛癌症风险指数建立了肺癌发病风险评估方法，纳入的肺癌发病危险因素均为目前已经经过大量流行病学研究、证据比较确实的因素，其中主要是吸烟、病史和生活方式问卷获得的因素，包括职业接触、生活环境、既往肺病史及蔬菜水果摄入情况等。

具体步骤为：①依据近 20 年来我国肺癌流行病学的资料，我国肺癌发病危险因素及相对危险度（RRc）。②同性别年龄组人群中各危险因素的暴露比例（P）。③该个体存在的危险因素的相对危险度（RR），经过统计并给予赋值。

（徐艳玲）

第四章

全科医学与社区医学

第一节　妇女保健

一、妇女健康状况

妇女保健是妇幼卫生工作的重要组成部分，女性的一生保健大致包含女童期、青春期、生育期、更年期保健。针对女性一生不同时期的生殖生理和心理特点，以预防保健为中心，保健和临床相结合，采取相应对策，降低妇女因生育、节育或生殖功能紊乱等引起的发病率、伤残率和死亡率，从而提高妇女的身心健康。

女性各生殖阶段分期如下：

1. 女童期

新生儿期到青春期（通常为婴儿期至10岁）的阶段，女童期一般包括婴儿期（出生至1周岁前）、幼儿期（1~2岁）、学龄前期（3~5岁）、学龄期（6~10岁）。

2. 青春期

青春期的年龄范围从10岁开始到19岁末。女孩的青春期比男孩早1~2年，一般可分为早、中、晚三期，每期持续2~4年。青春期是由儿童发育到成人的过渡期。

3. 生育期

是指15~49岁时期，也称为育龄期。此期绝大多数女性要经历结婚、妊娠、分娩、哺乳和生育调节等事件。

4. 围绝经期

一般将40~60岁定为围绝经期，又称为更年期。通常围绝经期的全过程为8~12年。一般可以分为绝经前期、绝经期以及绝经后期。

二、妇女保健服务

本节内容主要阐述生育期和更年期保健，该内容是社区妇女保健重要内容。妇女保健服务的内容还包括有关妇女预防保健知识的宣传教育和健康咨询、定期健康检查、妇女疾病的防治，健全社区妇幼保健网等。

（一）生育期保健

生育期保健包括婚前保健、孕产期保健、哺乳期保健和节育期保健。

1. 婚前保健

婚前保健是对即将婚配的男女双方在结婚登记前进行健康检查和保健指导。目的在于保障男女青年健康婚配，防止各种疾病，特别是遗传性疾病的延续和传染性疾病的传播，避免有血缘关系和遗传病之间的人结婚和生育。通过婚前医学检查，帮助受检对象在知情的基础上作出适宜的决定：不宜结婚、暂缓结婚、可以结婚但不宜生育、可以结婚生育但需控制后代性别。

2. 孕产期保健

孕产期保健是从生命的准备阶段即受孕前的准备阶段，到新生儿的早期，包括孕前、孕期、分娩期和产褥期的全程保健。

（1）孕前保健：孕前保健是通过评估和改善计划妊娠夫妇的健康状况，减少或消除导致出生缺陷等不良妊娠结局的风险因素，预防出生缺陷的发生，提高出生人口素质，是孕期保健的前移。内容包含对计划妊娠的夫妇行孕前健康教育、指导，以及常规评估和检查。

对计划妊娠的夫妇行孕前健康教育及指导，遵循普遍性指导和个体化指导相结合的原则，主要内容包括：①有准备、有计划地妊娠，适宜的生育年龄男 25～35 岁、女 24～29 岁。②合理营养，保持适宜体重，建议 BMI 在 18.5～24 kg/m^2。孕前 3 个月服用叶酸或含叶酸的复合维生素。③疫苗接种，没有感染过风疹病毒和乙肝病毒表面抗体阴性者，应在怀孕前 3 个月至半年接种风疹疫苗和乙肝疫苗。④合理用药，避免使用可能影响胎儿正常发育的药物。⑤避免接触生活及职业环境中的有毒有害物质（如放射线、铅、汞、苯、砷、农药、高温等），避免密切接触宠物。⑥进行口腔保健，孕前进行一次口腔检查。⑦改变不良的生活习惯（如吸烟、酗酒、吸毒等）及生活方式；避免高强度的工作、高噪声环境和家庭暴力。合理选择运动方式，建议每天进行累计相当于 6 000 步以上的活动。⑧保持心理健康，解除精神压力。⑨有遗传病、慢性病和传染病而准备妊娠的妇女，应接受专科评估并指导。

对拟妊娠夫妇常规评估包括：①评估孕前高危因素：拟妊娠夫妇的健康状况；既往慢性病史、家族史和遗传病史，不宜妊娠者应及时告知；详细了解不良孕产史和前次分娩史，是否为瘢痕子宫；询问生活方式、饮食营养、职业状况及工作环境、运动（劳动）情况、人际关系等。②全面的体格检查：包括一般状况、体重指数、第二性征检查及生殖器官检查。③必要及选择性的辅助检查：必查项目包含血常规、尿常规、血型（ABO 和 Rh 血型）、肝功能、肾功能、空腹血糖水平、乙肝表面抗原（HBsAg）筛查、梅毒血清抗体筛查、人类免疫缺陷病毒（HIV）筛查、地中海贫血筛查（广东、广西、海南、湖南、湖北、四川、重庆等地区）。

（2）孕期保健：孕期保健是指从确定妊娠之日开始至临产前为孕妇及胎儿提供的一系列保健服务，包括定期孕期检查、综合评估、健康教育及咨询指导。

根据目前我国孕期保健的现状和产前检查项目的需要，推荐的产前检查孕周分别为：妊娠 6～13 周[+6]，14～19 周[+6]，20～24 周，25～28 周，29～32 周，33～36 周，37～41 周，共 7～11 次。有高危因素者，酌情增加次数。

产前检查的健康教育和检查内容，不同孕周会有差异。

高危妊娠是指妊娠期间某种病理或致病因素可能危害孕妇、胎儿、新生儿或导致难产，要对该妊娠人群进行筛查和管理，包括：孕妇年龄小于 16 岁或大于 35 岁；有异常妊娠病史者；各种妊娠并发症及合并症；可能发生分娩异常；胎盘功能不全；盆腔肿瘤或曾有手术史等。其间，需要做一些筛查检查以明确是否存在高危妊娠。

如明确为高危妊娠则需纳入管理，包括信息登记，孕产妇保健手册、门诊病历上做出标记，每次检查做好记录，填写高危妊娠随访登记卡，并做好全程的随访记录直至转归；对不能处理的高危孕产妇，应当转诊至上级医疗机构或者专科医院进一步检查、确诊，对转回的孕产妇应当按照上级医疗机构的处理意见进行观察、治疗与随访。

（3）分娩期保健：分娩期保健是围生保健中的重要环节。分娩是指妊娠满 28 周及以后，从临产发动至胎儿及其附属物排出母体的过程。分娩期保健重点是防出血、防感染、防滞产、防产伤、防窒息，加强产时监护及处理。

（4）产褥期保健：产褥期是指从胎盘娩出至产妇全身各器官（除乳腺外）逐渐恢复到未孕状态所需的一段时期，一般为 6 周。产褥期保健分为住院期间保健、产后访视、产后42 天检查及产褥期疾病的识别和处理。

1）住院期间保健：正常分娩产妇于分娩后至少应住院观察 24 小时，严密观察并记录产妇的生命体征（血压脉搏）、阴道出血和宫缩等情况，对产妇出血量进行收集、测量和记录。进行新生儿体格检查、疾病筛查、预防接种，给予保健指导及相应的处理。

2）产后访视：乡镇卫生院、村卫生室和社区卫生服务中心（站）在收到分娩医院转来的产妇分娩信息后，应于产后 3 ~ 7 天、产后 28 天分别到产妇家中进行产后访视 1 次，对产妇及新生儿同时访视，出现母婴异常情况适当增加访视次数或指导及时就医。

3）产后 42 天检查：产后 42 天时，母婴应到相应的医疗保健机构进行全面检查，包括复查妊娠期或分娩期的并发症是否治愈，并接受计划生育指导。

（5）节育期保健：节育期是生育年龄妇女无生育要求的时期，是妇女一生最重要的时期，应做好这一时期的保健工作。节育期保健是指应用现代科学知识和技术为节育期妇女提供的旨在保护和促进节育期妇女生殖健康的一系列保健服务。

在节育期保健服务中，医疗保健人员要帮助育龄夫妇了解常用避孕方法的避孕原理、适应证、禁忌证、正确使用方法、常见副作用及其防治方法，从而选择满意的、适合的避孕方法。

（二）更年期保健

更年期是妇女从成年进入老年期所必须经历的一个生理阶段，是妇女从生殖功能旺盛状态过渡到非生殖期的年龄阶段。伴随着卵巢衰老的进程，更年期妇女可能会出现由性激素变化引起的月经紊乱、血管舒缩功能障碍、神经精神症状等更年期表现。更年期也是老年女性慢性病如骨质疏松、心血管疾病和老年痴呆等的起始阶段。更年期保健服务应立足综合性、多学科、全方位的医疗服务，开展相关内容的健康教育活动，提供定期、适时、有效的疾病筛查服务等。

1. 生活方式指导

（1）饮食与营养：应适当减少碳水化合物的摄入量，总热量的摄入应较年轻妇女减少。饮食特点应为低热量、低脂肪、低盐、低糖。

（2）吸烟与饮酒：戒烟，吸烟包括主动吸烟及被动吸烟，吸烟对女性的影响包括绝经提前或月经周期改变；限酒，45 ~ 59 岁中老年人，酒精摄入量应掌握在 5 ~ 10 g/d 为宜。

（3）运动：适宜运动有益健康。更年期妇女在运动锻炼中尽量避免肌肉—关节—骨骼系统损伤，每周至少 3 次，30 分钟/次，运动心率一般应达到 150 次/分钟。

（4）体重管理：更年期妇女正常的体重指数应保持 18.5 ~ 23.9 kg/m²。BMI≥24 kg/m² 为超重，BMI≥28 kg/m² 为肥胖，女性腰围≥80 cm 为腹部脂肪蓄积的界限。

（5）睡眠：更年期妇女每天需要 7 ~ 8h 睡眠时间，午睡为 15 ~ 20 分钟。对于围绝经期和绝经后的失眠妇女，应首先排除此年龄组中影响睡眠的常见疾病，如抑郁障碍、焦虑障碍和睡眠呼吸暂停综合征等。若存在上述疾病应同时治疗原发病。对于由于低雌激素造成的失眠，伴有血管舒缩症状、焦虑、抑郁等患者，可同时采用补充女性激素的治疗方案。

（6）性生活：结合患者的个体情况及当前需求，选择合适的性激素疗法、非激素疗法、性心理治疗等，制订有针对性的治疗方案。

2. 性激素治疗（HT）

需明确 HT 是维持围绝经期和绝经后妇女健康全部策略（包括饮食、运动、戒烟和限酒等生活方式建议）中的一部分；HT 是医疗措施，在有治疗的适应证（性激素缺乏的临床症状和体征）并且没有禁忌证的情况下方可使用；治疗应采用个体化方案，根据症状、患者要求解决的临床问题和预防需求；结合相关检查结果、个人史、家族史等综合因素，评估并拟定治疗方案；HT 的女性应该至少每年进行一次临床监测，包括体格检查、常规妇科检查；阴道超声检查子宫内膜的厚度；乳腺超声、乳腺钼靶检查；血脂、肝肾功能、胆囊、凝血指标等；更新病史和家族史。

（三）妇女疾病普查与预防

妇女疾病普查普治在保护我国妇女生殖健康，降低妇女疾病负担方面起着重要的作用。定期开展妇科病普查普治，不仅可以及时发现和治疗妇科常见病、多发病，而且可以对广大妇女进行卫生保健知识和计划生育的宣传和指导，提高防治疾病的效果。

1. 宫颈癌及癌前病变

宫颈癌筛查建议在开始性生活后进行。30 ~ 65 岁的妇女 HPV 和细胞学联合筛查，两项均正常者每 5 年查一次；单独细胞学筛查或者 HPV 筛查正常者每 3 年查一次。>65 岁的妇女既往接受了规范的筛查，并且无宫颈癌高危因素，结果阴性者可终止筛查，如果既往有≥CIN Ⅱ 及以上病史者至少进行 20 年的常规筛查。宫颈细胞学检查出现异常或者（及）HPV 阳性者均需及时到医院就诊。

2. 乳腺疾病

（1）开始筛查年龄、时间间隔：筛查一般建议从 40 岁开始，每年一次。有明显乳腺癌遗传倾向者、BRCA1/2 基因突变携带者以及乳腺不典型增生和小叶原位癌患者可提前参加乳腺筛查。鼓励基层医务工作者向妇女传授每月一次乳腺自我检查的方法，建议选择月经来潮后 7 ~ 10 天进行，可以提高妇女的防癌意识。

（2）分类管理方法：0 ~ 49 岁每年一次乳腺超声或乳腺 X 线检查，推荐与临床体检联合，尤其对致密型乳腺推荐 X 射线与 B 超检查联合；50 ~ 69 岁上述方法每 1 ~ 2 年 1 次；70 岁或以上上述方法每 2 年 1 次。

（四）妇女社区保健措施

1. 建立和健全社区妇幼保健网

妇幼保健网是指由妇幼保健专业机构形成的组织系统，是进行社区妇幼保健工作的组织保障，是开展社区妇幼保健工作的组织基础。开展孕产妇健康管理的社区卫生服务中心和乡镇卫生院应当具备服务所需的基本设备和条件，从事孕产妇健康管理服务工作的人员应取得相应的执业资格，并接受过孕产妇保健专业技术培训。

2. 开展社区调查

加强与村（居）委会、妇联相关部门的联系，通过社区调查了解所在社区妇女的人口数、年龄构成、健康状况、主要危险因素及卫生保健需求，以便制订社区妇女保健工作计划，有针对性地开展社区妇女保健工作。

3. 提供社区妇女保健服务

根据社区调查的结果，针对社区妇女的健康状况、卫生问题以及卫生保健的需求，提供相应的服务。服务的内容应该包括有关妇女预防保健知识的宣传教育和健康咨询，开展青春期性教育与咨询，婚前检查与咨询，计划生育咨询与技术服务，计划免疫，定期健康检查，妇女疾病的防治等。也包括对妇女开展系统健康管理。

4. 建立非政府支持组织

社区保健强调社区群众的有效参与，可以在社区中成立一些非政府组织，如妇女小组等，以促进社区妇女的有效参与。

5. 在全科诊疗中注重妇女健康

全科医生应强化妇女保健意识，提高对于妇女不同生理时期常见疾患的诊疗能力，熟悉必要的筛检咨询项目与内容，清楚特定的疾病状况。积极运用中医药方法（如饮食起居、情志调摄、食疗药膳、产后康复等），开展孕期、产褥期、哺乳期、更年期保健服务。

（蒋　彤）

第二节　儿童保健

一、儿童健康状况

根据第七次人口普查数据显示，我国 0～14 岁儿童超过 2.5 亿，约占人口总数的17.95%。儿童是家庭中的重要成员，他们的身心健康关系到家庭乃至社会的稳定和全民素质的提高。社区儿童保健的开展为儿童保健工作的提升提供了有利的平台。

儿童从胎儿、新生儿、婴儿、幼儿、学龄前儿童发展到学龄儿童、青少年，不论是形体、生理还是心理上都不断发生着变化。儿童时期是一生中生长发育最快的阶段，也是奠定他们身心健康的基础阶段。儿童作为社区的重点人群，必须通过全面系统的保健工作，才能保障他们的身心健康，提高健康水平。

不同年龄段儿童的特点不同，保健内容也不同。

1. 胎儿期的特点

胎儿期是指自受精卵形成至胎儿娩出之前，共 40 周。按胎龄分为 3 个阶段：胚胎和胎儿早期、胎儿中期、胎儿后期。胎儿期完全依靠母体生存，此期以组织与器官的迅速生长和功能渐趋成熟为主要生理特点，尤其妊娠早期是机体各器官形成的关键时期，此时如果受各种不利因素的影响，可影响胎儿的正常分化，从而造成流产或各种畸形。因此孕期保健必须从妊娠早期开始。

2. 新生儿期的特点

新生儿期是指自胎儿娩出后，从脐带结扎开始至出生后 28 天。新生儿时期是小儿开始独立适应外界环境的阶段。新生儿出生后前几天，大部分时间呈睡眠状态。出生后两周，在醒着和舒适的时候，自发的整体性动作会开始活跃，并能产生明显的条件反射。新生儿开始直接与外界环境接触，能独立进行各种生理活动，如饮食、防御、抓握、眨眼、吞咽、喷嚏等非条件反射，以保证对外部条件的适应。新生儿期的保健工作，除注重保温、营养，防止感染等身体保护外，还应注意给予适度的环境刺激，以利于生理和心理的发展。

3. 婴儿期的特点

自出生后至 1 周岁为婴儿期。婴儿期是小儿生长发育最迅速的时期，需要摄入的热量和营养素非常高，但由于婴儿大脑皮质功能的不成熟，全身各器官系统功能还不完善，对高热、毒素及其他有害因素的抵抗力较弱，很容易发生抽搐、呕吐、腹泻、呼吸道感染、营养不良等问题。此期是整个儿童期死亡率较高的时期。

4. 幼儿期的特点

自满 1 周岁至 3 周岁为幼儿期。此期幼儿活动范围大，对危险事物识别能力差，在做好生长发育监测的同时，更应注意防止意外创伤和中毒的发生；断乳和食物转换应在幼儿早期完成，因此要注意保证幼儿充足的营养，防止营养不良；预防感染仍是这个时期的重点保健内容之一。同时，教育幼儿家长注意弱视、斜视的早期症状，及时就医。

5. 学龄前期的特点

学龄前期是指儿童自满 3 周岁至 6 岁。此期儿童生长速度减慢，但智能发育更趋完善；抵抗力虽然比幼儿期有所增强，且仍易发生传染病和寄生虫病、意外事故；此期儿童教养尤为重要，如果教养不当可能会出现行为异常。

6. 学龄期的特点

学龄期是指自 6 岁至青春期前。此期儿童身体的生长发育趋向稳步增长，除了生殖系统外其他器官的发育到本期末已接近成人水平；智能发育更加成熟，是接受文化科学教育的重要时期。此期发病率较前有所降低，但近视和龋齿发病率较高。

二、儿童保健服务

（一）各年龄期儿童的保健重点

1. 胎儿期的保健内容

胎儿期保健实施大致可分为两个阶段：①胚胎期与胎儿早期是预防畸形、先天性发育不全的关键时期。②胎儿中后期保健主要是保证胎儿组织器官的生长发育、生理功能的成熟，预防胎儿宫内发育迟缓或营养不均衡，预防感染和胎儿组织器官受损；防治妊娠并发症导致的胎儿缺氧、窒息、营养代谢障碍等。

2. 新生儿期的保健内容

（1）喂养及营养补充：母乳是婴儿时期最好的食物，尤其是初乳，含有丰富的免疫活性物质。所有新生儿均应鼓励纯母乳喂养至生后 6 个月，指导母亲使用正确的哺乳方法以维持良好的乳汁分泌，昼夜按需哺乳（>8 次/24 小时）。

（2）保暖：新生儿居室的温度与湿度应该随气候温度变化调节，有条件的家庭最好在冬季使室内温度保持在 22~24 ℃，湿度在 55%~60% 为宜；鼓励采用袋鼠式护理，特别是对早产儿和低出生体重儿。要随着气温的高低调节环境温度和衣被包裹。新生儿若有不明原因的哭闹或不安，应考虑室内湿度过高、衣服过多、空气不流通所引起的不适。

（3）护理：任何护理前均应洗净双手。衣服要宽松，易穿易脱，干燥清洁。注意保持脐带残端清洁和干燥，如有脐轮红、脓性分泌物或硬结，应及时就诊。新生儿最好每日洗澡，保持皮肤清洁，脐带脱落前应保护好脐带残端，如有脓疱、大疱或皮肤有波动性肿胀，应及时就诊。注意保持口腔清洁，不宜擦洗口腔黏膜，如有黏膜白斑或破损，应及时就诊。新生儿痤疮、"马牙"、"上皮珠"、乳房肿大、"假月经"、红斑、粟粒疹均属特殊生理现象，不需要特别处理，切不可擦拭、针挑或挤压，以免感染。

（4）常见问题针对性指导。

1）卡介苗接种反应：卡介苗接种后2周左右，局部可能出现红肿，若随后有化脓或形成小溃疡，不需要特殊处理，一般在8～12周后可自行结痂，但要注意局部清洁防止继发感染。

2）溢奶：新生儿溢奶多数由新生儿特殊的胃肠道结构所致，频繁溢奶者多伴有不当的喂养方式，如喂奶过多过快、奶嘴孔过大、喂完奶后过多翻动新生儿等均易致溢奶。在喂奶后竖抱婴儿，轻轻拍背就可以减轻或避免溢奶。溢奶时要及时清理，不要让溢出物流到耳道里，以免耳部感染。

3）打嗝：新生儿由于神经系统发育不完善，腹部皮下脂肪少，如遇有不当刺激，尤其是冷刺激易出现打嗝（膈肌痉挛）。随着婴儿月龄增长，神经系统发育逐渐完善，打嗝现象逐渐减少。为避免打嗝，在给新生儿更衣、换尿布时，应注意保暖，特别是对那些有脐疝的婴儿更应重点护理。

4）鼻塞：新生儿若是由于鼻痂导致通气不畅，应注意室温并调节湿度在合适的范围，尤其是冬季室内湿度不宜过低。若是症状仍不改善，有可能是呼吸道感染所致鼻塞，应及时就医。

5）黄疸：生理性黄疸一般在出生后2～3天出现皮肤黏膜发黄，如果吃奶好，精神好，无异常表现，10天左右会自然消退，不需要特殊处理。母乳喂养的新生儿可能出现母乳性黄疸，多在40天左右消退。如黄疸进行性加重并累及四肢，或退而复现，或伴有其他症状时，可能为病理性黄疸，建议转诊。

6）臀部糜烂：平时应注意保持新生儿臀部清洁，大便后注意清洗，最好涂护臀霜。一旦发现臀红，应及时处理。

7）湿疹：人工喂养的新生儿更容易患湿疹。应避免用香皂洗脸、洗澡，洗澡时水温不宜过热，一般有少许湿疹，不影响新生儿吃、睡等日常生活时，不需要处理，否则及时就诊。

8）头皮血肿：头皮血肿通常需数周才可吸收，部分较大血肿机化后在局部形成硬块甚至持续数年，一般不需要特殊处理。切不可在血肿处揉搓或针刺抽血，以避免继发感染。

9）疾病预防：新生儿居室保持空气新鲜，严禁吸烟，减少探视，护理新生儿前要洗手，家人患呼吸道感染时，接触新生儿应戴口罩，以避免交叉感染。

10）伤害预防：应注意喂哺姿势和体位，预防乳汁误吸入气道引起窒息。保暖时应避免烫伤，预防意外伤害的发生。

11）促进感知觉、运动发育：母亲及家人多与新生儿说话、微笑和皮肤接触，用颜色鲜艳的玩具吸引新生儿目光追随，促进新生儿感知觉发展，多给新生儿做被动操，促进运动发育。

3. 婴儿期的保健内容

（1）定期健康检查，监测体格生长和神经、心理行为发育在3、6、8、12月龄时开展健康检查，了解婴儿生长发育与健康状况。发现生长迟缓、发育偏异、先天缺陷或疾病，应早期诊断、干预、治疗，并增加检查频次。

（2）均衡营养和合理喂养：除需补充的少量营养增补剂，如维生素D、维生素K以外，纯母乳喂养能满足6月龄以内婴儿所需要的全部液体、能量和营养素。6月龄后指导父母或养育人及时进行食物转换（引入固体食物），按照固体食物引入的原则和顺序逐步添加。

（3）早期发展促进和预见性指导：按月龄结合婴儿的实际能力，鼓励父母与婴儿玩耍和交流，以促进婴儿的运动、感知觉、语言和社会交往能力的发展。

（4）按计划免疫程序：定期完成卡介苗和脊髓灰质炎、百白破、麻疹、乙型肝炎等疫苗接种。

（5）疾病防治和伤害预防：营养缺乏性疾病（如营养性缺铁性贫血、维生素D缺乏性佝偻病）和感染性疾病（如呼吸道感染、腹泻等）是婴儿期的常见病，影响其生长发育，也是导致该时期发病率高、死亡率高的主要原因。在儿童保健常规检查中应定期筛查营养缺乏性疾病并进行专门管理。应注意环境危险因素的识别，为婴儿及时提供帮助，保护其成长。提醒父母注意伤害预防，如避免给婴儿进食坚果类食物，以免噎塞或误吸入气道，小物件应放在婴儿够不到的地方，床或楼梯口最好安装防护栏等。

4. 幼儿期的保健内容

（1）均衡营养，合理膳食：有条件的可继续给予母乳喂养至2周岁（24月龄）及以上，不能母乳喂养或母乳不足时，需要以配方奶作为母乳的补充剂。幼儿的均衡膳食主要应包含乳类（维持在500 mL左右），米、面等碳水化合物类，鱼、肉、禽、蛋类（蛋白质），蔬菜和水果类，不仅要提供足够数量的能量和各种营养素，还要以满足机体正常的生理需要为基础，保持各种营养素之间的互补平衡，以利于营养素的吸收和利用。

（2）定期健康体检，监测体格生长和心理行为发育：了解幼儿的营养、体格生长、语言、认知、交流和情绪的发育情况，体检间隔时间可较婴儿期延长，每半年一次。体检中应注意检查双眼共轭眼球运动，口腔乳牙萌出及其发育情况，神经系统观察运动、语言认知和交流能力。

（3）促进动作、语言、认知和社会能力的发展：培养幼儿良好的行为习惯。

（4）预防接种：每种菌苗或疫苗接种后所产生的免疫力只能持续一定的年限，故要根据每种疫苗接种后的免疫持续时间，按期进行加强免疫。

（5）疾病防治和传染病管理：幼儿的免疫功能尚未发育完善，随着活动范围增加，急性传染病在幼儿期疾病中仍占很大比例，并威胁着儿童的健康水平。此期应按照预防为主的卫生方针，积极采取综合措施，做到防治结合，控制传染病流行。

5. 学龄前期的保健内容

（1）保证充足营养和均衡膳食：此期儿童生长发育需要的膳食包括谷类食物，鱼、禽、蛋、瘦肉，蔬菜水果和乳类、豆制品。

（2）培养良好的道德品质和生活习惯：为入学做好准备。

（3）定期健康体检，监测体格生长和心理行为发育：每年 1 次，记录结果，并了解营养状况和生长速度：①如每年体重增长 <2 kg，身高增长 <5 cm，为体重增长不良或生长缓慢。②如体重/身高或体重指数/年龄（BMI/age）M + 1SD 或 > M + 2SD（M 表示平均值，SD 表示标准差）为超重或肥胖，应寻找原因，指导膳食营养和干预进食行为或转诊。③如可疑有心理行为发育问题，应及时采用相应的标准筛查方法进行筛查，并指导早期干预，如筛查发现异常应及时转诊进行评估和诊治。注意儿童的正确坐、走姿势，预防脊柱畸形。

（4）视力保健：因为幼儿不能用言语表达其视力的情况，家长不易发现，应筛检视敏度，包括弱视和斜视检查。弱视的危害极大，如在 4 周岁以前及时发现，能达到较满意的疗效。

（5）加强免疫接种：传染病管理、常见病防治等与幼儿期保健要点大致相同。

（6）安全教育：结合日常生活对学龄前期儿童进行安全教育，如要遵守交通规则，不要在马路上玩耍；不玩弄电器和电器开关，以防触电；避免到河边或池塘边玩耍，以防溺水等。

新生儿期到学龄前期的年龄段，随访管理和流程，也有各自的体检评估重点。

6. 学龄期的保健内容

（1）充足的营养和平衡膳食：该期儿童的体格增长速度稳定，骨骼处于成长发育阶段，因此，仍应要注意合理营养和平衡膳食。小学生在课间加餐，有益于儿童学习注意力集中，每日摄入的优质蛋白质应占总蛋白的 1/2；多食富含钙的食物（如牛乳），加强体育锻炼，使骨骼发育达到最佳状态，以减少成年期骨质疏松、骨折的发生；预防缺铁性贫血、营养不足等常见病；当 BMI 接近或超过正常上限时，应该调整食谱，改善进食行为，加强体格锻炼，以避免发展为肥胖症。

（2）定期健康体检监测生长发育指标：此期对儿童和家长开展学龄期儿童发育特点及保健知识的宣传教育，提高儿童对机体生长发育的了解和自我保健意识，家长需关注第二性征发育时间，如女孩 8 岁前乳房发育，男孩 9 岁前睾丸容积变大均属于性早熟，要及时至生长发育门诊评估。

（3）养成良好的生活和学习习惯：学龄期儿童要养成正确的坐、立、行走和阅读姿势，加强体育锻炼，预防疾病和意外伤害，特别要注意树立健康人格。

（4）法制和性知识教育：增加儿童的法律知识，认识家庭与自己遵纪守法的重要性。按不同的年龄进行性教育，包括对自身的保护，正确认识性发育对儿童心理、生理的影响，学习有关性病、艾滋病危险因素的科普知识。

（二）特殊儿童的保健重点

特殊儿童在不同的国家和地区以及不同的领域理解和界定不一，通用的界定划分为广义和狭义两种理解。广义的特殊儿童是指与正常儿童在各方面有显著差异的各类儿童，包括高危儿和体弱儿两种。

1. 高危儿

（1）高危新生儿：是指在母亲妊娠及分娩期、新生儿期存在对胎儿、婴儿生长发育不利的各种危险因素的特殊新生儿。包括早产儿（胎龄 <37 周）或低出生体重儿（出生体重 <2 500 g）；宫内、产时或产后窒息儿，缺氧缺血性脑病及颅内出血者；高胆红素血症；新生儿肺炎、败血症等严重感染；新生儿患有各种影响生活能力的出生缺陷（如唇裂、腭

裂、先天性心脏病等）以及遗传代谢性疾病；母亲有异常妊娠及分娩史、高龄分娩（≥35岁）、患有残疾（视、听、智力、肢体、精神）并影响养育能力者等。

（2）高危儿的随访和管理要点：在高危儿随访监测过程中发现的特殊医学问题、体格生长异常、神经、心理行为发育落后或可疑异常，均应记录。

（3）高危儿的转诊指征：若新生儿出现下列情况之一，应立即转诊至上级医疗保健机构。①体温≥37.5 ℃或≤35.5 ℃。②反应差伴面色发灰、吸吮无力。③呼吸频率＜20次/分或＞60次/分，呼吸困难（鼻翼扇动、呼气性呻吟、胸凹陷），呼吸暂停伴有发绀。④心率＜100次/分或＞160次/分，有明显的心律不齐。⑤皮肤严重黄染（手掌或足跖），苍白，发绀和厥冷，有出血点和瘀斑，皮肤硬肿，皮肤脓疱达到5个或很严重。⑥惊厥，如反复眨眼、凝视、面部肌肉抽动、四肢痉挛性抽动或强直、角弓反张、牙关紧闭等，囟门张力高。⑦四肢无自主运动，双下肢/双上肢活动不对称，肌张力消失或无法引出握持反射等原始反射。⑧眼窝或前囟凹陷、皮肤弹性差、尿少等脱水征象。⑨眼睑高度肿胀，结膜重度充血，有大量脓性分泌物；耳部有脓性分泌物。⑩腹胀明显伴呕吐；脐部脓性分泌物多，有肉芽或黏膜样物，脐轮周围皮肤发红和肿胀。

2. 体弱儿

（1）体弱儿的定义：是指由于先天不足或后天反复疾病困扰而使生长明显受到影响的儿童。

（2）体弱儿的范围：包括蛋白质—能量营养不良（生长迟缓、体重低下、消瘦）、营养性缺铁性贫血、维生素D缺乏性佝偻病、微量元素缺乏症、超重/单纯性肥胖、营养性发育偏离者、出生缺陷、先天性心脏病、疑似肺发育不良、疑似髋关节发育不良、反复呼吸道感染史、新生儿听力筛查（诊断）异常者。

（3）体弱儿的随访时间：①先天性心脏病，遗传代谢病、听力异常、髋关节发育不良儿童已在上级医院治疗的，按常规体检时间随访。②蛋白质—能量营养不良（生长迟缓、体重低下、消瘦）、营养性缺铁性贫血、维生素D缺乏性佝偻病、微量元素缺乏症、营养性发育偏离者每月随访、肥胖、超重每3个月随访。③转出者1个月内采用电话等方法随访，了解上转管理情况，对未及时上转管理者督促家长及时就诊管理；对已在上级医院管理的儿童，按常规体检时间进行随访。

（4）体弱儿的转诊指征：①中度、重度营养不良儿童，活动性佝偻病治疗1个月无效者。②轻度贫血治疗1个月复查血红蛋白不升或加重者。③微量元素缺乏治疗1个月无效者。④中度、重度肥胖儿童。⑤体格发育曲线连续二次偏离正常发育趋势者。⑥心理行为发育落后2个月以上者。

（三）儿童保健适宜技术

1. 体重、身长（身高）、头围

（1）体重。

1）测量前准备：每次测量体重前需校正体重秤零点。儿童脱去外衣、鞋、袜、帽，排空大小便，婴儿去掉尿布。冬季注意保持室内温暖，让儿童仅穿单衣裤，准确称量并除去衣服重量。

2）测量方法：测量时儿童不能接触其他物体。使用电子体重秤称重时，待数据稳定后读数。记录时需除去衣服重量。体重记录以千克（kg）为单位，保留至小数点后1位。

（2）身长（身高）。

1）测量前准备：3 岁及以下儿童测量身长，3 岁以上儿童测量身高。儿童测量身长（身高）前应脱去外衣、鞋、袜、帽。

2）测量方法：测量身长时，儿童仰卧于测量床中央，助手将头扶正，头顶接触头板，两耳在同一水平。测量者立于儿童右侧，左手握住儿童两膝使两腿伸直，右手移动足板使其接触双脚跟部，注意测量床两侧的读数应保持一致再读数，儿童身长（身高）记录以厘米（cm）为单位，至小数点后 1 位。

（3）头围：儿童取坐位或仰卧位，测量者位于儿童右侧或前方，用左手拇指将软尺零点固定于头部右侧眉弓上缘处，经枕骨粗隆及左侧眉弓上缘回至零点，使软尺紧贴头皮，女童应松开发辫。儿童头围记录以厘米（cm）为单位，保留至小数点后 1 位。

2. 母乳喂养

（1）喂养方式的种类：①母乳喂养，指婴儿只吃母乳，不加任何其他食品，但允许在有医学指征的情况下，加喂药物维生素和矿物质。②混合喂养，指婴儿在喂母乳同时，喂其他乳类及乳制品。③人工喂养，指无母乳喂养，完全喂其他乳类和代乳品。

（2）母乳喂养的优点：①母乳营养丰富，蛋白质、脂肪、碳水化合物比例适宜，为 1：3：6，含较丰富的维生素、矿物质，吸收好，适合婴儿生长发育的需要。②母乳易消化、吸收和利用，消化不良发生率低。③母乳含多种免疫成分，可增强婴儿机体的免疫力。④母乳量随小儿的生长而增加，温度及泌乳速度适宜，直接喂哺简单易行，经济、卫生、方便、省时省力，并可通过哺乳刺激母亲子宫收缩，减少产后出血，推迟月经复潮，有利于计划生育。⑤促进母婴间的情感交流，有利于婴儿的心理和社会适应性的发育。

（3）母乳喂养指导：喂养的时间和次数以婴儿需要为准，一昼夜不应少于 8 次。根据婴儿的体重增长和小便次数客观地判断其哺乳量是否充足。

1）判断哺乳充足的条件：体重每周增长 150 g 及以上，或每月增长 600 g 及以上；每日排尿 6~8 次以上，尿液呈无色或淡黄色，且无味。

2）母乳不足的指导：①让婴儿勤吸吮，每次应吸空一侧乳房后，再吸另一侧，保证婴儿吸到富含脂肪的后奶，利于体重增长。②分析母乳不足的原因，鼓励母亲尽量以母乳喂养婴儿。确实无法以母乳喂养者，尽量使用婴儿配方奶。③观察母亲哺乳全过程，注意哺喂时是否孩子的胸贴着妈妈的胸腹，鼻子对着妈妈的乳房，纠正其错误和不适宜的姿势，发现母亲乳头异常（乳头凹陷、平坦、皲裂等），并给予妥善处理。

3）母亲哺乳和饮食的注意事项：①母亲喂奶前应先洗手，清洁乳房，内衣要舒适并勤换洗，母亲哺乳期需要充足的营养和睡眠，家庭成员应多关心和支持母乳喂养，母亲保持心情舒畅，以保证乳汁分泌充足。不要给婴儿吸吮橡皮奶头或安慰奶嘴。②凡是母亲患有慢性消耗性疾病（如慢性肾炎、糖尿病、恶性肿瘤、心功能不全等）及患有精神病、癫痫等，均应该停止哺乳。乳母患急性传染病时，可将乳汁挤出，经消毒后方可哺喂。乙型肝炎病毒携带者并非哺乳禁忌。母亲患病需要服用药物时，一定要在医生指导下使用。③母亲饮食要讲究营养均衡，禁忌过荤饮食，戒烟、戒酒。

3. 早产儿护理

社区医生应增加对早产儿和低出生体重儿的访视次数，并给予特殊指导。

（1）喂养指导：最好母乳喂养。对吸吮力弱的孩子，可将母亲的奶汁挤在杯中，用滴管喂养，逐步增加喂奶次数，观察体重的增长。对32周以内的早产儿，每次滴管喂养前，母亲可将小手指放入早产儿口中，刺激和促进吸吮反射的建立，以便新生儿主动吸吮乳头。

（2）保温指导：①定时测体温，每4~6小时测一次，并做好记录（每日体温正常波动应在36~37℃）。②室温应保持在24~26℃，新生儿的衣物注意保暖。体重≥2 kg的婴儿，脐带脱落后可每日洗澡，此时室温最好在28℃左右，盆浴水温应按体温调为38~40℃为宜。③新生儿以手足温和为适宜，如果新生儿体温低可将其直接贴近成人身体保温。

（3）护理指导：①观察早产儿吃奶、精神、面色、呼吸、哭声、皮肤（注意有无黄疸和硬肿）及大小便的性质和次数，并嘱其家长如发现异常应及时与社区医生联系或到医院检查；必要时转诊至上级医院。②每次换尿布或做其他护理时，动作要轻柔迅速，以免婴儿受凉，注意更换婴儿的体位，给婴儿定时翻身。吃奶后应将婴儿头部侧向右边，以免吐奶或吐奶后吸入呼吸道中。③新生儿满两周及28天时各测一次体重，测体重时要注意保暖。对满月体重增长不足600 g者应分析原因，进行指导，必要时转诊。

4. 婴儿食物转换

（1）食物转换的原则：在婴儿每次180 mL奶量的基础上开始加非乳类食物。由一种到多种、由少量到多量、由稀到稠、由细到粗。由不易产生过敏的谷类食物开始到动物性食物的引入。

（2）食物转换的注意事项：①食物的添加不应影响原有乳类的摄入量。②婴儿接受一种新食物一般需尝试8~10次，为3~5天。食物转换时如果婴儿大便出现改变，应暂停添加食物，待大便恢复正常后继续添加。菜泥中无须加盐、油，水果泥不加糖或水。

5. 免疫接种

计划免疫是指国家根据传染病的疫情监测及人群免疫水平的调查分析，有计划地为应免疫人群按年龄进行常规预防接种，以提高人群免疫水平，达到控制乃至最终消灭相应传染病的目的。

（1）免疫接种的程序（表4-1）。

表4-1　国家免疫规划疫苗儿童免疫程序表（2016版）

疫苗种类			接种年（月）龄														
名称	缩写	出生时	1月	2月	3月	4月	5月	6月	8月	9月	18月	2岁	3岁	4岁	5岁	6岁
乙肝疫苗	HepB	1	2					3								
卡介苗	BCG	1														
脊髓灰质炎灭活疫苗	IPV				1											
脊髓灰质炎减毒活疫苗	OPV				1	2								3		
百白破疫苗	DTaP				1	2	3				4					
白破疫苗	DT															1
麻风疫苗	MR								1							
麻腮风疫苗	MMR										1					
乙脑减毒活疫苗或	JF-L								1							
灭活疫苗*	JE-I								1、2			3				4

续表

疫苗种类		接种年（月）龄																	
名称	缩写	出生时	1月	2月	3月	4月	5月	6月	8月	9月	18月	2岁	3岁	4岁	5岁	6岁
A 群流脑多糖疫苗	MPSV – A							1		2						
A 群 C 群流脑多糖疫苗	MPSV – AC												1			2
甲肝减毒活疫苗或	HepA – L										1					
灭活疫苗＊＊	HepA – I										1	2				

注：表中空格表示无接种。

＊选择乙脑减毒活疫苗接种时，采用 2 剂次接种程序。选择乙脑灭活疫苗接种时，采用 4 剂次接种程序；乙脑灭活疫苗第 1～2 剂间隔 7～10 天。

＊＊选择甲肝减毒活疫苗接种时，采用 1 剂次接种程序。选择甲肝灭活疫苗接种时，采用 2 剂次接种程序。

（2）免疫接种反应处理。

1）局部反应及处理：局部红肿、硬结、疼痛一般不需要任何处理，大多数儿童经过适当休息，就可恢复正常。较重者可以隔一块干净的毛巾进行干热敷，每日 3～5 次，每次 15 分钟，能帮助消肿，减轻疼痛。表皮温度高者可用冷敷，但此法不适用于卡介苗引起的局部反应。

2）全身反应及处理：①发热，一般体温在 6～24 小时升高，温度在 38.5 ℃左右，持续不超过 24 小时。单纯发热并且体温不高，以加强观察，适当休息，多喝开水，温水擦浴等物理降温为主。若高热不退请到上级医院就诊，及时排除其他原因。②腹泻，一般在接种口服疫苗后出现较多，可使用婴幼儿止泻药物，多喝水，严重者建议到上级医院就诊。③情绪变化、食欲减退，可自行转好，对症处理即可。

6. 儿童伤害的预防

（1）预防窒息：凡带尖、有棱角的物品和塑料袋都不适合 1 岁以内的婴儿玩耍。经常检查婴幼儿的周围是否有遗落的纽扣、硬币、棋子等物品。不给婴幼儿吃整个的坚果，以防造成气管异物和窒息。

（2）预防药物中毒和危险物品伤害：不要把可能会对孩子造成伤害的物品（如药物、洗涤用品、杀虫剂、刀剪等利器、火柴等易燃品）放在婴幼儿能接触到的地方，以防误食误伤或中毒。

（3）预防溺水和烫伤：习惯用浴缸的家庭，要及时将浴缸里的水放干，浴室门要关好，以防婴幼儿掉进装满水的浴缸。在部分农村地区，如果家庭中有水缸或水井，一定要加盖；如果屋外有水沟、池塘等，要装栅栏，以免其落水。给婴幼儿洗澡时，先在盆里加入凉水，后放热水。小儿会爬会走后，要注意将热的水、汤、粥等放在远离儿童的地方，饭菜晾凉后再喂，不能放在有桌布的桌子上，以免被儿童碰翻烫伤自己。

（4）预防坠地：当婴幼儿独自躺在床上时，一定要有床栏。住楼房的家庭，窗户应该安装护栏。

（5）预防忽视和虐待：包括一系列的虐待、失职或犯罪行为，这些行为会导致儿童患病或死亡。儿童身体虐待的许多病例是可以预防的，对高危家庭提供"家庭访视"可有效地预防儿童身体受到虐待。

（6）预防其他伤害：①乘坐小型汽车时，要给幼儿准备好专用汽车安全座椅。任何时候都不能将婴幼儿单独留在车里。②饲养宠物的家庭不能让猫、狗等宠物单独与婴幼儿在一起；要消灭老鼠，防止被其咬伤或传染疾病。③经常检查婴儿的手指和脚趾是否被手套或被子上的丝线物缠绕，以免因血流不畅造成组织坏死。经常给婴儿修剪指甲，把指甲尖修圆，以免抓破皮肤。④要选有扇叶保护的电风扇，以防止婴幼儿把手指伸进去。电源插座应该有一定高度，电源插孔要用专用绝缘片保护好。⑤严禁婴幼儿拿小匙或筷子等长形物体玩耍，防止跌倒时受伤。

（四）儿童保健系统管理

为了更好地保证儿童的健康，需要对儿童进行主动的系统管理。国内开展了主要针对0~6岁儿童（重点是新生儿和3岁以下婴幼儿）的保健系统管理。

儿童保健系统管理的运行程序，在城市是以街道或居委会为单位，由所在辖区的医疗保健机构承担工作，并根据其能力的大小实行网格化包干责任制。在农村依靠三级妇幼保健网络，以乡为单位，实行分级分工负责制，乡村配合，共同做好儿童保健系统管理工作，疑难病儿转诊至县（市）级以上医疗保健机构处理。

1. 社区儿童保健系统管理措施

（1）开展新生儿访视：新生儿返家后3~7天内，由妇幼保健人员到其家中随访并做好记录，填写系统保健卡（册）。在新生儿期要求至少应访视2次（初访、满月访），初访地点是新生儿家中，对高危儿应酌情增加随访次数，并专案管理。访视中，除了解和观察一般情况外，还需测量体重并进行全身检查，指导合理喂养和护理。

（2）建立儿童档案：新生儿满月后在社区儿童保健科建立儿童保健卡（手册）做到一人一卡（册），并建立电子健康档案，并了解和观察一般情况，对新生儿进行全身检查，测量体重和身长，指导合理喂养和护理，此次随访也称为满月访。

（3）定期健康体检：儿童保健系统管理要求对0~6岁儿童，重点是3岁以下婴幼儿进行定期的健康体检。时间为1岁以内体检时间是3月龄、6月龄、8月龄、12月龄，1~2岁每半年1次，3岁以下属于散居儿童，保健地点在社区卫生服务中心儿童保健科，体检时将体检内容填写在儿童电子健康档案中；3~6岁每年1次，此阶段儿童属于集居儿童，体检在幼儿园集中进行，体检时将体检内容填写在保健册中。有条件的地方可适当增加体检次数和项目。体弱儿应专案管理。

（4）生长发育监测：为了及早发现生长缓慢现象，适时采取干预措施，保证儿童的健康成长，儿童保健应根据实际情况，使用小儿生长发育监测图来进行生长发育监测。这种方法指标单一，简便易行，只需连续测量小儿体重、身长，绘制出体重、身长曲线，可动态地观察婴幼儿生长发育趋势。要求每次体检时测身高和体重。除了生长发育趋势的监测外，心理行为能力发育的评价和干预也是重中之重。

（5）体弱儿的管理：对在儿童保健门诊和系统管理中发现和筛选出的体弱儿要进行专案管理。3岁以下体弱儿由儿童保健医生管理，3~6岁体弱儿由幼儿园保健老师管理，儿童保健科医生定期去幼儿园进行检查并给予指导。对体弱儿要求采取针对性措施，增加随访次数，指导家长正确护理喂养，注意保暖，防治感染等。要督促患儿就医，建立专案病历，制订治疗方案，定期复诊治疗。待恢复正常情况和疾病治愈后，转入健康儿童系统管理。

（6）健康教育：在儿童保健系统管理中健康教育是必不可少的，可采取多种形式，利用各种媒介大力宣传优生、新生儿护理、科学喂养、营养、疾病防治、健康行为等儿童保健知识和儿童优教知识，提高广大群众的保健意识，养成良好的卫生习惯，适时利用医疗保健服务，促进儿童健康成长。

2. 社区儿童保健考核指标

（1）新生儿访视率＝年度辖区内接受1次及以上访视的新生儿人数/年度辖区内活产数×100%。

（2）儿童健康管理率＝年度辖区内接受1次及以上随访的0～6岁儿童数/年度辖区内应管理的0～6岁儿童数×100%。

（3）儿童系统管理率＝年度辖区中按相应频次要求管理的0～6岁儿童数/年度辖区内应管理的0～6岁儿童数×100%。

（4）高危儿及营养性疾病儿童管理率＝年度辖区中按高危儿及营养性疾病管理的儿童数/年度辖区内应管理的0～6岁高危儿及营养性疾病儿童数×100%。

（蒋　彤）

第三节　老年人保健

一、老年人健康状况

（一）定义

1. 老年人年龄的划分

衰老是指随着年龄的增长，在形态和功能上发生的进行性、衰退性的变化，又称老化。人体衰老是一个渐进的过程，很多因素影响衰老，而且人体器官的个体差异性很大。

世界卫生组织（WHO）对老年人年龄划分的标准：发达国家将65岁以上人群定义为老年人，而在发展中国家（特别是亚太地区）则将60岁以上人群称为老年人。其中44岁以下为青年人，45～59（64）岁为中年人，60（65）～74岁为年轻老人，75～84岁为老年人，85～90岁为高龄老人，90岁以上为长寿老人。2012年我国的国家基本公共卫生服务技术规范参照国际通行标准，将老年人年龄设定为65岁及以上。

2. 人口老龄化

人口老龄化是人口年龄结构的老龄化。它是指老年人口占总人口的比例不断上升的一种动态过程。世界人口趋向老龄化的直接原因是出生率和死亡率的下降、平均预期寿命的延长。

我国人口老龄化与其他国家特别是经济发达国家相比具有以下特征：①老年人口规模巨大，老龄化发展迅速。2020年年底第七次人口普查显示，我国60岁及以上人口为2.64亿人，占总人口的18.70%，2026年将达3亿人，2037年超过4亿人，2051年达到最大值，之后一直维持在3亿～4亿人的规模。②地区发展不平衡，城乡倒置。东部沿海经济发达地区明显快于西部经济欠发达地区。③女性老年人口数量多于男性，女性比男性多出4.4%。④人口老龄化速度大于社会经济发展速度。

3. 健康老龄化和积极老龄化

世界卫生组织（WHO）对老人健康的标准提出了多维评价，具体包括五个方面——精神健康、躯体健康、日常生活的能力、社会健康和经济状况。积极老化是指老年人的健康、参与和保障达到最佳的过程，老年人维持自主和独立能力，保持社会参与的最佳状态，有助于提高老年人生活质量。

《中国健康老年人标准2013》中提出的健康老年人标准：①重要脏器的增龄性改变未导致功能异常；无重大疾病；相关高危因素控制在与其年龄相适应的达标范围内；具有一定的抗病能力。②认知功能基本正常；能适应环境；处事乐观积极；自我满意或自我评价好。③能恰当处理家庭和社会人际关系；积极参与家庭和社会活动。④日常生活活动正常，生活自理或基本自理。⑤营养状况良好，体重适中，保持良好的生活方式。

（二）老年人生理、心理特征

疾病和健康并无明显界限。老年人健康问题往往是长期的、复杂的，但其中又有很多规律和特征。全科医生只有对老年人的生理、心理特征有充分的了解才能为这一重点人群提供更好的医疗保健服务。

1. 老年人生理特征

老年期身体的各个生理系统逐渐失去自我更新的能力，解决问题、理解、学习以及在常态和应激下的情绪反应等能力下降，对来自社会各方面的压力和对环境的适应能力均减退。

（1）外貌及体形上的改变：毛发变白、脱发，皮肤皱纹增多、弹性减弱等体表外形改变；出现老年斑等局部色素性改变；头颅骨变薄、牙龈与牙齿萎缩、牙齿脱落；身高变矮，有弯腰驼背体征；体重逐渐减轻，消瘦；肌肉松弛、运动能力下降。其变化与遗传、性别、职业、环境、生活方式、行为等有关。

（2）器官和组织的改变：老年人内脏器官和组织细胞数减少，发生萎缩，重量减轻，器官功能减退。新陈代谢降低，胰岛素的反应不敏感，易导致糖尿病；胃肠道消化酶活力下降，肠蠕动减慢易导致便秘；肝内糖原、抗坏血酸及核糖核酸减少，蛋白质合成下降，酶活力降低，脂肪聚积，容易导致脂肪肝；肾单位萎缩，酶活力降低，肾小管滤过率及肾小管重吸收能力下降，夜尿增多，肾功能不全；过量的水分会增加心脏负担，导致电解质失衡；造血功能降低导致贫血；性激素分泌逐渐减少，性功能减退；老年男性前列腺增生、肥大导致排尿困难；感觉器官退化，如视力和听力下降及近期记忆力减退。

2. 老年人心理特征

老年人的心理健康状况随着生理功能的衰弱、生活环境和社会角色的变化而变化。由于个体的家庭环境、教育背景、经济状况和健康状况的差异，表现出比生理健康更为复杂多样的变化。一般表现为感知觉下降、智力衰退、记忆思维能力下降、人格特征和情感的改变、精神行为障碍等，如孤独、多疑、自卑、抑郁以及情绪不稳、脾气暴躁等，构成老年人的社会和家庭问题。

（三）老年期患病特点

老年期个体差异很大，整体患病特点具有以下特征：①多种疾病共存，老年人一体多病非常常见，甚至一个脏器同时存在多种病变并存。②临床症状体征不典型，老年人整体反应力低下，常表现为全身不适、乏力、表情淡漠，甚至昏迷等。主观感觉与客观体征不一致，易发生误诊、漏诊。虽发病隐匿，病情却发展迅速。③易出现多脏器衰竭，老年人尤其是高龄老人各脏器功能均处于边缘状态，稍有应激就会出现脏器功能失代偿，出现危象。④治愈率低，各脏器功能衰退，神经内分泌调节机制减弱，应激能力下降，疾病的治愈率明显降低，不易恢复。

二、老年人保健服务

老年人的健康问题主要集中在常见慢性病及其急性并发症，所患疾病涉及全身各个系统。此外，跌倒、药物不良反应、功能老化、高龄等情况，均可导致急慢性病况的发生。全科医生应做好老年人的健康管理和疾病的评估、治疗、适当转诊、随访等工作。

（一）身体常见健康问题及保健

1. 跌倒

跌倒是指在平地行走时或从稍高处摔倒。老年人髋关节、骨盆、前臂等部位的骨折90%由跌倒引起。老年人跌倒后发生骨折往往造成不能行走，生活不能自理，甚至要长期卧床，导致多种并发症，如压疮、栓塞等，严重时可导致突发瘫痪、意识丧失等，不仅影响躯体健康，还可影响心理和社会健康，甚至危及生命。因此，积极预防老年人跌倒是维护老年人健康、保证老年人生活质量的重要保健措施。

（1）发生原因。

1）主观因素：随着身体的老化和多种疾病的影响，老年人保持身体姿势平衡和步履稳定的能力逐渐变差。一些影响脑血流灌注及氧供应的全身性疾病，视觉、听觉、触觉、前庭及本位感觉等功能的损害及减退，药物和酒精的影响，以及坠床等，均是跌倒的常见原因。

2）客观因素：湿滑的地面，光线影响，楼梯缺少扶手、卧室里家具摆放不当等，均是构成老年人跌倒的潜在危险因素。

（2）保健措施：对有跌倒风险的老年人，要帮助分析可能的诱发因素，提出有效的预防措施。①指导老年人用助行器。②选用适合老年人特点并结合个人兴趣及活动能力的运动形式，如散步、慢跑、各种形式的体操及太极拳等，有规律的锻炼。③预防药物不良反应。老年人的内服药和外用药分开，药物标签清晰明显，分发药物时要讲解清楚；对服用镇静、安眠药的老年人，最好上床后服用，以防药物在老年人上床前起作用而引起跌倒；应用降糖、降压及利尿药物的老年人，注意其用药后的反应；指导老年人不乱用药，尽量减少服用药物的种类和剂量。④对意识障碍的老年人应加床档；睡眠中翻身幅度较大或身材高大的老年人，应在床旁用椅子挡护。⑤建立适合老年特点的居家环境及社区环境。通道地板要平整，不要有障碍物；要保证楼梯、浴室、卧室等有足够的亮度；要有楼梯扶手，并有方便照明的开关；在浴室里靠近手盆、浴缸、便器的地板要铺防滑砖或防滑胶布；浴室、洗手间、便器应有结实的扶手方便进出；睡床高低要适当，床垫不宜太松软。⑥健康教育及生活指导，使老年人掌握自身的健康状况和活动能力，量力而行；衣着上要避免穿衣摆过长会绊脚的长裤、睡衣或者衣衫，走动时穿合脚的鞋，尽量不穿拖鞋。

2. 便秘

（1）发生原因：有随着年龄增长导致各器官功能退化的生理性原因，也有因疾病、药物等因素导致的病理性原因。①饮食因素，老年人咀嚼能力下降、消化功能减退、食物摄入量减少、饮食精细、食物中纤维素含量不足是老年人便秘的主要原因。②饮水不足，老年人对体内高渗状态调节反应下降，口渴感觉较差，饮水不足导致便秘。③体力活动减少，老年人活动能力下降，肠蠕动功能变差，肠内容物长时间停留在肠腔内，水分被过度吸收，造成粪质干结，排便困难。④药物作用，许多药物可抑制肠蠕动而引起便秘。含铝、钙离子的制酸药物以及铋制剂有收敛作用，使肠内容物水分被过度吸收也可引起便秘。⑤中枢神经病变，如脊髓损伤、帕金森病、脑血管病变等这些疾病可使排便反射迟缓，肠蠕动减慢，大便干燥不易排出。⑥精神因素，精神过度紧张或抑郁抑制自然排便反射，可发生或发展成严重便秘。⑦直肠对膨胀感觉迟钝，缺乏便意，粪块镶嵌的容积可变多，老人易出现粪块嵌塞现象。⑧功能性肠蠕动减慢，腹肌、直肠肌肉萎缩，张力减退，排便无力。⑨不习惯于床上排便及缺乏隐蔽的排便环境。

（2）临床表现：①排便次数减少，排便间隔时间延长，便量减少，大便干结、坚硬，满腹胀痛。②由于肠蠕动减弱，肠内蛋白质分解，腐败发酵加重，其终末产物如酚类、吲哚等有害物质的吸收，可引起腹胀、腹痛、头晕、乏力、口苦、精神淡漠、食欲减退等中毒症状发生。③便秘时精神压力较大，对便秘产生恐惧感而惧怕排便，久之形成恶性循环。④便秘老年人排便时费力，易出现大汗淋漓、虚脱，甚至发生脑出血、心肌梗死、猝死现象。

（3）保健措施：综合评估制订适合老年人的保健措施。①膳食指导，多食膳食纤维丰富的食物，丰富的膳食纤维可以增加粪便量，达到刺激肠蠕动的目的。鼓励老年人多饮水，减少粪块干结。避免大量饮酒和过多饮用咖啡饮品。②排便习惯指导，指导老年人每天定时主动排便，建立良好的排便反射。一般在早上起床或早餐后进行排便，因为此时结肠活动较活跃。③腹部按摩，加强腹部肌肉的锻炼，可每日顺时针方向按摩腹部数次，增加肠蠕动，促进排便。④适当运动，适当增加运动量，有利于增加肠蠕动，增进食欲，预防便秘，促使老年人保持最佳的生理功能和心理状态。⑤心理指导，保持乐观的精神状态，消除紧张因素，克服焦虑。为其提供适宜、隐蔽的排便环境，给予心理安慰，消除老年人的排便顾虑。⑥预防意外，有高血压、心脑血管疾病的老年人要避免用力排便，以防发生意外。⑦药物导泻，严重的便秘经饮食和行为疗法无效时，可在医生指导下，采取药物导泻。⑧手指取便，当粪便嵌塞于肛门直肠，用泻药无效时，可让老年人左侧卧位，用戴手套的示指将干结粪便粉碎取出，或用油剂保留灌肠，将粪块软化后再粉碎取出。

3. 大便失禁

大便失禁是指肛门括约肌不受意识控制而不自主地排便。大便失禁易造成多种并发症，严重影响患者的生活质量，不仅给患者带来极大的痛苦，也给护理工作带来了诸多困难。

（1）发生原因：多为局部肌肉、骨骼、神经退化、损伤引起。①肛门直肠肌肉松弛或反射功能不良引起失禁。②肛管直肠脱垂、内痔脱出等机械性障碍引起失禁。③手术损伤或分娩时外阴破裂引起的括约肌局部缺陷，肛门直肠环和括约肌局部缺损被黏膜代替脱出肛外者，直肠癌术后无肛门括约肌功能引起失禁。④骨盆底部肌肉组织损伤引起盆底肌功能障碍。

（2）保健措施：①饮食指导，进食营养丰富、容易消化吸收、少渣少油的食物，以减轻胃肠道负担。②卧床休息，适当休息，减少热量消耗，必要时观察血压和皮肤弹性，检查有无脱水及电解质失衡现象。③清洁卫生，掌握卧床老年人的排便规律，及时给予便盆，及时更换被单。定时开窗通气，保持室内空气清新。肛门周围的皮肤常因频繁的稀便刺激而发红，每次便后用温水洗净肛门周围及臀部皮肤。必要时，肛门周围可涂擦软膏，保持皮肤干燥。稀便常流不止者，可暂时用纱球堵塞肛门以防大便流出。④教会患者进行肛门括约肌及盆底肌肉收缩锻炼，指导患者取立、坐或卧位，试做排便动作，先慢慢收缩肌肉，然后再慢慢放松，每次 10 秒左右，连续 10 次，每次锻炼 20 ~ 30 分钟，每日数次，以患者感觉不疲乏为宜。⑤心理指导，排便失禁的老年人常因不能控制排便而感到窘迫、自卑和焦虑，期望得到理解和帮助。应尊重、理解排便失禁患者，给予心理安慰与支持，帮助其树立信心。

4. 尿失禁

尿失禁是指个体不能控制膀胱排尿功能，使尿液不自主外流的现象。尿失禁是老年人泌尿系统最常见的症状之一，老年妇女中尤为多见。尿失禁不仅易损伤老年人的皮肤，增加尿路感染的危险，而且还易使老年人产生心理压力，影响老年人正常社交、家庭和睦，加速老年人老化。

（1）发生原因：引起老年人尿失禁的病因比较复杂，可由局部或全身因素引起。发生原因主要为：①老年人对膀胱的控制能力下降，膀胱容量减少。②急性尿失禁常由急性意识障碍、急性泌尿系统感染、使用某些镇静剂或利尿剂、抑郁症、环境因素等引起，一旦去除病因后急性尿失禁症状即可消失，多见于功能性尿失禁。③慢性尿失禁包括：压力性尿失禁，与盆底肌肉松弛，膀胱、尿道括约肌张力减弱有关；急迫性尿失禁，与膀胱肿瘤、膀胱炎、尿道炎刺激逼尿肌有关；充溢性尿失禁，与脊髓损伤所致的排尿冲动传导障碍及下尿路梗阻有关。④老年人因疾病导致意识障碍而引起的尿失禁最为常见。

（2）临床表现：①压力性尿失禁，咳嗽、喷嚏、大笑等短暂腹压升高导致尿液不自主溢出。常见于老年妇女。②急迫性尿失禁，尿意产生的同时，尿液已经从尿道口流出，几乎没有预兆。多伴有尿频、尿急等症状。③充溢性尿失禁，膀胱内尿液充盈达到一定压力时，有少量尿液不自主溢出。④功能性尿失禁，能感觉到膀胱充盈，由于精神因素、运动障碍或药物作用，不能及时排出的暂时性症状。⑤生活质量明显下降，加速老化；使老年人产生自卑、害羞、自我厌恶、忧郁心理，害怕别人嫌弃，影响正常交往；产生压疮。

（3）保健措施：原发疾病针对性治疗，功能退化进行盆底肌肉锻炼，并结合生活方式指导。①加强营养，锻炼身体，锻炼盆底肌力，关心安慰老年尿失禁患者。②老年妇女雌激素减少所致的尿失禁，可谨慎补充雌激素；感染所致的尿失禁，需抗感染治疗；肿瘤、结石所致的尿失禁，可进行手术治疗。③保持会阴清洁，注意老年人会阴局部有无红肿、破溃。④排尿功能训练是尿失禁老年人重要的康复措施。⑤进行盆底肌肉锻炼。⑥对于压力性尿失禁，可综合采用盆底肌肉锻炼、排尿功能训练等方法缓解症状。

5. 皮肤瘙痒

皮肤瘙痒是位于表皮、真皮之间或毛囊周围游离神经末梢受到刺激所致。

（1）发生原因：①局部皮肤病变，皮肤干燥是最常见的原因，除此之外还可见于多数皮疹、皮炎以及皮肤感染等病症。②全身性疾病，慢性肾衰竭或肾功能减退的患者有 80% ~ 90% 伴有瘙痒；肝胆疾病引起胆汁淤积时，可在黄疸出现前或伴黄疸的同时出现瘙痒；甲状腺功能减退、糖尿病、某些恶性肿瘤以及药物过敏均可引起全身瘙痒。③心理因素，较少见。老年人搔抓可导致局部皮肤损伤，损伤又加重了瘙痒，发生恶性循环。

（2）保健措施：主要为对症治疗和个人护理。①一般护理，停止洗澡过频；忌用碱性肥皂；适当使用护肤用品，使皮肤保留水分，防止机械性刺激；避免毛衣类衣服直接接触皮肤。②病因筛查，对引起瘙痒的原发疾病进行治疗。③对症处理，使用低浓度类固醇霜剂擦皮肤，应用抗组胺药及温和的镇静剂可减轻瘙痒，防止皮肤继发性损害。④心理护理，找出可能的心理原因加以疏导，或针对瘙痒而引起的心理异常进行开解。

（二）心理健康问题及保健

不良应激原能引起老年人痛苦的情绪，是影响心理健康、导致精神症状的主要因素。常见不良应激原为夫妻关系危机、代沟矛盾、离退休、负性生活事件、居住环境、不良生活方式、迷信等。常见负性生活事件有丧偶、经济拮据、体弱多病、子女意外等。

1. 常见的心理综合征

（1）脑衰弱综合征：是指由多种因素，如长期压抑、寂寞、大脑接受信息刺激不足、脑外伤、慢性酒精中毒以及各种原因的脑缺氧引起的脑力和体力疲惫、注意力不集中、记忆不良、睡眠改变、情绪不稳等。

（2）离退休综合征：是一种不良的焦虑抑郁反应，是由于离退休后一时难以适应社会角色、地位和生活方式的突然改变而出现的心理反应，表现为情绪改变，如牢骚、易激惹、失望、悲观等。离退休综合征易转化为抑郁症。

（3）空巢综合征：是指由多种原因造成的子女不能或不愿意与父母同住，使老年人晚年的理想落空表现出来的一组症状，表现为失落、空虚、寂寞、伤感等。

（4）套间综合征：是由于居住在高层楼房的老年人与邻居互不来往，楼高不便活动，整日闲居室内等，导致老年人出现无聊、抑郁、恐惧等心理反应，表现为虚弱、失眠、头痛、感冒、腰背痛等症状。

2. 心理问题及保健

（1）焦虑：积极帮助老年人及其家属认识焦虑的表现，分析出现焦虑的原因，指导老年人保持良好的心态，学会自我疏导和自我放松，建立规律的活动和睡眠习惯，帮助老年人的子女学会谦让和尊重老年人，理解老年人的焦虑心理，鼓励和倾听老年人的内心宣泄，真正从身心上去关心和体贴老年人。重度焦虑可应用抗焦虑药物治疗。

（2）抑郁：抑郁症是老年期最常见的功能性精神障碍之一，高发年龄为50～60岁。抑郁情绪在老年人中更常见。老年人的自杀通常与抑郁障碍有关。主要措施包括严防自杀，避免促发因素，采用认知心理治疗、药物治疗，对药物无效或不能耐受和自杀企图者应转诊治疗。

（3）孤独：孤独是一种被疏远、被抛弃和不被他人接纳的情绪体验。孤独感在老年人中常见，是不容忽视的社会问题。一方面，需要子女和社会的共同努力，充分认识到空巢老人在心理上可能遭遇的危机，注重对父母的精神赡养，尽量常回家看看，或经常与父母通电话等进行情感和思想的交流。另一方面，鼓励老年人参与社会活动，积极而适量地参加各种力所能及的有益于社会和家人的活动，在活动中扩大社会交往，做到老有所为，既可消除孤独和寂寞，从心理上获得生活价值感的满足，又增添生活乐趣。

（4）自卑：即自我评价偏低，是一种消极的情绪体验。当人的自尊需要得不到满足，又不能恰如其分、实事求是地分析自己时，就容易产生自卑心理。应为老年人创建良好、健康的社会心理环境，尊老敬老；鼓励老年人参与社会活动，做力所能及的事情、挖掘潜能，得到一些自我实现，增加生活的价值感和自尊；对生活完全不能自理的老年人，应注意保护，在不影响健康的前提下，尊重他们原来的生活习惯，使老年人被尊重的需要得到满足。

（三）老年人健康管理

该部分内容特指纳入国家基本公共卫生服务项目中的老年人周期性健康体检。该健康管理服务每年为老年人免费提供1次，包括生活方式和健康状况评估、体格检查、辅助检查和健康指导。

1. 生活方式和健康状况评估

通过问诊及老年人健康状态自评了解其基本健康状况、体育锻炼、饮食、吸烟、饮酒、慢性病常见症状、既往所患疾病、治疗及目前用药和生活自理能力等情况。

2. 体格检查

包括体温、脉搏、呼吸、血压、身高、体重、腰围、皮肤浅表淋巴结、乳腺、肺部、心脏、腹部、肛门指检、下肢水肿、足背动脉搏动等常规体格检查，并对口腔、视力、听力和运动功能等进行粗测。

3. 辅助检查

包括血常规、尿常规、肝功能（血清谷草转氨酶、血清谷丙转氨酶和总胆红素）、肾功能（血清肌酐和尿素氮）、空腹血糖、血脂（总胆固醇、甘油三酯、低密度脂蛋白、高密度脂蛋白）、心电图、腹部B超（肝胆胰脾）检查。

4. 评估指导

①对发现的高血压、糖尿病患者应纳入慢性病管理；对发现的其他疾病患者应及时治疗或转诊；无论是体检还是辅助检查所发现的异常结果，均需定期复查或建议转诊。②对危险因素控制方面的健康指导，包括对生活方式的指导，如适度运动、合理膳食、戒烟减酒、控制体重等，也包括针对老年人特点进行有针对性的指导，如防跌倒、疫苗接种、防骨质疏松、意外伤害以及认知情感指导。③健康指导的对象不仅要对老年人本人，也应让老年人亲属知晓，保证健康指导效果。④对体检的所有老年人告知/预约下次体检时间。

（四）社区老年人保健服务

老年期的生理、心理和社会特点，决定了老年人群复杂多样的医疗保健需求，既包括预防保健、医疗、护理和康复需求，也包含了心理服务需求，给社区老年卫生保健工作提出了挑战。全科医生应该在对社区老年人群科学评估的基础上，充分利用社区资源和相关医疗卫生资源，做好老年保健工作。

1. 开展社区老年综合健康功能评估

综合健康功能评估（CFA）是从躯体、精神、社会心理、自理能力等多个维度测量老年人整体健康功能水平的一种健康测量方法。它能鉴定出老年人医疗、社会心理、自理能力丧失等多方面的问题，反映出老年人的保健需求。

2. 健康教育

老年人的适应能力、抗病能力和代谢能力都有明显降低，有必要接受有关专业人员的指导。通过健康教育，使老年人自己能制订合理的生活方式，如保持适量的活动。生活要有规律；保持充分的睡眠；平衡膳食，注意营养素的搭配；适量饮茶；保持心情舒畅平静，不宜过于激动等。

3. 健康体检

老年人每年至少体检一次。包括健康相关信息采集、健康状况评估、健康指导。发现问题及时采取保健措施及相应的治疗，必要时转诊上级医院。

4. 日常活动管理

对老年人的日常生活给予必要的指导。如饮食、运动、排便、排尿、控制体重等各方面进行指导。

5. 医疗服务

熟悉老年患者的特点，掌握识别疾病和疾病的严重程度，根据病情提供适当及针对性的诊疗服务。

6. 护理与康复服务

在疾病或失能的情况下需要得到清洁卫生、饮食、起居、药物护理等，促进疾病的早期康复；对疾病等引起的机体病残与失能，需要提供有效的康复服务和指导。

7. 心理健康服务

提供心理健康咨询服务，以及人际关系和人际交往、社会适应方面的心理辅导，在疾病状态下需要提供心理服务等。

8. 临终关怀服务

临终关怀服务不仅强调支持性和缓解性的治疗和照护，还包括心理咨询、死亡教育、社会支援和居丧照顾等多层面的综合性服务；另外对临终患者的家属进行的心理咨询和安慰也是临终关怀服务的重要内容。

（吕连杰）

第四节　青少年保健

一、青少年健康状况

青春期是童年向成年过渡的时期，是从不成熟到成熟转变的关键阶段。世界卫生组织（WHO）专家建议的年龄范围是 10～20 岁。判断一位少年是否正处于青春期，以下列表现作为标志：①正经历从第二性征出现到性成熟的生理发展过程。②正经历从儿童认知方式向成人认知方式的心理转变过程。③正从社会经济依赖性向相对的独立状态过渡。由此，各国学者根据女性发育早于男性、结束也早于男性的特点，将青春期的时间跨度定为女孩 10～18 岁，男孩 12～20 岁。

青少年时期的特点如下：

1. 生理特征

青少年时期身体变化主要包括外部身体的快速变化、性的发育与成熟、脑与神经的发育及高能量的代谢。青春期有以下几个方面的特征。

（1）身体的发育：外部身体特征的变化是青少年生理发展的最显著特点，身高、体重、体形是青少年外部身体变化的主要表现，身体内部功能也迅速地发生改变，尤其是心血管系统、呼吸系统的逐渐发育健全。

（2）脑和神经系统高度发达：青春期是神经系统功能最充沛、生长力最强的时期，主要表现为记忆力强、理解力快、想象力丰富等特征。

（3）器官的发育与第二性征：随着性激素的分泌，男、女生殖系统以及第二特征体现出不同的特点：①男性在 13 岁以后性器官发展进入到活跃期，逐渐向性成熟发展，出现遗精是男性走向性成熟的标志性特征。女性在 11 ~ 12 岁外生殖器快速发育，其成熟的重要标志是月经初潮。②第二性征的特点是男性的声音变粗，喉结变大，腋毛、阴毛和胡须先后出现；女性声音变尖，乳房开始发育，身型呈现曲线。

2. 心理特征

随着生理发育成熟，社会体验的增加，心理也日渐成长，呈现出过渡性、不稳定和矛盾性等特点。过渡性是指青少年心理发育迅速但不够稳定，是一个半幼稚和半成熟的时期，从弱小向成年的成熟和稳定过渡。不稳定是指其成人的模式尚未展现出来。矛盾性是指心理上的独立性与依赖性，封闭性与开放性、成就感与挫败感交织。

3. 社会特征

青少年在生理、认知、情感心理等方面的发展决定了其社会性方面的发展。开始独立、自我认同的价值观的确立，追求良好的自我评价。这个时期的人际关系也变得复杂多样。

（1）自我意识的发展：具有自我评价、自我体验和自我控制等特点。随着青少年的社会化发展走向成熟，会渴望摆脱对成人的依赖，走向自主和独立，具有强烈的自尊感和自卑感。

（2）人际关系的发展：在青少年时期特别想建立自己的人际关系，希望被他人接受，喜欢和朋友们交往，获得他人的认同，在家庭中不希望被父母束缚。

二、青少年保健服务

（一）青少年常见问题及保健

1. 饮食及保健

（1）能量：青少年期对能量需要与生长速度成正比，生长发育需要能量为总能量的 25% ~ 30%，超过从事轻体力劳动的成人，推荐能量供给为 2 290 ~ 2 796 kcal/d。

（2）蛋白质：青少年期体重增加约 30 kg，蛋白质约占 16%。每天蛋白质供能应占总能量供给13% ~ 15%，为 75 ~ 90 g。此外，生长发育期，机体对必需氨基酸要求较高，动物和大豆可作为主要的蛋白质来源，应占 50%，以提供较丰富必需氨基酸，满足生长发育需要。

（3）矿物质及维生素：青少年时期体格迅速生长发育，维生素及其他矿物质补充不容忽视。

（4）无机盐：青少年时期为满足骨骼迅速生长发育需要，对钙、磷、铁的需要量相对较高，需储备钙 200 mg/d 左右，故推荐供给量为 1 000 ~ 1 200 mg/d，伴随第二性征的发育，女性饮食铁推荐量为 20 mg/d，男性 15 mg/d；锌推荐供给量为 15 mg/d。女性青少年月经初潮，铁供给不足可致青春期缺铁性贫血。

2. 常见眼病问题及保健

（1）近视：是指眼睛辨认远处（5 m 以上）目标的视觉能力低于正常。青少年近视主要分为两类：①屈光性近视，此类近视眼睛长轴正常，但晶状体曲折力过强。②轴性近视，此类近视晶状体曲折力正常，但眼轴前后轴过长。

近视发生的影响因素：①遗传因素，不同种族之间近视的发病率差别很大，日本、中国等东亚民族比其他民族更易发生近视。一级亲属中有高度近视者的青少年是近视的易感人群。②环境因素，不良的看书姿势对近视的发生影响很大。环境因素可直接导致后天高度近视的发生。③营养和健康因素，青少年在生长快速增长阶段，眼轴会有一定幅度延长，因而在学习负担较重和不良看书环境的影响下，不仅容易发生近视，还会引起近视程度的加重。

近视的预防措施有：①定期体检，及时发现近视眼是关键。②及时治疗有明显的效果。③养成良好的用眼卫生习惯，正确的写字、读书姿势，看书时长不宜过久（30～45分钟较为合适），光线适当，晚间看书时的灯光亮度一般为节能灯9～13W最佳。保证课间10分钟休息，减轻视力疲劳。积极开展体育锻炼，保证学生每天有1小时体育活动，认真做好眼保健操。④饮食多样化，不偏食。补充含蛋白质、钙、磷丰富的食物，少吃糖果、高糖食品及碳酸饮料。

（2）沙眼：沙眼是由沙眼衣原体引起的慢性传染性结膜炎，是致盲常见眼病之一。因其在睑结膜表面形成粗糙不平的外观，形似沙粒，故名沙眼。

沙眼临床表现：多为急性发病，有异物感、畏光、流泪等不适，黏液或黏液性分泌物较多。数周后急性症状消退进入慢性期，此时可无任何不适或仅觉眼易疲劳。如此时治愈或自愈，可以不留瘢痕。如重复感染，病情也会加重。角膜上有活动性血管翳时，刺激症状比较显著，视力减退。晚期常会因后遗症，如睑内翻、倒睫、角膜溃疡及眼球干燥等，严重影响视力，甚至失明。

沙眼的诊断依据：①上穹隆和上睑结膜血管模糊充血，乳头增生或滤泡形成，或二者兼有。②用放大镜或裂隙灯角膜显微镜检查可见角膜血管翳，上穹隆和上睑结膜出现瘢痕。③结膜刮片找到沙眼包涵体。在第①项的基础上，兼有其他三项中之一者可以诊断为沙眼。

沙眼的分期：沙眼按照病变程度可以分为三期。Ⅰ期为早期，传染性最强，但及时治疗后痊愈希望也大。从Ⅰ期到Ⅱ期活动程度缩小，瘢痕出现，传染性减退。进入Ⅲ期后，活动病变消失，基本上无传染性，但不可能愈合。

沙眼是一种慢性传染性疾病，感染常在春夏交替季节，年龄越小，感染可能性越大，应以防止接触感染为核心，采取以下措施：①注意个人卫生，尤其是保持洗漱用具的清洁，一人一巾，保护眼部清洁，手和脸要勤洗，手帕和毛巾要经常烫洗，洗后阳光下暴晒，枕头单独使用，枕套经常换洗。②保持环境卫生，粪便应无害化处理，彻底消除苍蝇滋生。③要定期检查眼睛，发现沙眼时及早确诊治疗。

3. 青春期贫血问题及保健

（1）青春期贫血的原因：①生长过快，青少年生长快速，身体发育所需各种营养素增加，铁需要量增多。②营养不良，青少年如果偏食、挑食或为保持苗条身材进食过少，不吃肉、蛋、奶等食物，或者因为慢性胃肠道疾病引起铁摄入量减少，容易出现贫血。③月经来潮损失血量，此期少女因月经量初潮损失血量，增加了铁消耗与丢失，若有月经过多将加重贫血。

（2）贫血的发展过程：青春期贫血多为缺铁性贫血，分为三期。①储铁减少期（ID），血清铁蛋白减少，提示体内铁能勉强满足生理需求，储备开始下降，血红蛋白（Hb）正常，无明显贫血的症状。②红细胞生成减少期（IDE），体内铁储备已下降，血清铁浓度下降，但Hb还未下降。③缺铁性贫血期（IDA），此期明显标志是Hb下降，贫血症状明显。可以根据Hb浓度将贫血分为三度，90～120 g/L为轻度，60～89 g/L为中度，<60 g/L为重度。

（3）青春期贫血的症状：皮肤、黏膜苍白，以面、唇、舌、指甲和眼结膜处最明显，严重者会出现心慌、气短、心前区胀闷不适，活动后症状加重，并伴有头晕、头痛、眼花耳鸣、乏力、记忆力减退，以及食欲缺乏、恶心等症状。

（4）贫血的危害：①影响生长发育，缺铁会引起各种含铁酶、铁依赖酶活力下降，影响氧化和合成等新陈代谢过程，从而使青少年缺少热能—蛋白质营养，引起生长发育水平下降；缺铁导致胃肠道症状，如厌食、异食癖、肠吸收不良综合征等，或引起萎缩性胃炎、舌炎，影响营养素的吸收，不利于生长发育。②活动能力下降，铁缺乏影响含铁酶或铁依赖酶的新陈代谢，使酶的功能减退，从而使青少年的爆发力、肌耐力减退，影响体力活动能力。③影响认知行为，与脑功能密切相关的各种神经递质都在铁依赖酶调节下发挥作用，缺铁会干扰神经递质代谢，出现一系列性中枢神经活动紊乱。对外界环境反应淡漠，注意力不集中，记忆力差，烦躁易怒，认知行为异常。④免疫功能下降，贫血使得身体抵抗力下降，抗感染能力普遍较弱，较正常青少年更易发呼吸道感染、腹泻等各种疾病。

（5）青春期贫血的预防：①开展健康教育，普及营养、合理膳食的知识，对有贫血高危因素的家长加强贫血知识的宣传及指导。②加强营养，增加营养，补充含高铁、高蛋白的食物，如肝、瘦肉、鱼类等。饮食要多样化，不偏食或盲目节食。③定期健康检查，每年测定一次血红蛋白，早期发现贫血，及时治疗。

4. 青少年常见的心理问题及保健

青少年时期是孩子身心快速成长、自我意识和人格飞跃发展的关键阶段，容易出现各种心理、情绪问题。常见心理问题分为以下几类：学习问题、人际关系问题、情绪问题、人格障碍问题、青春期性心理问题。

（1）青少年心理问题的常见原因：家庭教育失当、家庭关系不和睦、学校教育失误、校园暴力、社会竞争压力、自身心理矛盾，如认知失调产生的认知矛盾、波动、消极的负性情绪等，均易导致出现心理问题。

（2）青少年常见心理问题的预防：①家庭教育方面，宜疏不宜堵，根据孩子年龄特点、理解能力，采取疏导的办法，通过说服、引导的方法进行疏导；宜褒不宜贬，孩子在遇到困难时，家长不通过讽刺的话语贬低孩子的信心，家长要关注孩子的点滴进步，抓住时机，适当、适度地给予肯定、鼓励和赞许；宜静不宜动，遇到孩子违反纪律或与父母"顶嘴"时，家长要冷静；宜尊不宜刺，尊重和关心孩子，引起孩子的心理共鸣，激发其上进心。②学校教育方面，全面评价，努力挖掘"闪光点"，有了进步立即表扬，帮学生树立信心；加强感情投入，融洽师生关系；针对不同的个性，采取不同的教育手段，讲究教育艺术；想办法让学生对教师说心里话，了解学生真实内心世界，帮助学生解决一些心理矛盾；利用主题班会，设法让学生认识自我。重视心理辅导和咨询，加强心理健康教育。

5. 青春期常见的性问题及保健

（1）青春期常见性问题：①月经问题，女性青春期的重要发育特点是月经初潮，但此时卵巢功能还不稳定、不成熟，月经周期欠规律，可能出现无排卵性功能失调性子宫出血、闭经等现象，需至专科就诊。②遗精问题，遗精是男孩进入青春期后的正常现象，常常是在晚上睡眠时发生。发生间隔时间个体差异很大，大部分为每月 $1\sim2$ 次，只要不是过于频繁，并且对身体和精神没有明显的不良影响，都属正常现象。如果过于频繁，$2\sim3$ 天一次，甚至更多，应引起重视，需至专科就诊并查找原因。③手淫问题，手淫是指用手或其他器具抚摸自己的性器官，以获取性快感的性行为。手淫是一种自慰行为，是青少年最初的性体验，不应该视为耻辱行为，从而使青少年陷入不安和恐惧之中，应该正确引导和教育。引导青少年参加各项体育活动，并且将注意力转移到规律、健康的学习生活当中。过度的手淫可导致精神疲惫、注意力不集中、失眠等不良后果。

（2）青春期性保健内容：①男性外阴保健，注意外阴部卫生，每晚睡前清洗会阴部。内裤不宜紧身，紧身裤束缚阴囊活动，使局部温度增高，影响睾丸发育和精子形成，且散热不良，还易引起股癣和湿疹。②女性外阴部保健，每日清洗外阴，清洗时应由前往后，由内向外，最后清洗肛门。内衣要宽松，内裤要勤换勤洗、日光下晒干。③女童乳房保健，女童发育成熟的乳房左右两侧基本对称，乳房内肌纤维少，支持能力较差，故应注意乳房的保护，如保持正确的身体姿势，及时佩戴胸罩等。胸罩大小要适当，晚间睡眠时，应解开胸罩，以免影响呼吸。④女性经期保健，女性月经量的个体差异很大，一般为 30～50 mL，应详细记录月经来潮时间、持续时间、经量的多少和白带的变化，以便及时发现月经周期、月经期和月经量的异常。月经期应注意卫生，保持外阴部的清洁，月经期间禁坐浴。卫生巾等卫生用品应柔软、清洁、勤换。青春期女童不宜用阴道棉塞。月经期要保持精神愉快，情绪乐观和睡眠应充足，可以参加适当的体育活动，避免重体力劳动和剧烈运动，不宜游泳。⑤树立正确的性爱观，传播科学的性知识和性道德，纠正有关性的认识和行为上的偏差，帮助青少年建立健康的性意识，确立正确的性爱观。

（二）青少年时期的特殊问题及保健

青少年期生理上很快成熟进入成年期，而心理、行为和社会学方面的发育成熟相对延迟，造成心理、行为和社会适应方面易出现一些特殊问题，如物质滥用、性传播疾病、暴力、网络使用不当等。

1. 青少年暴力

暴力是指一种威胁身体力量对某人或一群人造成伤害或死亡的行为。WHO 的暴力定义是对自我、他人、某个群体或某个社会有意地威胁使用或实际使用的体力或武力。其结果是造成或可能造成伤害死亡、心理创伤、畸形或剥夺。青少年不仅是暴力的受害者，也往往是暴力行为的实施者。

（1）青少年暴力的原因：①个人因素，青少年任性、万事以自我为中心，在学习和日常生活中，遇到冲突不良的心理易酿成暴力。②家庭因素，青少年暴力行为与家庭的暴力、父母道德品质败坏、父母管教过严、过于溺爱或疏于管教等有关。③学校因素，学校教育偏重知识，师生关系紧张，内心不平衡等易出现攻击性。④社会因素，社会不良影响在青少年的心灵深处留下不良印象。

（2）青少年暴力的特征：①施暴者霸道、易冲动，以暴力欺压他人，对受害者缺少同情心。②受暴者性格内向，多有身体或智力障碍，性格或行为上有异于他人。

（3）青少年暴力的预防：家长和学校除了要重视青少年的生活问题，也要关心青少年的心理问题。既要改善家庭环境，也要改善社区乃至全社会的整体环境。对有暴力的青少年要识别其原因，针对性干预。

2. 青少年成瘾性物质滥用

是指反复、大量使用改变自己精神状态，而与医疗目的无关且具有依赖性的有害物质，包括烟草、酒精、某些镇静药、镇痛药、阿片类物质、大麻、可卡因、致幻剂，以及有同化作用的激素类药物等。一旦物质滥用产生依赖性即成瘾，便会不断地使用，以感受其产生的精神效果和避免停药产生的"戒断症状"。

（1）青少年成瘾性物质滥用的原因：①满足自己的好奇心，消遣和体验。②尝试"成人"的角色，认为用药象征着自身的成熟。③认为可以提高学习效率。

（2）成瘾性物质滥用的危害：成瘾性药物对身体多个系统都有明显危害。长期使用大多伴有免疫功能下降，严重营养不良，静脉药物滥用导致感染，如艾滋病、乙型肝炎，严重者可导致死亡。停止使用毒品可产生戒断症状，其临床表现与毒品的药理作用相反。

（3）成瘾性物质滥用有效的预防方法：加强宣传和教育，对青少年进行积极的心理疏导和精神帮助。培养青少年良好的心理素质和抗挫折能力，良好的行为和生活习惯。

3. 网络使用不当

（1）网络使用不当的原因：①网络本身的特点，青少年可以在网络展示出的全新虚拟社会环境中实现自身需求，在网络游戏中宣泄自我、实现自我或在网上聊天时找到了倾诉的空间和对象。②青少年自身的特点，青少年心理成熟水平低、自我控制能力偏弱和强烈的好奇心、强烈欲望产生矛盾。认知能力有局限性，自我保护意识缺乏。③社会因素的影响，家长教育不当，只注重学习成绩，缺乏亲情，反而激起青少年的叛逆情绪，从而走进网络中寻求心理安慰。学校教育的失当，只注重升学率，缺乏真正有效的素质教育。长时间的枯燥学习使学生产生厌烦情绪，很容易沉溺在网络上的游戏和不健康的信息来缓解自身压力。社会对网络管理的法律法规不健全，使许多学生容易沉迷于网络而无人监管。

（2）网络使用不当的预防：①青少年自身的预防，学会学习目标和时间管理；积极应对生活挫折，遇到困难和挫折时向家长、老师和其他人请教解决办法，而不是选择在网络中逃避。②家庭和学校的预防，学校和家长要构建全面的评价标准，促进青少年的身心平衡协调发展。注重培养多方面的兴趣，支持青少年之间建立多种互动，应开展有利于身心发展的课余活动；家长应当关注和陪伴青少年成长，帮助他们在现实世界与网络环境中保持适当的人际距离、建立稳定的安全感和亲密关系。③社会方面的预防，开展宣传和健康教育，指导青少年及其家长科学如何使用网络；加强多部门协作，通过管理和技术手段、制约不当的、无节制的网络游戏。依靠群体组织及社会支持，提供更多形式的成长途径，避免他们过多依赖互联网。

4. 抑郁障碍

属于青少年情感障碍范畴，是心境障碍的极端形式。此病是持久的情绪高涨或低落为基本症状的一种精神疾病，在青少年精神疾病中占重要的比例。

（1）青少年抑郁障碍的原因：①遗传因素，家族内发生抑郁的概率是正常家庭的 8 ~ 20 倍，血缘关系越近，发病概率就越高。②生物化学因素，有研究证明患抑郁症的青少年血浆中皮质醇含量较高，提示可能有下丘脑—垂体—肾上腺轴功能障碍。③社会心理因素，有研究发现，患抑郁症的少年精神刺激时间比对照组多 3 倍。在家中受父母批评和惩罚次数较多，亲子沟通差，父母干涉多。当青少年失败负荷过频过强时，形成绝望感进而出现抑郁障碍。

（2）青少年抑郁的临床表现：①情绪低沉，表现为不愉快，悲伤，自我评价低，不愿意上学，想死或企图自杀。也有的表现为易发脾气，执拗等。②行为迟缓，表现为动作迟缓，退缩萎靡，严重者可能出现类木僵状态。有些青少年可能出现反向症状，如不听管教、冲动、易攻击或违纪不良行为等。③躯体症状，患儿常出现身体不适，如头痛、头晕、疲乏、睡眠障碍等。

（3）青少年抑郁的诊断：依据详细的病史，体格检查，精神科检查及临床观察，精神科量表的应用有助于诊断。

（4）青少年抑郁的治疗：①支持管理和心理教育，对症状较轻者给予支持性管理。比如改善睡眠、加强锻炼。通过家庭干预改善家庭系统功能，建议父母增加对其关心及重视，多陪伴以及鼓励患者。②心理行为治疗，是轻症患儿首选的治疗方式。给患儿关爱，让其感受到自身的存在及未被意识到的能力。③药物治疗，以5-羟色胺再摄取抑制剂（SSRI）为首选，其抗抑郁的有效率为60%~75%。

5. 性传播疾病

是由性接触而传播的传染病，常见有淋病、梅毒、尖锐湿疣、沙眼衣原体感染、软下疳、生殖器疱疹、滴虫病和艾滋病等。

（1）青少年性传播疾病的原因：大多由不洁性行为所致。

（2）性传播疾病的预防：把有关传染病的已知危险因素的知识传递给青少年。洁身自爱，反对性乱；不从事卖淫、嫖娼等高危活动。不以任何方式吸毒。发现患性传播疾病后应及早进行治疗等。

6. 青少年妊娠

（1）青少年妊娠的危害：青少年由于缺乏避孕知识，过早的性行为可能导致少女怀孕。过早妊娠对正处在生长发育阶段的少女是一个沉重负担，由于各种原因不能获得产前保健和指导，妊娠并发症和难产发生率明显增加，死亡率高。

（2）青少年妊娠的预防：①预防少女妊娠是维护少女生殖健康的重要内容之一，应引起全社会的重视和关心。②要重视青春期的保健和性教育工作，培养社会主义道德观，掌握与异性交往的行为准则。③培养和提高她们辨别是非和自我防范的能力，使她们懂得对异性的性冲动、性要求应受社会准则、法律和道德规范的约束。④应该予以正确引导，教导正确的避孕方法和预防性传播性疾病的方法。加强正确对待性行为和婚前性关系危害的教育，讲解有关生育知识和避孕的方法。

（胡汉川）

第五章

呼吸系统疾病

第一节　重症肺炎

一、基本概念

肺炎是指终末气道、肺泡及肺间质的炎症改变。其中，细菌性肺炎是肺炎及感染性疾病中最常见的类型之一。此病的诱发因素主要有病原微生物感染、理化因素、免疫损伤、药物及过敏等。本节讨论的是由病原微生物感染引起的重症肺炎。

重症肺炎是由各种病原微生物所致的肺实质性炎症，进而造成严重血流感染。临床上伴有急性感染的症状，多见于老年人，青壮年也可发病。临床表现呼吸频率≥30 次/分，低氧血症，$PaO_2/FiO_2 < 300$ mmHg，需要机械通气支持，肺部 X 线显示多个肺叶的浸润影，脓毒症休克，需要血管加压药物支持 >4 小时以上，少尿，病情严重者可出现弥散性血管内凝血、肾功能不全而死亡。参考肺炎的分类，重症肺炎也可分为重症社区获得性肺炎（SCAP）和重症医院获得性肺炎（SHAP），SHAP 又可分为两类，入院后 4 天以内发生的肺炎称为早发型，5 天或以上发生的肺炎称为迟发型，两种类型 SHAP 在病原菌分布、治疗和预后上均有明显的差异。在 SHAP 当中，呼吸机相关性肺炎（VAP）占有相当大的比例，而且从发病机制、治疗与预防方面均有其独特之处。此外，还包括医疗护理相关性肺炎（HCAP）。据估计我国每年约有 250 万人患肺炎，年发病率约2/1 000，年死亡12.5 万例，死亡率10/10 万人，SCAP 的病死率为21% ~58%，而 SHAP 的病死率为30% ~70%。在美国约75% 的 CAP 患者是在急诊科进行初始诊断和治疗的，在我国也占70% ~80%。

二、常见病因

（一）易感因素

SCAP 最常见的基础病是慢性阻塞性肺疾病（COPD）；其次是慢性心脏疾病、糖尿病、酗酒、高龄、长期护理机构居住等；约有 1/3 的 SCAP 患者在发病前是身体健康的。SHAP 的发生与患者的个体因素、感染控制相关因素、治疗干预引起的宿主防御能力变化等有关。患者相关因素包括多方面，如存在严重急性/慢性疾病、昏迷、严重营养不良、长期住院或围手术期、休克、代谢性酸中毒、吸烟、并发基础性疾病、中枢神经系统功能不全、酗酒、

COPD、呼吸衰竭等。

（二）病原微生物

病原体可以是单一致病微生物，也可以是混合致病微生物。SCAP 最常见的病原体为肺炎链球菌（包括 DRSP）、军团菌属、流感杆菌、革兰阴性肠杆菌（特别是克雷伯杆菌）、金黄色葡萄球菌、肺炎支原体、铜绿假单胞菌、呼吸道病毒及真菌。SHAP 早发型的病原体与 SCAP 者类似；晚发型 SHAP 多见革兰阴性菌为铜绿假单胞菌、鲍曼不动杆菌、嗜麦芽窄食单胞菌、大肠埃希菌、肺炎克雷伯菌、阴沟肠杆菌、洋葱伯克霍尔德菌；革兰阳性菌为金黄色葡萄球菌、肠球菌属、凝固酶阴性葡萄球菌；真菌以念珠菌为主。

然而临床上常用的致病微生物检测方法只能检测出不足一半的致病微生物，我国台湾的研究显示，在所有 CAP 中，不明原因肺炎占 25%。

1. 肺炎链球菌

为革兰阳性双球菌，属链球菌的一种。有 20%~40%（春季可高达 40%~70%）的正常人鼻咽部分可分离出呼吸道定植菌——肺炎链球菌。肺炎链球菌可引起大叶肺炎，皆为原发性。

2. 军团杆菌

为需氧革兰阴性杆菌，以嗜肺军团菌最易致病。此类细菌形态相似，具有共同的生化特征，引起疾病类似。

3. 流感嗜血杆菌

是一种没有运动力的革兰阴性短小杆菌。所致疾病分原发感染和继发感染两类，前者为急性化脓性感染，以小儿多见；后者常在流感、麻疹等感染后发生，多见于成人。

4. 克雷伯菌

为革兰阴性杆菌。主要有肺炎克雷伯氏菌、臭鼻克雷伯菌和鼻硬结克雷伯菌。其中肺炎克雷伯菌对人致病性较强，是重要的机会致病菌和医源性感染菌之一。

5. 大肠埃希菌

为机会致病菌，属肠杆菌科埃希杆菌属，革兰阴性，兼性厌氧，该菌为肠道正常菌群。

6. 金黄色葡萄球菌

是人类的一种重要病原菌，隶属于葡萄球菌属，有"嗜肉菌"的别称，是革兰阳性菌的代表，可引起许多严重感染。

7. 铜绿假单胞菌

是机会致病菌，属于非发酵革兰阴性杆菌。为专性需氧菌。正常人皮肤，尤其潮湿部位如腋下、会阴部及耳道内，呼吸道和肠道均有该菌存在，但分离率较低。铜绿假单胞菌感染常在医院内发生，医院内多种设备及器械上均曾分离到本菌，通过各种途径传播给患者，患者与患者的接触也为传播途径之一。

8. 鲍曼不动杆菌

为非发酵革兰阴性杆菌，广泛存在于自然界、医院环境及人体皮肤。估计 0.5%~7.6% 健康者的皮肤上带有鲍曼不动杆菌，住院患者则高达 20%，属于机会致病菌，甚至是造成重症监护病房（ICU）、医院感染暴发的主要致病菌。

9. 肺炎支原体

是人类支原体肺炎的病原体。支原体肺炎的病理改变以间质性肺炎为主，有时并发支气管肺炎，称为原发性非典型性肺炎。主要经飞沫传染，潜伏期 2 ~ 3 周。

10. 呼吸道病毒

包括导致 SARS 的冠状病毒、新甲型 H1N1 流感病毒、H3N2 流感病毒、H5N1 流感病毒、H7N9 流感病毒、高致病性禽流感病毒等。

11. 真菌

在真菌感染方面，除了曲霉病、念珠菌病外，隐球菌病及肺孢子菌肺炎感染日益增多。隐球菌病最常见病原为新型隐球菌。

（1）念珠菌：病原主要为白念珠菌，此菌正常情况与机体处于共生状态，不引起疾病。当某些因素破坏这种平衡状态时，白念珠菌便由酵母相转为菌丝相，在局部大量生长繁殖，引起皮肤、黏膜甚至全身感染。另外念珠菌属还有少数其他致病菌，如克柔念珠菌、类星形念珠菌、热带念珠菌等。

（2）曲霉：是腐物寄生性真菌，曲霉为条件致病性真菌。可导致各种感染、过敏反应和肺曲霉球等疾病，也可在人体内定植。大多数是在原有肺部疾患的基础上或因长期使用抗生素和激素后继发感染。

（3）新型隐球菌：又名溶组织酵母菌，是土壤、鸽类、牛乳、水果等的腐生菌，可存在人口腔中，也可侵犯人和动物，一般为外源性感染，但也可能为内源性感染，对人类而言，它通常是机会致病菌。

（4）肺孢子菌：肺孢子菌为单细胞生物，兼有原虫及真菌的特征，具有两种生活周期的形态特征：包囊和滋养体。主要通过呼吸道（空气、飞沫）传播，少数可为先天性感染，健康成人感染肺孢子菌呈亚临床表现，而血清中可检出肺孢子菌抗体，但当免疫功能受到抑制时，肺孢子菌则迅速大量繁殖，引起肺孢子菌肺炎。

三、发病机制

足够数量的具有致病力的病原菌侵入肺部，一方面可引起肺部上皮细胞及间质的结构、功能损害，从而引起呼吸困难、低氧血症、ARDS 甚至呼吸衰竭。另一方面是机体防御反应过度。一旦炎性细胞高度活化，进一步引起炎症介质的瀑布样释放，而机体的抗炎机制不足与之对抗，出现全身炎症反应综合征（SIRS）/代偿性抗炎反应综合征（CRS），其结果是全身炎症反应的失控，从而引起严重脓毒症、脓毒症休克，并可引起全身组织、器官的损害，出现 MODS。

四、临床表现

1. 一般症状与体征

寒战，高热，但也有体温不升者。可伴头痛，全身肌肉酸痛，口鼻周围出现疱疹。恶心、呕吐、腹胀、腹痛。体温在 39 ~ 41 ℃，脉搏细数，血压下降 < 90/60 mmHg。神志模糊，烦躁不安，嗜睡，谵妄，抽搐和昏迷，四肢厥冷，出冷汗，少尿或无尿。

2. 呼吸系统

（1）咳嗽、咯痰、咯血：可为干咳、咯黏痰或脓性痰，有时咯铁锈痰或血痰，甚至咯血；伴发肺脓肿（厌氧菌感染）时可出现恶臭痰。

（2）胸痛：多为尖锐的刺痛，咳嗽吸气时加重。

（3）呼吸困难：表现为气促、进行性呼吸困难、呼吸窘迫等。

（4）体征：呼吸急促无力或为深大呼吸，呼吸频率＞30次/分，鼻翼扇动，口唇及肢端发绀。肺病变部位语颤增强，叩诊浊音或实音，肺泡呼吸音减弱，可闻及干湿啰音，部分患者可闻及胸膜摩擦音。

3. 并发症

炎症反应进行性加重，可导致其他器官功能的损害。常并发脓毒症、脓毒症休克、MODS。

五、辅助检查

1. 病原学检查

（1）血培养：严重感染伴血流感染者，于抗菌药物使用前，可在血液中培养出致病菌。因此对所有重症患者均应留取两套血培养。

（2）有创检查：应用其他有创操作取得原本无菌部位的标本对肺炎诊断具有重要意义。有创检查包括：胸腔穿刺、经皮肺穿刺、支气管镜保护性毛刷、支气管肺泡灌洗、支气管吸取物定量及支气管镜。

（3）痰培养：痰培养在24～48小时可确定病原菌。重症肺炎患者如有脓痰则需要及时进行革兰染色涂片，出现单一的优势菌则考虑为致病菌，同时可解释痰培养的结果。与革兰染色相符的痰培养结果可进行种属鉴定和药敏试验。某些特殊染色如吉曼尼兹染色，可见巨噬细胞内呈紫红色细菌，应考虑军团杆菌可能。诊断卡氏肺孢子虫病（PCP）的金标准是在肺实质或下呼吸道分泌物中找到肺孢子菌包囊或滋养体。

（4）抗原检测：对住院的重症肺炎患者及任何出现肺炎伴胸腔积液的患者均需要应用免疫层析法进行尿肺炎链球菌抗原检测。因病情严重及流行病学或临床怀疑军团菌感染患者，需要进行尿液及血清军团菌抗原检测。其中，尿军团菌Ⅰ型抗原检测是最快捷的诊断或排除诊断方法，试验阴性则表明军团菌感染可能性不大，但并不能完全排除。隐球菌荚膜多糖抗原，对隐球菌感染均有非常好的诊断特异性。

（5）血清学试验：对于肺炎支原体、肺炎衣原体和军团菌感染，血清学试验在流行病学研究中的作用比个体诊治更重要。如果在治疗过程中考虑有非典型病原感染可能（如患者对β-内酰胺类抗生素治疗无反应），那么血清学试验不应作为唯一的常规诊断试验，联合应用病原IgM抗体和PCR检测可能是最敏感的检测方法。真菌由于痰培养阳性较低，近年来研究发现，通过测定真菌的细胞壁成分半乳甘露聚糖（GM）和代谢产物1，3-β-D葡聚糖（G试验）可提高对真菌感染的诊断能力。GM试验对肺曲霉病的诊断价值非常大，其诊断的敏感度和特异度均高达90%左右。怀疑病毒感染者应进行病毒抗体检测。

（6）分子生物学试验：对于CAP患者，应用定量分子检测方法进行痰和血液中肺炎链球菌的检测可能有效，尤其是对于已经开始抗生素治疗的患者，可以作为一个评估病情严重度的有用工具。在检测冬季流行常见的流感和呼吸道合胞病毒感染及非典型病原体方面，分子生物学试验提供了可行的检测方法，其结果可以及时地用于指导临床治疗。

2. 血常规

白细胞＞10×10^9/L或＜4×10^9/L，中性粒细胞多在80%以上，并有中毒颗粒，核左移。累及血液系统时，可有血小板计数进行性下降，导致凝血功能障碍。卡氏肺孢子虫病白细胞计数正常或稍高，约 50% 病例的淋巴细胞减少，嗜酸性粒细胞轻度增高。

3. X 线胸片

早期表现为肺纹理增多或某一个肺段有淡薄、均匀阴影，实变期肺内可见大片均匀致密阴影。SARS 肺部有不同程度的片状、斑片状浸润性阴影或呈网状改变，部分患者进展迅速，呈大片状阴影；常为多叶或双侧改变，阴影吸收消散较慢；肺部阴影与症状、体征可不一致。卡氏肺孢子虫病影像学表现主要涉及肺泡和肺间质改变。

4. 胸部 CT

主要表现为肺多叶多段高密度病灶，在病灶内有时可见空气支气管征象，于肺段病灶周围可见斑片状及腺泡样结节病灶，病灶沿支气管分支分布。

5. 血气分析

动脉血氧分压下降，$PaO_2/FiO_2 < 300$ mmHg。早期产生呼吸性碱中毒，晚期出现代谢性酸中毒及高碳酸血症。

六、诊断思路

（一）重症肺炎的诊断

（1）出现意识障碍。

（2）呼吸频率 ≥30 次/分。

（3）呼吸空气时，$PaO_2 < 60$ mmHg、$PaO_2/FiO_2 < 300$ mmHg，需行机械通气治疗。

（4）动脉收缩压 <90/60 mmHg，并发脓毒症休克。

（5）X 线胸片显示双侧或多肺叶受累，或入院 48 小时内病变扩大 ≥50%。

（6）血尿素氮 >7 mmol/L，少尿，尿量 <20 mL/h，或 <80 mL/4h，或并发急性肾功能衰竭需要透析治疗。

但晚发性发病（如入院 >5 天、机械通气 >4 天）和存在高危因素者，如老年人、慢性肺部疾病或其他基础疾病、恶性肿瘤、免疫受损、昏迷、误吸及近期呼吸道感染等，即使不完全符合重症肺炎规定标准，也视为重症。

（二）肺炎发生的状态

1. 病程

根据肺炎发生的时间可有急性（病程 <2 周）、迁延性（病程 2 周~3 个月）和慢性（病程 >3 个月）肺炎。

2. 病理

根据肺炎的病理形态分为大叶性肺炎、支气管肺炎、间质性肺炎和毛细支气管炎。

3. 病原

由于微生物学的进展，同一病原可致不同类型的肺炎，部分肺炎可同时存在几种病原的混合感染，临床上主要区分为细菌、病毒、真菌和支原体等性质的肺炎。

4. 来源

根据肺炎发生的地点不同可分为社区获得性肺炎和医院内获得性肺炎。

5. 途径

根据肺炎发生的方式不一，应特别分析肺炎属于吸入性（如羊水、食物、异物、类脂物等)、过敏性、外源感染性、血行迁徙性(如败血性)等。

6. 病情

根据肺炎发生的严重程度分为普通肺炎和重症肺炎。

(三) 鉴别诊断

1. 肺结核

与急性干酪性肺炎及大叶性肺炎的临床表现、X 线特征颇相似,但前者患者的病程较长,对一般抗生素无效,痰中可找到结核分枝杆菌,以资鉴别。

2. 非感染性呼吸系统急症

由于本节主要讨论的是感染引起的重症肺炎,因此,在鉴别诊断时,也需与一些非感染原因引起的呼吸系统急症进行鉴别,如吸入性损伤、非感染原因引起的急性呼吸窘迫综合征(ARDS)、急性放射性肺炎等。

七、救治方法

(一) 一般治疗

卧床休息,注意保暖,摄入足够的蛋白质、热量和维生素,易于消化的半流质。监测呼吸、心率、血压及尿量。高热时可予前额放置冰袋或酒精擦浴,不轻易使用阿司匹林或其他退热剂。剧烈咳嗽或伴胸痛时可予可待因 15 ~ 30 mg 口服。烦躁不安,谵妄者可服安定 5 mg 或水合氯醛 1 ~ 1.5 mg,不应用抑制呼吸的镇静剂。

(二) 抗菌治疗

1. 初始经验性抗菌治疗

对于经验性治疗重症肺炎患者,应采取重锤猛击和降阶梯疗法的策略,在获得细菌学培养结果之前应早期使用广谱足量的抗生素,以抑制革兰阴性和革兰阳性的病原菌。抗生素应用原则是早期、足量、联合、静脉应用。查清病原菌后,可选用敏感抗生素。

早期经验性抗菌治疗参考因素应包括:①社区感染还是医院感染。②宿主有无基础疾病和免疫抑制。③多种药物耐药(MDR)和特殊(定)病原体发生的危险因素是否存在。④是否已接受抗菌药物治疗,用过哪些品种,药动学/药效学(PK/PD)特性如何。⑤影像学表现。⑥病情的严重程度、患者的肝肾功能以及特殊生理状态如妊娠等。

(1) SCAP 治疗:合理运用抗生素的关键是整体看待,重视初始经验性治疗和后续的针对性治疗这两个连续阶段,并适时实现转换,一方面可改善临床治疗效果,另一方面避免广谱抗生素联合治疗方案滥用而致的细菌耐药。早期的经验性治疗应有针对性地全面覆盖可能的病原体,包括非典型病原体,因为 5% ~ 40% 患者为混合性感染;2007 年美国胸科协会和美国感染性疾病协会(ATS/IDSA)建议的治疗方案:A 组无铜绿假单胞菌感染危险因素的患者,可选用:①头孢曲松或头孢噻肟联合大环内酯类。②氟喹诺酮联合氨基糖苷类。③β-内酰胺类抗生素/β-内酰胺酶抑制剂(如氨苄西林/舒巴坦、阿莫西林/克拉维酸)单用或联合大环内酯类。④厄他培南联合大环内酯类。B 组含铜绿假单胞菌的患者选用:①具有抗假单胞菌活性的 β-内酰胺类抗菌药物包括(如头孢他啶、头孢吡肟、哌拉西林/他唑巴坦、头孢哌酮/舒巴坦、亚胺培南、美罗培南等)联合大环内酯类,必要时可同时联用氨基糖苷类。②具有抗假单胞菌活性的 β-内酰胺类联合喹诺酮类。③左旋氧氟沙星或环丙沙星联合氨基糖苷类。

（2）SHAP 治疗：SHAP 早发型抗菌药物的选用与 SCAP 相同，SHAP 迟发型抗菌药物的选用以喹诺酮类或氨基糖苷类联合 β-内酰胺类。如为 MRSA 感染时联合万古霉素或利奈唑胺；如为真菌感染时应选用有效抗真菌药物；如流感嗜血杆菌感染时，首选第二、第三代头孢菌素、新大环内酯类、复方磺胺甲噁唑和氟喹诺酮类。

若有可靠的病原学结果，按照降阶梯简化联合方案调整抗生素，应选择高敏、窄谱、低毒、价廉药物，但决定转换时机除了特异性的病原学依据外，最重要的还是患者的临床治疗反应。如果抗菌治疗效果不佳，则应"整体更换"。抗感染失败常见的原因有细菌产生耐药、不适当的初始治疗方案、化脓性并发症或存在其他感染等。疗程长短取决于感染的病原体、严重程度、基础疾病及临床治疗反应等，一般链球菌感染者推荐 10 天。非典型病原体为 14 天，金黄色葡萄球菌、革兰阴性肠杆菌、军团菌为14～21 天。SARS 对抗感染治疗一般无效。

（3）抗病原微生物治疗方案有：①铜绿假单胞菌可选择抗假单胞菌活性头孢菌素（头孢吡肟、头孢他啶）、抗假单胞菌活性炭青霉烯类（亚胺培南、美罗培南）或哌拉西林/他唑巴坦，同时联合用环丙沙星、左氧氟沙星或氨基糖苷类。②超广谱 β-内酰胺酶（ESBI）阳性的肺炎克雷伯菌、大肠埃希菌可选择头孢他啶、头孢吡肟或哌拉西林/他唑巴坦、头孢哌酮/舒巴坦或亚胺培南、美罗培南，可同时联合用氨基糖苷类。③不动杆菌可选择头孢哌酮/舒巴坦或亚胺培南、美罗培南，耐碳青霉烯不动杆菌可考虑使用多黏菌素。④嗜麦芽窄食单胞菌可选择氟喹诺酮类抗菌药物，特别是左旋氧氟沙星或替卡西林/克拉维酸或复方新诺明。⑤耐甲氧西林的金黄色葡萄球菌可选择万古霉素或利奈唑胺。⑥嗜肺军团菌可选择新喹诺酮类或新大环内酯类。⑦厌氧菌可选青霉素、甲硝唑、克林霉素、β-内酰胺类/β-内酰胺酶抑制剂。⑧新型隐球菌、酵母样菌、组织胞浆菌可选氟康唑，当上述药物无效时可选用两性霉素 B。⑨巨细胞病毒首选更昔洛韦或联合静脉用免疫球蛋白（IVIG）或巨细胞病毒高免疫球蛋白。⑩卡氏肺孢子虫首选复方磺胺甲噁唑（SMZ + TMP），其中 SMZ 100 mg/（kg·d）、TMP 20 mg/（kg·d），口服或静脉滴注，每 6 小时 1 次。替代：喷他脒 2～4 mg/（kg·d），肌内注射；氯苯砜 100 mg/d 联合 TMP 20 mg/（kg·d），口服，每 6 小时 1 次。早期恶化（48～72 小时）或改善后有恶化，应加强针对耐药菌或少见病原治疗。

重症肺炎抗菌治疗疗程通常为 7～10 天，但对于多肺叶肺炎或肺组织坏死、空洞形成者，有营养不良及慢性阻塞性肺病等基础疾病和免疫性疾病或免疫功能障碍者、铜绿假单胞菌属感染者，疗程可能需要 14～21 天，以减少复发可能。

2. 抗真菌治疗

根据患者临床情况选择经验性治疗、抢先治疗或针对性治疗的策略。目前应用的抗真菌药物有多烯类、唑类、棘白菌素类等。多烯类如两性霉素 B 虽然广谱、抗菌作用强，但毒性很大，重症患者难于耐受，近年研制的两性霉素 B 脂质体毒性明显减轻，且抗菌作用与前者相当。唑类如氟康唑、伊曲康唑及伏立康唑等，氟康唑常应用于白念珠菌感染，但对非白念珠菌及真菌疗效较差或无效；伏立康唑对念珠菌及真菌均有强大的抗菌作用，且可透过血—脑屏障。棘白菌素类如卡泊芬净，是通过干扰细胞壁的合成而起抗菌作用，具有广谱、强效的抗菌作用，与唑类无交叉耐药，但对隐球菌无效。对于病情严重、疗效差的真菌感染患者，可考虑联合用药，但需注意药物间的拮抗效应。抗真菌治疗的疗程应取决于临床治疗效果，根据病灶吸收情况而定，不可过早停药，以免复发。

3. 抗病毒治疗

抗病毒药物分为抗 RNA 病毒药物、抗 DNA 病毒药物及广谱抗病毒药物。

（1）抗 RNA 病毒药物：①M_2 离子通道阻滞剂，这一类药物包括金刚烷胺和金刚乙胺，可通过阻止病毒脱壳及其核酸释放，抑制病毒复制和增殖。M_2 蛋白为甲型流感病毒所特有，因而此类药物只对甲型流感病毒有抑制作用，用于甲型流感病毒的早期治疗和流行高峰期预防用药。但该类药物目前耐药率很高。②神经氨酸酶抑制剂，主要包括奥司他韦、扎那米韦和帕拉米韦。各型流感病毒均存在神经氨酸酶，此类药物可通过黏附于新形成病毒微粒的神经氨酸酶表面的糖蛋白，阻止宿主细胞释放新的病毒，并促进已释放的病毒相互凝聚、死亡。③阿比多尔，一种广谱抗病毒药物，对无包膜及有包膜的病毒均有作用，其抗病毒机制主要是增加流感病毒构象转换的稳定性，从而抑制病毒外壳 HA 与宿主细胞膜的融合作用，并能穿入细胞核直接抑制病毒 RNA 和 DNA 的合成，阻断病毒的复制，另外还可能具有调节免疫和诱导干扰素的作用，增加抗病毒效果。④帕利珠单抗，一种 RSV 的特异性单克隆抗体，可用于预防呼吸道合胞病毒感染。

（2）抗 DNA 病毒药物：①阿昔洛韦，又称无环鸟苷，属核苷类抗病毒药物，为嘌呤核苷衍生物，在体内可转化为三磷酸化合物，干扰病毒 DNA 聚合酶从而抑制病毒复制，故为抗 DNA 病毒药物。②更昔洛韦，又称丙氧鸟苷，为阿昔洛韦衍生物，其作用机制及抗病毒谱与阿昔洛韦相似。③西多福韦，是一种新型开环核苷类抗病毒药物，与阿昔洛韦不同的是，该药只需非特异性病毒激酶两次磷酸化催化，即可转化为活性形式，故对部分无法将核苷转化成单磷酸核苷（核酸）的 DNA 病毒有效。西多福韦具有强抗疱疹病毒活性，对巨细胞病毒感染疗效尤为突出，可用于免疫功能低下患者巨细胞病毒感染的预防和治疗。

广谱抗菌药：①利巴韦林，广谱抗病毒药物，其磷酸化产物为病毒合成酶的竞争性抑制剂，可抑制肌苷单磷酸脱氢酶、流感病毒 RNA 聚合酶和 mRNA 鸟苷转移酶，阻断病毒 RNA 和蛋白质合成，进而抑制病毒复制和传播。②膦甲酸钠，为广谱抗病毒药物，主要通过抑制病毒 DNA 和 RNA 聚合酶发挥其生物效应。

（三）抗休克治疗

感染性休克属于血容量分布异常的休克，存在明显的有效血容量不足，治疗上首先应进行充分的液体疗法，尽早达到复苏终点：中心静脉压 8～12 cmH$_2$O、平均动脉压（MAP）≥ 65 mmHg，尿量≥0.5 mL/（kg·h），混合血氧饱和度（SvO$_2$）≥70%。在补充血容量后若血压仍未能纠正，应使用血管活性药物。根据病情可选择去甲肾上腺素等；若存在心脏收缩功能减退者，可联合应用多巴酚丁胺，同时应加强液体管理，避免发生或加重肺水肿，影响氧合功能及抗感染治疗效果。

（四）肾上腺糖皮质激素

肾上腺糖皮质激素具有稳定溶酶体膜，减轻炎症和毒性反应，抑制炎症介质的产生，对保护各个脏器功能有一定作用。常用甲泼尼龙，主张大剂量、短程（不超过 3 天）治疗，必须在有效控制感染前提下应用，在感染性休克中，糖皮质激素的应用越早越好，在组织细胞严重损害之前应用效果尤佳，一般建议应用氢化可的松 200～300 mg/d，分 2～3 次，疗程共 5~7 天。

（五）加强营养支持

重症肺炎患者早期分解代谢亢进，目前建议以补充生理需要量为主，过多的热量补充反而对预后不利，且加重心脏负荷。病情发展稳定后则需根据患者体重、代谢情况而充分补充热量及蛋白质，一般补充热量 30~35 kcal/kg，蛋白质 1~1.5 g/kg。改善营养状态，有利于病情恢复及呼吸肌力增强、撤离呼吸机。

（六）维持或纠正重要器官功能

随着病情进展，重症肺炎可引起多器官功能损害，常见有肾、消化道、肝、内分泌、血液等器官或系统的功能损害，故在临床上应密切监测机体各器官功能状况。一旦出现器官功能受损，根据程度的不同而采用相应的治疗措施。

八、最新进展

（一）肺真菌病

多数学者认为肺真菌病以肺曲霉病最多见，而肺念珠菌病尤其是念珠菌肺炎和肺脓肿少见，其依据是国内外尸检结果极少发现真正意义的念珠菌肺炎。但纵观国内外文献，大多数的病原菌统计来自血液恶性肿瘤和造血干细胞移植的患者，由于这些患者存在粒细胞缺乏，曲霉感染率高是毋庸置疑的，但普通内科、呼吸科和 ICU 的患者，由于通常不存在粒细胞缺乏，其肺真菌病的种类一直缺乏可靠的流行病学资料。近年来在我国肺念珠菌病并不少见，仅次于肺曲霉病，由刘义宁教授牵头进行的我国第一项大规模的多中心研究结果显示，依据目前国内外公认的侵袭性真菌感染的确诊和临床诊断标准，在非血液恶性疾病患者中最终确定的位于前 7 位的肺真菌病依次为肺曲霉病 180 例（37.9%），肺念珠菌病 162 例（34.2%），肺隐球菌病 74 例（15.6%），肺孢子菌病 23 例（4.8%），肺毛霉病 10 例（2.1%），肺马尔尼菲青霉菌病 4 例，组织胞浆菌病 2 例，与肺曲霉病的比例非常接近。此外，肺隐球菌病的报道不断增多，尤其在南方。此次回顾性调查结果显示肺隐球菌病占第 3 位，达 15.6%，这与肺穿刺活检广泛开展有关。隐球菌病最常见病原为新型隐球菌，与其他肺真菌病比较，肺隐球菌病社区发病多，且大多不并发基础疾病和其他免疫功能低下等因素，发病年龄相对较轻，预后较好。侵袭性真菌感染的危险因素一般认为与血液恶性肿瘤和造血干细胞移植导致的粒细胞缺乏关系最为密切，这类患者发生感染时也最易想到真菌感染，但最近美国 1 000 多家医疗机构对 11 881 例侵袭性真菌感染患者的统计结果显示，最易发生侵袭性真菌感染的基础疾病患病群体中，COPD 占第 1 位（22.2%），其次是糖尿病（21.7%），第 3 位才是恶性血液病（9.6%），这提示临床医生尤其是内科及 ICU 医生应警惕 COPD 和糖尿病患者并发侵袭性肺真菌病，特别是肺曲霉病的风险。SMZ-TMP 一直是治疗卡氏肺孢子虫病的有效药物之一，但不良反应常见，且对磺胺类过敏的患者不能应用。二氢叶酸还原酶是甲氧苄啶和乙胺嘧啶的作用靶位，越来越多的卡氏肺孢子虫病患者该基因发生突变，临床医生应当密切监测患者对标准肺孢子菌治疗的反应，同时应不断研究新的药物治疗靶点。肺孢子菌细胞壁的主要成分是（1，3）-β-D-葡聚糖，卡泊芬净是（1，3）-β-D-葡聚糖合成酶抑制剂，因与 SMZ-TMP 作用机制不同，两者合用具有协同作用，所以，HIV 感染的患者发生卡氏肺孢子虫病时，可在 SMZ-TMP 标准治疗的基础上加用卡泊芬净，尤其是脏器功能不全且不能耐受 SMZ-TMP、克林霉素等抗肺孢子菌药物的患者，更适合选择安全性高的（1，3）-β-D-葡聚糖合成酶抑制剂。对于免疫健全宿主，建议给予口服氟康唑治疗，推荐起始予氟康唑 400 mg/d，临床稳定后减量至 200 mg/d，也可选择伊曲康唑 400 mg/d，总疗程 6 个月，并随诊 1 年。对免疫缺陷宿主而言，多伴有脑膜炎、播散性病灶或症状较严重者，推荐使用两性霉素 B [0.7～1.0 mg/（kg·d）] +氟胞嘧啶 [100 mg/（kg·d）]，总疗程在 10 周左右。应用氟胞嘧啶治疗的患者，有条件者应根据血药浓度调整剂量。对于 AIDS 且 CD_4^+T 细胞计数 <200/μL、隐球菌感染已有播散病灶或累及中枢神经系统的患者，建议氟康唑 200 mg/d 维持治疗并可无限期延长，至 CD_4^+T 细胞计数 >200/μL，HIVRNA 持续 3 个月检测不到，病情稳定达 1～2 年。变应性支气管肺曲霉菌病（ABPA）是一种非侵袭性的过敏性疾病，治疗的目标是预防和治疗该病的急性加重，并预防肺纤维化的发生，系统性使用糖皮质激素是根本的治疗方法，推荐泼尼松（或其他等剂量糖皮质激素），起始剂量为 0.5 mg/（kg·d），症状改善后逐渐减量。轻度急性发作可应用吸入糖皮质激素和支气管扩张药，白三烯受体调节剂作为辅助用药可能发挥一定的作用。

（二）呼吸道病毒感染

可引起呼吸道的感染病毒达 100～200 种，有 RNA 病毒和 DNA 病毒两种类型，其中最常见的致病病毒包括流感病毒、副流感病毒、呼吸道合胞病毒、腺病毒、鼻病毒及冠状病毒等。博卡病毒、麻疹病毒、水痘、疱疹病毒和巨细胞病毒等感染相对少见。但近年来，不断出现一些不同种类以感染呼吸道为主的新型高致病性病毒，如严重急性呼吸综合征冠状病毒、甲型 H5N1 人禽流感病毒、2009 年新甲型 H1N1 流感病毒和 2013 年甲型 H7N9 人禽流感病毒等，加之社会人口老龄化、器官移植、免疫抑制剂在免疫相关疾病中的应用、人类获得性免疫缺陷综合征发病率增加和病人数的累积等因素，使新发或再发呼吸道病毒感染的发病率不断增加，而且有些病毒感染所致的病死率极高。

（三）甲氧西林耐药的金黄色葡萄球菌

甲氧西林耐药的金黄色葡萄球菌（MRSA）是引起医院相关性和社区相关性感染的重要致病菌之一，自 1961 年首次发现以来，其临床分离率不断增加，2010 年我国 10 个省市 14 所不同地区医院临床分离菌耐药性监测（CHINET）结果显示，临床分离出的 4 452 株金黄色葡萄球菌（以下简称金葡菌）中 MRSA 比例高达 51.7%，占革兰阳性球菌的第一位。MRSA 已是医院相关性感染最主要的革兰阳性球菌，国外已报道金葡菌（VRSA）对万古霉素耐药。而更令人震惊的是，近年来世界各地不断报道危及生命的社区获得性 MRSA 感染，防治形势极为严峻。MRSA 肺炎（无论 HA-MRSA 还是 CA-MRSA 肺炎），推荐应用万古霉素、利奈唑胺或克林霉素治疗，疗程 7～21 天。伴脓胸者，应及时引流。MRSA 非复杂性血流感染患者至少给予两周万古霉素或达托霉素静脉滴注，而对于复杂性血流感染者，依据感染的严重程度建议疗程 4～6 周。到目前为止，全球共报道 9 株耐药金葡菌（VRSA），大量耐药监测数据显示万古霉素对 MRSA 仍保持很好的抗菌活性。

（四）鲍曼不动杆菌感染

鲍曼不动杆菌已成为我国院内感染的主要致病菌之一。根据 2010 年中国 CHINET 细菌耐药性监测网数据显示，我国 10 省市 14 家教学医院鲍曼不动杆菌占临床分离革兰阴性菌的 16.11%，仅次于大肠埃希菌与肺炎克雷伯菌。首先明确了鲍曼不动杆菌的相关概念，如多重耐药鲍曼不动杆菌（MDRAB）是指对下列 5 类抗菌药物中至少 3 类抗菌药物耐药的菌株，包括：抗假单胞菌头孢菌素、抗假单胞菌碳青霉烯类抗生素、含有 β-内酰胺酶抑制剂的复合制剂（包括哌拉西林/他唑巴坦、头孢哌酮/舒巴坦、氨苄西林/舒巴坦）、氟喹诺酮类抗菌药物、氨基糖苷类抗生素。广泛耐药鲍曼不动杆菌（XDRAB）是指仅对 1~2 种潜在有抗不动杆菌活性的药物（主要指替加环素和（或）多黏菌素）敏感的菌株。全耐药鲍曼不动杆菌（PDRAB）则指对目前所能获得的潜在有抗不动杆菌活性的抗菌药物（包括多黏菌素、替加环素）均耐药的菌株。

　　在治疗方面给予了指导性建议：非多重耐药鲍曼不动杆菌感染：可根据药敏结果选用 β-内酰胺类抗生素等抗菌药物；MDRAB 感染：根据药敏选用头孢哌酮/舒巴坦、氨苄西林/舒巴坦或碳青霉烯类抗生素，可联合应用氨基糖苷类抗生素或氟喹诺酮类抗菌药物等；XDRAB 感染：常采用两药联合方案，甚至 3 药联合方案。两药联合方案包括：①以舒巴坦或含舒巴坦的复合制剂为基础的方案联合以下一种，米诺环素（或多西环素）、多黏菌素 E、氨基糖苷类抗生素、碳青霉烯类抗生素等。②以多黏菌素 E 为基础的方案联合以下一种，含舒巴坦的复合制剂（或舒巴坦）、碳青霉烯类抗生素。③以替加环素为基础的方案联合以下一种，含舒巴坦的复合制剂（或舒巴坦）、碳青霉烯类抗生素、多黏菌素 E、喹诺酮类抗菌药物、氨基糖苷类抗生素。3 药联合方案有：含舒巴坦的复合制剂（或舒巴坦）+ 多西环素 + 碳青霉烯类抗生素、亚胺培南 + 利福平 + 多黏菌素或妥布霉素等。上述方案中，国内目前较多采用以头孢哌酮/舒巴坦为基础的联合方案，如头孢哌酮/舒巴坦 + 多西环素（静脉滴注）/米诺环素（口服）；另外含碳青霉烯类抗生素的联合方案主要用于同时并发多重耐药肠杆菌科细菌感染的患者。④PDRAB 感染，常需通过联合药敏试验筛选有效的抗菌药物联合治疗方案。

（五）肺炎支原体

　　肺炎支原体（MP）因无细胞壁而对 β-内酰胺类、万古霉素等作用于细胞壁生物合成的药物完全不敏感，但肺炎支原体含有 DNA 和 RNA 两种核酸，所以可选择干扰和抑制微生物蛋白质合成的大环内酯类抗生素（红霉素、螺旋霉素、交沙霉素、罗红霉素、阿奇霉素和克拉霉素等）；还可选择作用于核糖体 30 秒，阻止肽链延伸和细菌蛋白质合成，抑制 DNA 复制的四环素类抗生素（如多西环素、米诺环素等）和抑制 DNA 旋转酶并造成染色体不可逆损害以阻断 DNA 复制的喹诺酮类抗菌药物（如诺氟沙星、环丙沙星、左氧氟沙星、吉米沙星和莫西沙星等）。北京朝阳医院报道，67 例流动人员成人肺炎支原体肺炎，大环内酯类耐药高达 69%。冯学威等的调查显示，与喹诺酮类相比，大环内酯类抗生素对支原体肺炎的治疗整体疗效不佳，表现为治疗疗程延长、发热及呼吸道症状改善缓慢、影像吸收延迟，与同类抗生素疗效的比较显示，阿奇霉素和红霉素疗效相仿，左氧氟沙星和莫西沙星之间的疗效比较，差异无统计学意义。但 Goto 最近报道，克拉霉素治疗成人肺炎支原体肺炎有效率达 96.8%。

（金　博）

第二节 哮喘急性危重发作

一、定义

支气管哮喘（哮喘）是常见慢性呼吸道疾病，具有反复急性发作的特点，严重发作可威胁生命。哮喘发病率各地不一，但均有不断增高趋势。20世纪90年代世界卫生组织哮喘全球防治创议（CINA）曾发布"哮喘防治策略"，之后曾多次修订，对推动和规范哮喘防治，减轻和减少反复急性发作，提高生活质量，起到一定作用。许多国家和地区也参照该文件，根据各自的具体条件制定相应指南。我国于2003年发布新修订的"支气管哮喘防治指南"，对哮喘急性发作期的治疗较以往版本有更详细的阐述。虽然哮喘治疗策略不断完善，哮喘治疗药物不断发展，但是哮喘死亡率仍高，估计全球哮喘死亡人数180 000人/年。英国哮喘死亡率为（3.5~4.0）/100 000人，而挪威则达10/100 000人。患者多死于哮喘急性高危发作。提高急性重危发作的救治水平，避免或减低因哮喘急性发作所致死亡，是当前关注的课题。

哮喘急性重危发作有2种类型，即：①哮喘急性发作，经常规治疗无效，症状进行性加重，最终危及生命。②哮喘急性重度发作，在数小时甚至数分钟内心肺骤停，导致死亡（哮喘猝死）。发生原因往往与患者对哮喘认识不足，以及对规范化长期计划治疗依从性差有关。因此，推行哮喘规范化治疗防治，加强患者教育宣传，增加治疗依从性，至关重要。此外，加强对哮喘急性发作严重程度客观评价和及时正确的抢救治疗措施，降低急性高危发作的病死率，甚为关键。

二、触发因素

重症哮喘形成的原因较多，发生机制也较为复杂，哮喘患者发展成为重症哮喘的原因往往是多方面的。作为临床医生在抢救重症哮喘患者时应清醒地认识到，若要有效地控制病情，除对重症哮喘进行及时的诊治外，寻找每个患者发展成重症哮喘的病因并排除病因是非常重要的。目前已基本明确的病因主要有以下几点。

（一）变应原或其他致喘因素持续存在

哮喘是由于支气管黏膜感受器在特定的刺激后发生速发相及迟发相反应而引起支气管痉挛、气道炎症和气道高反应性，造成呼吸道狭窄所致。如果患者持续吸入或接触变应原或其他致喘因子（包括呼吸道感染），可导致支气管平滑肌的持续痉挛和进行性加重的气道炎症，上皮细胞剥脱并损伤黏膜，使黏膜充血水肿、黏液大量分泌甚至形成黏液栓，加上气道平滑肌极度痉挛，可严重阻塞呼吸道，引起哮喘持续状态而难以缓解。

（二）β_2 受体激动剂的应用不当和（或）抗感染治疗不充分

目前已证实，哮喘是一种气道炎症性疾病，因此抗炎药物已被推荐为治疗哮喘的第一线药物。然而，临床上许多哮喘患者长期以支气管扩张剂为主要治疗方案，抗感染治疗不充分或抗感染治疗药物使用不当，导致气道变态反应性炎症未能有效控制，使气道炎症日趋严重，气道高反应性加剧，哮喘病情日益恶化。而且长期盲目地大量应用 β_2 受体激动剂，可

使自 β_2 受体发生下调，导致其"失敏"。在这种情况下突然停止用药可造成气道反应性显著增高，从而诱发危重哮喘。

（三）脱水、电解质紊乱和酸中毒

哮喘发作时，患者出汗多和张口呼吸使呼吸道丢失水分增多；吸氧治疗时，加温湿化不足；氨茶碱等强心、利尿药使尿量相对增加；加上患者呼吸困难，饮水较少等因素，常存在不同程度的脱水。因而造成组织脱水，痰液黏稠，形成无法咳出的黏液痰栓，广泛阻塞中小气道，加重呼吸困难，导致通气功能障碍，形成低氧血症和高碳酸血症。同时，由于缺氧、进食少，体内酸性代谢产物增多，可并发代谢性酸中毒。在酸中毒情况下，气道对许多平喘药的反应性降低，进一步加重哮喘病情。

（四）突然停用激素，引起"反跳现象"

某些患者因对一般平喘药无效或因医生治疗不当，长期反复应用糖皮质激素，使机体产生依赖性或耐受性，一旦某种原因，如缺药、手术、妊娠、消化道出血、糖尿病或治疗失误等，导致突然停用糖皮质激素，可使哮喘不能控制并加剧。

（五）情绪过分紧张

患者对病情的担忧和恐惧一方面可通过皮层和自主神经反射加重支气管痉挛和呼吸困难。另一方面昼夜不眠，使患者体力不支。此外，临床医师和家属的精神情绪也会影响患者，促使哮喘病情进一步恶化。

（六）理化因素和因子的影响

有些报道发现，一些理化因素如气温、湿度、气压、空气离子等，对某些哮喘患者可产生不同程度的影响，但迄今为止机制不清楚。有人认为气候因素能影响人体的神经系统、内分泌体液中的 pH、钾与钙的平衡及免疫机制等。空气中阳离子过量也可使血液中钾与钙起变化，导致支气管平滑肌收缩。

（七）有严重并发症或伴发症

如并发气胸、纵隔气肿或伴发心源性哮喘发作、肾功能衰竭、肺栓塞或血管内血栓形成等均可使哮喘症状加重。

三、病理生理

哮喘急性发作时，常常有气道炎症的加重，黏膜及黏膜下组织水肿、充血，嗜酸性粒细胞等炎症细胞浸润，支气管平滑肌肥厚与痉挛，气道狭窄和肺泡过度膨胀。哮喘严重发作时，还可见广泛的支气管细支气管内充满大量黏稠的黏液栓。气道的炎症加重和狭窄，导致气道阻塞，通气功能下降。广泛的气道内黏液栓可使阻塞持续并不断加重，通气功能严重降低。

哮喘轻度发作时，通气功能轻度受损，患者通过增加呼吸频率和幅度来增加通过量，肺血流量代偿性增加，以与充满增加的肺泡保持通气和血流比例不变，随着哮喘发作的加重，气道阻力进一步增加，通气功能障碍加重，峰值呼气流速（PEF）和第一秒用力呼气流量（FEV_1）逐渐下降。由于患者为呼气性呼吸困难，呼气时下肺区气道提前关闭，气流受限，吸入气量多于呼出气量，肺泡气体潴留，肺泡过度充气膨胀，使功能残气量、残气量和肺总量，以及残气占肺总量百分比增加或显著增加。哮喘严重发作时，患者在高功能残气量下进行呼吸，其潮气量处于肺的压力容积曲线平坦段，要以较大的经肺压方能得到足够的潮气量，因此要增加呼吸功，易使呼吸肌发生疲劳。

同时，哮喘急性发作状态下肺内各区域气道阻塞程度不一，不同区域肺泡气体滞留的量不同，使吸入气在肺内分布不均。由于各部位肺泡内压不等，对肺泡周围毛细血管血流灌注产生的压力不同，肺内血流分布也不均，这些变化利用核素扫描均已得到证实。肺内吸入气体分布不均和血流灌注不均导致通气与血流比例失调，引起低氧血症。当有黏液栓阻塞一部分气道，引起肺小叶不张，可加重通气与血流比例失调，增加肺内分流，并使肺内弥散面积减少，气体弥散量下降，进而加重低氧血症。低氧血症可刺激颈动脉窦和主动脉体化学感受器，使呼吸加深加快。哮喘急性发作初期，通气代偿性增加，可使二氧化碳（CO_2）排出增加，出现动脉血 $PaCO_2$ 下降（低碳酸血症）。但随着气道阻塞加重，气道陷闭，肺泡通气不足和通气血流比例失调加重，以及由于肺高度膨胀时，呼吸肌不仅要克服肺的弹性回缩力，还要克服胸廓的弹性回缩力，呼吸功明显增加，长时间必然发生呼吸疲劳。使低氧血症进一步加重，并出现 CO_2 潴留（高碳酸血症），表现为呼吸性酸中毒及混合性酸中毒。

在重度和危重型哮喘，由于气道陷闭和肺过度充气，吸气时胸腔负压加大，右心回心血流量增加，右心室充盈压升高，呼气时胸腔压力增高，过度充气的肺泡压迫肺泡间毛细血管，使肺血管阻力增加，导致肺动脉高压。同时，右心室充盈压增高使室间隔左移，左心室充盈不足，在吸气相胸腔负压的情况下，心脏收缩期左心排出量下降，造成吸气相收缩压明显下降，出现奇脉。

四、临床特征

（一）临床表现

哮喘急性发作时的症状有呼吸困难、喘息、咳嗽、胸闷，中至重度发作者不愿或不能平卧、心情焦躁、烦躁不安、大汗淋漓、讲话不连贯，平时所用支气管舒张剂的剂量和次数增加。如果是由呼吸道感染诱发的哮喘发作，则有相应症状如流涕、咽痛、声嘶、咳痰，痰为黏脓性或脓性状。体格检查时可见患者呼吸频率增快（严重时 >30 次/分），呼吸窘迫，喘鸣，由于肺过度充气使胸廓前后径增大，运动幅度下降、辅助呼吸肌参与工作（胸锁乳突肌收缩、三凹征）、两肺听诊可闻哮鸣音，呼气延长，也可有干啰音，心率增快。哮喘发作加重可出现奇脉，吸气相收缩压下降（≥10 mmHg），奇脉明显（≥25 mmHg）时多为重症哮喘。当出现发绀时，提示哮喘病情已属危重。此外，两肺哮鸣音消失和奇脉消失，除可能是经治疗病情改善的表现外，也可以是病情极度恶化和危重的征象，须高度警惕，危重型哮喘气道内若有广泛的黏液栓塞和呼吸肌衰竭，可使两肺哮鸣音消失，称为"沉默胸"，同时还有胸腹矛盾运动，心动徐缓和意识障碍，如嗜睡、昏迷。

（二）辅助检查

1. 实验室检查

患者血清与痰中嗜酸性粒细胞及其活性产物含量增加，如嗜酸细胞阳离子蛋白（ECP）。呼出气中一氧化氮水平升高，尿中白三烯代谢产物（LTE_4）水平增高，反映了气道炎症加重，在急性发作期更为明显。同时应检测血清钾和血糖，大剂量使用 β_2 受体激动剂和糖皮质激素，以及患者有脱水和呼吸性碱中毒可引起低钾血症。全身使用糖皮质激素可引起血糖升高。

2. 肺功能测定

PEF 和 FEV$_1$ 为最常用于诊断哮喘急性加重的肺功能指标。根据 PEF 和 FEV$_1$ 下降的绝对值或占预计值的百分比来诊断并判断哮喘发作的严重程度，并可在使用支气管舒张剂治疗后，根据 PEF 或 FEV$_1$ 的改善程度来评估患者对治疗的反应，判断病情的严重性及预后，并以此来决定患者是否需住院治疗。

3. 动脉血气测定

在哮喘发作早期或轻度发作时，动脉血气是正常的（Ⅰ期）。呼吸急促和情绪焦虑紧张使通气过度，出现低碳酸血症（呼吸性碱中毒）（Ⅱ期）。如果气道阻塞加重，呼吸肌疲劳，则 PaCO$_2$ 回至正常，称 PaCO$_2$ 假性正常，同时有 PaO$_2$ 下降（Ⅲ期）。随着病情进展变得危重时，通气严重不足将导致 CO$_2$ 潴留（呼吸性酸中毒），PaO$_2$ 进一步降低，此时为Ⅱ型呼吸衰竭（Ⅳ期）。

哮喘急性发作时，如一直在进行肺功能（PEF 或 FEV$_1$）监测则并不需要常规测定动脉血气。但如患者气道阻塞症状严重或进行性恶化，必须做出将患者收住医院的决定时，应测定动脉血气。脉氧仪具有移动方便，可无创和持续监测的优点，尽管不能测定 PaCO$_2$，但也可依据 SaO$_2$ 来判断有无缺氧及呼吸衰竭的发生。

4. 其他

X 线胸片检查显示两肺过度充气，当有黏液栓塞时可有灶性肺不张。有时危重型哮喘的原因为并发气胸和纵隔气肿，通过胸片可检出。胸片还可发现并发的肺部感染。心电图检查可示窦性心动过速，严重哮喘发作时由于肺动脉高压使右心室负荷增大和两肺过度充气压迫心脏，心电图可表现有右心室肥厚和心脏显著顺钟向转位，此类心电图改变在哮喘完全缓解后可恢复。

多数哮喘患者的肺功能是在几天内逐渐恶化的，但也有少数患者的哮喘急性发作病情演变迅速，在几分钟到数小时内即可出现呼吸、循环衰竭危象。因此有人将发生急性呼吸衰竭的哮喘分成两类，即急性严重哮喘和急性窒息性哮喘。

五、客观评估

哮喘急性重危发作的病死率为 1%～2%。正确估计病情严重度，及时正确治疗措施是成功救治的关键。对哮喘急性发作严重程度认识不足是影响预后的重要原因之一。患者往往习惯急性发作时在家自行吸入支气管舒张剂以缓解症状，并且治疗无效或疗效不持久时反复使用，忽视对每次急性发作严重程度的自我评估，也很少意识到哮喘急性发作可能威胁生命，以致延误就医。

医务人员在诊治患者时也可能忽视必要的检查和客观的评估，造成对发作严重程度估计不足。应详细询问病史，包括过去发作情况和近期用药情况，全面体检和必要的化验检查，尤应重视动脉血氧分析。"支气管哮喘防治指南"对哮喘病情的评估分两部分，即：①治疗前和治疗期间哮喘病情严重程度分级。②哮喘急性发作时病情的严重程度分级，见表5-1。

表 5-1　哮喘急性发作时病情严重程度的分级

临床特点	轻度	中度	重度	危重
气短	步行、上楼时	稍事活动	休息时	
体位	可平卧	喜坐位	端坐呼吸	
讲话方式	连续成句	单词	单字	不能讲话
精神状态	可有焦虑,尚安静	时有焦虑或烦躁	常有焦虑、烦躁	嗜睡或意识模糊
出汗	无	有	大汗淋漓	
呼吸频率	轻度增加	增加	常 >30 次/分	
辅助呼吸肌活动及三凹征	常无	可有	常有	胸腹矛盾运动
哮鸣音	散在,呼吸末期	响亮、弥漫	响亮、弥漫	减弱乃至无
脉率（次/分）	<100	100~120	>120	脉率变慢或不规则
奇脉	无,<10 mmHg	可有,10~25 mmHg	常有,>25 mmHg	无,提示呼吸肌疲劳
使用 β_2 激动剂后 PEF 预计值或个人最佳值	>80%	60%~80%	<60% 或 <100 L/min 或作用时间 <2 小时	
PaO_2（吸空气,mmHg）	正常	≥60	<60	
$PaCO_2$（mmHg）	<45	≤45	>45	
SaO_2（吸空气,%）	>95	91~95	≤90	
pH			降低	

急性发作时除按照临床表现进行分级外,并根据动脉血气分析作为分级的量化指标:①轻度,PaO_2（吸空气）正常或轻度降低,$PaCO_2$ < 45 mmHg,SaO_2（吸空气）>95%。②中度,PaO_2（吸空气）≥60 mmHg,$PaCO_2$ ≤45 mmHg,SaO_2（吸空气）为91%~95%。③重度 PaO_2（吸空气）≤60 mmHg,$PaCO_2$ >45 mmHg,SaO_2（吸空气）≤90%。动脉血气分析的动态变化能较准确地反映病情。当 PaO_2 进一步降低而 $PaCO_2$ 由"轻度"时因过度通气而降低,以后因气道阻塞加重和发生呼吸肌疲劳,肺通气量不足,因此 PaO_2 进一步降低,而 $PaCO_2$ 由降低而逐步增高,最终因体内二氧化碳潴留,$PaCO_2$ 明显增高,而发生通气衰竭,病情危重,有生命危险,须及时抢救。传统上认为哮喘持续状态表示病情危重,但是哮喘持续状态的定义为哮喘持续 >24 小时,药物治疗无效,症状进行性加重。该定义缺乏客观量化指标,而且将时间限定在24小时以上不够合理,因为哮喘急性重危发作可在数小时内危及生命,拘泥于时间标准,可能延误治疗。

六、治疗

（一）一般综合治疗

1. 氧疗

重症哮喘常有不同程度的低氧血症存在,因此原则上应吸氧。吸氧流量为 1~3 L/min,吸氧浓度一般不超过40%。此外,为避免气道干燥,吸入的氧气应尽量温暖湿润。

2. β_2 受体激动剂

短效 β_2 受体激动剂吸入治疗药物能直接兴奋气道平滑肌和肥大细胞 β_2 受体,舒张气道平滑肌，缓解喘息症状。

对于重症哮喘患者不宜经口服或直接经定量气雾剂（MDI）给药，因为此时患者病情重，无法深吸气、屏气，也不能协调喷药与呼吸同步。因此传统的压力型定量气雾剂（PMDI）和干粉吸入剂并不适用。

（1）持续雾化吸入：以高流量氧气（或压缩空气）为动力，雾化吸入 β_2 受体激动剂。一般情况下，成人每次雾化吸入沙丁胺醇或特布他林雾化溶液 1～2 mL，12 岁以下儿童减半，在第 1 小时内每隔 20 分钟重复一次。中高档呼吸机一般配备可进行雾化吸入的装置，故对于插管的危重患者，雾化吸入也可经呼吸机相连的管道给药。

（2）借助储雾罐使用 MDI 给予自 β_2 受体激动剂，每次 2 喷，必要时在第 1 个小时内每隔 20 分钟可重复一次。

（3）静脉或皮下给药：沙丁胺醇 0.5 mg（或特布他林宁 0.25 mg）皮下注射，以后再将沙丁胺醇 1 mg 加入 100 mL 液体内缓慢滴注（每分钟 2～8 μg）。无心血管疾病的年轻患者可皮下注射 1：1 000 肾上腺素 0.3 mL，1 小时后可重复注射一次。注意：高龄患者、严重高血压病、心律失常的患者或成人心率超过 140 次/分时，应谨慎 β_2 受体激动剂静脉或皮下使用。此外尚应注意患者可能在来院前已反复自行使用短效 β_2 受体激动剂 PMDI 或干粉吸入治疗，导致呼吸道 β_2 受体功能下降，若继续使用大剂量雾化吸入剂非但无效，反而可能增加不良反应的发生。

3. 糖皮质激素的应用

是最有效的抗变态反应炎症药物。哮喘急性重危发作患者因严重支气管平滑肌痉挛和气道变应性炎症而引起支气管广泛阻塞，若单用短效 β_2 激动剂或茶碱等支气管舒张剂，仅能暂时缓解症状，但未能有效控制气道变应性炎症，因此随病情发展，气道阻塞症状复现，且更严重，甚至引起死亡，应该根据病情及早联合使用糖皮质激素口服或滴注。目前认为对哮喘急性重危发作应及早全身应用糖皮质激素与支气管舒张剂作联合治疗，因为糖皮质激素抗炎作用起效较慢，通常需经 4～6 小时才起显效。因此两者联合使用可以达到即时舒张支气管平滑肌，并继而控制气道变应性炎症的作用。若按传统方法先用支气管舒张剂治疗无效后才用糖皮质激素治疗，则病情已进一步加重，失去早期有效治疗的机会。建议对哮喘急性重危发作或过去急性发作时曾用糖皮质激素治疗，以及近期口服糖皮质激素者应及时联合使用糖皮质激素和支气管舒张剂。

一旦确诊患者为重症哮喘，就应在应用支气管扩张剂的同时，及时足量从静脉快速给予糖皮质激素。糖皮质激素全身治疗的建议剂量为琥珀酸氢化可的松每天 400～1 000 mg，或甲泼尼龙每天 80～160 mg，也可用地塞米松 5～10 mg 静脉注射，每 6 小时可重复一次。无糖皮质激素依赖者，可在短期内（3～5 天）停药，有糖皮质激素依赖倾向者，应延长给药时间，待症状控制后，改为口服给药，并逐渐减少激素用量。地塞米松虽然抗炎作用较强，但由于在血浆和组织中半衰期长，对脑垂体肾上腺轴的抑制时间长，故应尽量避免使用，或仅短时间使用。

4. 静脉给予氨茶碱

首剂量氨茶碱 0.25 g 加入 100 mL 葡萄糖液中静滴或静推（不少于 20 分钟），继而以 0.5～0.8 mg/（kg·h）的速度做静脉持续滴注，建议成人每日氨茶碱总量不超过 1 g。由于茶碱治疗域狭窄，茶碱代谢有较大个体差异，因此对于老年人、幼儿及肝肾功能障碍、甲状腺功能亢进或同时使用西咪替丁、喹诺酮或大环内酯类抗生素等药物者，应监测氨茶碱血药浓度，使血药浓度维持 6 ~ 15 mg/L 以保有效和安全，严重不良反应包括心律失常和血压下降，甚至死亡。

5. 抗胆碱能药物

吸入抗胆碱能药物，如溴化异丙托品，可阻断节后迷走神经传出支，通过降低迷走神经张力而舒张支气管，其扩张支气管的作用较 β_2 受体激动剂弱，起效也较缓慢，但不良反应很少。可与 β_2 受体激动剂联合吸入治疗，使支气管扩张作用增强并持久。尤其适用于夜间哮喘及痰多者。可用定量吸入器（MDI），每次 2 ~ 3 喷，每日 3 次，或用 100 ~ 150 μg/mL 的溶液 3 ~ 4 mL 加入雾化器持续雾化吸入。

6. 纠正脱水

重症哮喘患者由于存在摄水量不足，加之过度呼吸及出汗，常存在不同程度的脱水，使气道分泌物黏稠，痰液难以排出，影响通气，因此补液有助于纠正脱水，稀释痰液，防止黏液栓形成。根据心脏及脱水情况，一般每日输液 2 000 ~ 3 000 mL。

7. 积极纠正酸碱失衡和电解质紊乱

重症哮喘时，由于缺氧、过度消耗和入量不足等原因，易于出现代谢性酸中毒，而在酸性环境下，许多支气管扩张剂将不能充分发挥作用，故及时纠正酸中毒非常重要。建议在 pH < 7.2 时可使用碱性药物，每次 5% 碳酸氢钠溶液 150 mL 静脉滴注。如果要立即实施机械通气，补碱应慎重，以避免过度通气又造成呼吸性碱中毒。由于进食不佳和缺氧造成的胃肠道反应，患者常伴呕吐，常出现低钾、低氯性碱中毒，故应予以补充。

8. 针对诱发发作的因素和并发症或伴发症进行预防及处理

及时脱离致敏环境；对于感染导致哮喘加重的患者，应积极针对性的抗感染治疗，包括使用抗生素，但抗生素的使用不能泛滥，除非有证据表明患者存在有肺部细菌性感染，否则不提倡常规使用抗生素。另外，也应对危重哮喘并发症或伴发症进行预防及处理，包括心律失常、颅内高压、脑水肿、消化道出血等。

（二）重症哮喘的机械通气治疗

对哮喘急性重危发作、出现急性呼吸衰竭者应作通气支持治疗。鼻（面）罩等非创伤性通气方式使用方便，利于早期进行机械通气治疗，但神志障碍、自主呼吸弱者不宜使用。对无创通气治疗无效或不宜做无创通气治疗者，应及时采取有创（经口、鼻气管插管或气管切开插管）机械通气治疗，以挽救患者于垂危。

哮喘患者行机械通气的绝对适应证为心跳呼吸骤停，呼吸浅表伴神志不清或昏迷。一般适应证为患者具有前述临床表现，经氧疗、全身应用糖皮质激素、支气管舒张剂等药物治疗后，临床表现仍继续恶化，尤其是 PaO_2 进一步降低，而 $PaCO_2$ 进行性升高，甚至 > 45 mmHg 伴酸中毒者，应及时使用辅助机械通气治疗。

1. 非侵入性正压通气（NIPPV）

由于气管插管具有一定的并发症，且气道阻力可明显增加，重症哮喘者应尽早应用鼻或口（鼻）面罩机械通气。最理想的是先使用简易呼吸囊随患者的呼吸进行较高氧浓度的人工辅助呼吸，待患者适应，酸中毒缓解后再行呼吸机辅助通气，则更为安全。现提倡持续气道正压通气（CPAP）联合压力支持通气（PSV），也称为双水平正压通气（BiPAP）。其方法为：起始 CPAP 水平为 0，PSV 为 10 cmH$_2$O。患者逐渐适应后，调节 CPAP 为 5 cmH$_2$O，以后 PSV 逐步增加以达到最大呼气潮气量（VT）≥7 mL/kg，呼吸频率 <25 次/分。但问题在于：①在危重哮喘，紧扣面罩，患者常觉憋气更严重而不能耐受。②由于患者呼吸频率快、焦虑烦躁，人机协调不好。③胃肠胀气时增加胃内容物吸入的危险性。④张口呼吸时，易出现气道分泌物干燥。另外，面罩不利于分泌物清除。⑤不利于气道给药。

下列情况不宜进行 NIPPV。

（1）收缩血压 <90 mmHg 或应用升压药物。

（2）心电图显示心肌缺血或严重心律失常。

（3）昏迷、抽搐或需建立人工气道以清除分泌物。

（4）危及生命的低氧血症。

2. 气管插管进行机械通气

对无创通气治疗无效或不宜作无创通气治疗者，应及时采取有创（经口、鼻气管插管或气管切开插管）机械通气治疗，以挽救患者于垂危。

推荐经口气管插管。经口插管相对容易，操作快，必要时给予镇静剂后再操作。经口气管插管口径相对较大，有利于减少阻力并便于吸痰。再者，哮喘插管上机时间一般较短，无须长期进行口腔护理。

为避免肺过度膨胀，甚至造成气压伤，故目前多主张低通气、低频率、可允许性高碳酸血症（PHC）的通气策略。虽然各类文献中并未阐明最高安全的 PaCO$_2$ 及最低安全的 pH 范围，但许多报道指出，PaCO$_2$80～100 mmHg 及 pH 7.15，比由于过高的通气压力所造成的肺损伤更为安全。也有学者认为，PHC 时主要注意的应当是 pH，而并非 PaCO$_2$ 的水平。呼吸机的起始设置模式以容量控制通气（VCV）为宜，各参数可设置为：潮气量 8～10 mL/min，频率 10～15 次/分，每分通气量 ≤115 mL/kg（8～10 L），呼气末正压（PEEP）=0 cmH$_2$O，吸呼比 1∶3。通过调整吸气流速，或采用流量触发方式，在保持较合适的每分通气量的前提下，尽可能保持吸气末平台 <30 cmH$_2$O。应强调 PHC 是为避免并发症的一个过渡阶段，待肺过度充气缓解，胸廓运动幅度增大，气道压力降低，则不必去追求允许性高碳酸血症的应用，所以要结合不同患者及其不同阶段的具体情况来妥善地应用机械通气。

3. 镇静剂、肌松剂的应用

对危重哮喘患者在使用气管插管或气管切开行机械通气时，要重视镇静及肌松剂的应用。镇静剂能给患者以舒适感，防止人机对抗，降低氧耗和二氧化碳的产生。常用的镇静药物有安定、咪达唑仑和异泊酚等。如安定常用剂量为 10 mg 静脉注射；与安定比较，咪达唑仑是一种快速和相对短效的药物，注射部位疼痛和血管刺激少，可比安定产生更舒适的催眠作用，同时产生明显的抗焦虑作用。咪达唑仑达到中枢峰效应的时间为 2～4 分钟，其消除半衰期约 2 小时，多采用连续输注给药，先静注负荷量 0.025～0.05 mg/kg 后，以 1.0～2.0 μg/（kg·min）维持。患者血压低时应慎用安定、咪达唑仑。异泊酚具有起效快，过程平稳，不良反应少，镇静水平易于调节。此外，该药还有一定的支气管扩张作用，用法：连续输注给药约 50 μg/（kg·min），可根据患者镇静状态进行调节。有时尽管已用镇静剂，但人机对抗仍未解决，造成气道高压，甚至 PaO$_2$ 下降，此时需应用肌松剂，但肌松剂不宜时间太长，特别是在并发使用大剂量糖皮质激素治疗的危重哮喘患者，以免产生甾类肌松药综合征，导致撤机困难。

4. 关于机械通气的撤离

一旦气道阻力开始下降以及 $PaCO_2$ 恢复正常，镇静药及肌松剂已撤除，症状也明显好转，则应考虑撤机。

哮喘急性重危发作时经正确药物治疗病情可缓解，辅助机械通气治疗帮助患者避免因严重通气衰竭对生命的威胁，随着病情的好转，缺氧和 CO_2 潴留得到进一步纠正，并恢复正常，在数天内即可撤除辅助机械通气治疗，抢救成功率较高。但应注意正确操作，避免可能发生的机械通气并发症。

（三）重症哮喘的非常规治疗

1. 硫酸镁静脉滴注

其作用机制尚未明了，可能与降低细胞内钙浓度致气道平滑肌舒张及其镇静作用有关。常用的方法有以下几种。

（1）静注：25%硫酸镁 5 mL 加入 40 mL 葡萄糖液中静脉注射，20 分钟左右推完。

（2）静滴：25%硫酸镁 10 mL 加入 5%葡萄糖 250 mL，滴速 30~40 滴/分。

使用该药时，应注意低血压、心跳减慢的发生。

2. 吸入氦氧混合气

氦气密度较低，能使哮喘时小气道狭窄及黏膜表面分泌物增多所引起的涡流减轻，从而降低气道阻力，减少呼吸功、氧耗和二氧化碳产量。此外，氦能加强 CO_2 的弥散，从而使单位时间内 CO_2 排出量增加。已有多个研究报道，气管插管或非气管插管哮喘患者伴高碳酸血症性呼吸衰竭时，在吸入氦氧混合气（氦浓度为 60%~80%）20 分钟内 $PaCO_2$ 显著降低，pH 增高。在治疗过程中需密切监测氧浓度。

七、重症哮喘的监护

重症哮喘能引起呼吸衰竭，如不及时纠正，还可并发心、脑、肝、肾等重要脏器功能衰竭，从而危及生命，此外，在插管进行机械通气时，还应警惕出现机械通气相关肺损伤。因此，在有条件的地方，呼吸重症监护室（RICU）是最好的抢救场所，它集中了有经验的专科医护人员和有关的抢救、监护设备。在重症哮喘患者床边进行连续、密切的生理学及病理学监测，包括及时观察病情变化、心肺等重要脏器的功能变化以及呼吸力学参数等变化，随时采取必要的加强治疗措施，可使患者生命最大限度的得到高质量的保证和支持。

八、重症哮喘的预后

对于哮喘发作前身体基础状况好的患者来说预后良好，而并发肺心病、严重肺部感染、中毒性心肌炎及伴有严重并发症的患者则预后不良。为了减少因延误治疗出现严重的并发症，建议在医疗条件允许的情况下，插管上机宜早不宜迟，当患者出现呼吸肌疲劳的迹象，估计 $PaCO_2$ 开始超过患者基础 $PaCO_2$ 值时，就应准备插管上机，以免失去最佳抢救时机。

（石斯琴）

第三节　急性肺水肿

一、定义

急性肺水肿是由不同病因引起肺组织血管外液体异常增多，液体由间质进入肺泡，甚至出现呼吸道泡沫状分泌物的病理状态。临床表现为突然出现严重的呼吸困难，端坐呼吸，伴咳嗽，常咳出粉红色泡沫样痰，患者烦躁不安，口唇发绀，大汗淋漓，心率增快，两肺满布湿啰音及哮鸣音，严重者可引起晕厥及心搏骤停。

根据临床病因分类可将急性肺水肿分为心源性肺水肿和非心源性肺水肿。根据水肿发展的过程又可分为肺间质性肺水肿和肺泡性肺水肿：第一阶段是肺间质水肿：肺血管外液体增加，最初积聚于肺泡毛细血管膜的间隙中，然后流向肺泡管以上疏松的肺间质间隙，包括肺小血管、小气道周围及肺小叶间隙，此阶段称为"间质性肺水肿"；第二阶段是肺泡水肿：若间质内积液过多，张力增高，则可将毛细血管内皮和肺泡上皮从基底膜剥离开来，导致更多的液体渗出，并使液体进入肺泡内，形成肺泡性肺水肿。

由于急性心源性肺水肿和非心源性肺水肿的产生原因和发病机制不同，所以处理原则也不一样。肺水肿如果抢救不力，病情可迅速恶化，甚至死亡；若发现及时，抢救治疗及时有效，则预后良好。本节主要讨论急性心源性肺水肿。

二、常见病因

1. 诱发因素

有基础心脏病的患者，急性心源性肺水肿的发生常常由一些增加心脏负荷的因素所诱发。如急性感染、用力大便、情绪激动、过度劳累、急性心律失常、静脉输血、输液过多过快、水电解质紊乱等。

2. 常见病因

（1）心肌急性弥漫性损害导致心肌收缩力减弱：如急性广泛性心肌梗死、急性心肌炎等。

（2）急性机械性阻塞致心脏压力负荷过重及排血受阻：如严重高血压、主动脉瓣狭窄或二尖瓣狭窄等。

（3）急性心脏容量负荷过重：如急性心肌梗死或感染性心内膜炎、心脏外伤等引起心瓣膜损害、腱索断裂、乳头肌功能不全、室间隔穿孔等，此外静脉输血、输液过多过快时也可导致急性肺水肿发生。

（4）急性心室舒张受限：如急性大量心包积液所致的急性心脏压塞导致心排出量减少和体循环淤血等。

（5）组织代谢增加和循环加速：如甲状腺功能亢进、严重贫血等。

三、发病机制

正常情况下，心腔两侧的排血量相当恒定。若右心排血量一时性超过左心室时，其所增加的血量滞留在肺血管内，使肺扩张压力、肺静脉压和左心房充盈压均呈一时性增高，直至左心排血量做出相应的调节，使两侧心腔的排血量又处于平衡状态。如果左心的调节能力不能做出相应的反应，势必导致肺毛细血管静水压增高。当心肌严重受损和（或）左心负荷过重，若左室舒张末压 > 12 mmHg，毛细血管平均压 > 35 mmHg，肺静脉平均压 > 30 mmHg时，而引起心排血量降低和肺淤血，肺毛细血管静水压超过血管内胶体渗透压及肺间质静水压，过多的液体从肺泡毛细血管进入肺间质甚至肺泡内，从而产生急性心源性肺水肿。

四、临床表现

1. 先兆症状

恐惧，面色苍白，心动过速，血压升高，出冷汗。

2. 间质性肺水肿

呼吸急促，端坐呼吸，咳嗽，胸闷，颈静脉怒张，喘鸣。听诊双肺可闻及干啰音或少量湿啰音。

3. 肺泡性肺水肿

更严重的呼吸困难，口唇、甲床发绀，咳嗽，咳出大量的粉红色泡沫痰；听诊双肺满布大、小水泡音及哮鸣音，心尖区可闻及奔马律、收缩期杂音；心界向左下扩大，可有心律失常和交替脉。晚期出现休克、神志模糊。

五、辅助检查

1. X 线胸片

（1）肺水肿早期：主要特点是 X 线胸片肺上部，特别是肺尖部血管扩张和淤血，有显著的肺纹理增加。

（2）间质性肺水肿：主要特点表现在 X 线片上肺血管、支气管、淋巴管的肺纹理增多、增粗和边缘模糊不清，可见到 Kerley 线，据其发病过程和程度不同又分成 A、B、C 线。A线多见于肺上、中部，是参差不齐走向肺门的不分叉约长 4 cm 的线性阴影。B 线为短而轮廓清晰、水平走向的线状阴影，多见于肺下部的肋膈角。C 线为细而交错的线状阴影，可见于肺野的任何部位，但最常见于肺中央与基底部。A、C 线常见于急性发作的病例，而 B 线则常见于发病慢的病例。因间质内积液，故肺野密度普遍增高。

（3）肺泡性肺水肿：主要是肺泡状增密阴影，相互融合呈不规则片状模糊影，弥漫分布或局限于一侧或一叶，或见于肺门两侧，由内向外逐渐变淡，形成所谓"蝴蝶状"典型表现。

2. 动脉血气分析

（1）肺间质水肿：$PaCO_2$ 下降，pH 增高，呼吸性碱中毒。

（2）肺泡性肺水肿：$PaCO_2$ 升高和（或）PaO_2 下降，pH 下降，表现为低氧血症和呼吸性酸中毒。

3. 心电图

窦性心动过速或各种心律失常，心肌损害，左房、左室肥大等。

4. 心力衰竭标志物

B 型利钠肽（BNP）及其 N 末端 B 型利钠肽原（NT-proBNP），其临床意义如下。

（1）心力衰竭的诊断和鉴别诊断：如 BNP < 100 ng/L 或 NT-proBNP < 400 ng/L，心力衰竭可能性很小，其阴性预测值为 90%；如 BNP > 400 ng/L 或 NT-proBNP > 1 500 ng/L，心力

衰竭可能性很大，其阳性预测值为90%。如 BNP/NT-proBNP 水平正常或偏低，几乎可以除外急性心力衰竭的可能性。

（2）心力衰竭的危险分层：有心力衰竭临床表现，BNP/NT-proBNP 水平显著增高者，属高危人群。

（3）评估心力衰竭的预后：临床过程中这一标志物持续走高，提示预后不良。

5. 血流动力学监测

漂浮导管表现为左室舒张末压、肺毛细血管楔压（PCWP）增高，PCWP≥18 mmHg。当 PCWP 在 18～20 mmHg 时为轻度肺淤血；当 PCWP 在 20～25 mmHg 时为中度肺淤血；当 PCWP 在 26～30 mmHg 时为严重肺淤血；当 PCWP 超过 30 mmHg 时出现肺水肿。

6. 超声心动图

左室射血分数降低，左室舒张末容积升高，室壁运动减弱等。

六、诊断思路

（一）急性心源性肺水肿的诊断

1. 病史

有引起急性心源性肺水肿的病因。

2. 症状和体征

发病急骤，突然出现严重呼吸困难，频繁咳嗽，咳粉红色泡沫样痰，伴烦躁不安、口唇青紫、大汗淋漓；双肺布满湿性啰音，伴有哮鸣音；心率增快，有奔马律、交替脉。

3. 辅助检查

胸片提示肺间质水肿，肺门阴影呈蝴蝶状；BNP/NT-proBNP 升高明显；心脏超声提示收缩或舒张功能不全；血流动力学提示左室舒张末压增高等。

（二）鉴别诊断

1. 急性心源性肺水肿与非心源性肺水肿的鉴别

具体鉴别方法见表5-2。

表5-2　非心源性与心源性肺水肿的鉴别

鉴别项	非心源性水肿	心源性肺水肿
病史	起病初期极少有心脏病发作	急性心脏病发作
	常有其他基础疾病	半卧位或端坐呼吸
	常平卧，并不要求坐起	往往呈低流量状态（肢体末端冰冷）
	往往呈高流量状态（肢体末端温暖）	有舒张早期奔马律
体征	无奔马律	有颈静脉怒张
	无颈静脉怒张	肺部有湿性啰音
	肺部有干性啰音	心脏扩大
心电图	往往正常	可有心肌缺血或心肌梗死或心肌肥大改变
X线	肺水肿呈肺周边分布	肺水肿呈肺门周围分布
心肌酶学改变	往往正常	可有心肌受损的酶学改变
PCWP	<18 mmHg	>18 mmHg
BNP	<100pg/mL	>100pg/mL

2. 急性呼吸窘迫综合征（ARDS）

有严重创伤、休克、感染等病史，表现为突发性、进行性呼吸窘迫，发绀，常伴有烦躁、焦虑表情、出汗等，其呼吸的窘迫特点不能用通常的氧疗法使之改善。早期体征可无异常或仅闻及双肺干啰音、哮鸣音，后期可闻及水泡音或管状呼吸音。胸片早期无异常，晚期可有大片浸润阴影，阴影中可见支气管充气征。强心、利尿治疗有效。

七、救治方法

1. 监测

①无创监测：床边监护仪持续监测心率、呼吸频率、血压、心电图和血氧饱和度等。②血流动力学监测：适用于血流动力学状态不稳定、病情严重且效果不理想的患者，如床边漂浮导管、有创动脉压力监测等。

2. 纠正缺氧

缺氧使毛细血管通透性增加引起肺水肿，而肺水肿形成后更加重了肺毛细血管缺氧，形成恶性循环，故纠正缺氧是治疗肺水肿的首要措施。可将氧气先通过70%酒精湿化后吸入，也可用1%硅酮溶液代替酒精，降低泡沫的表面张力减少泡沫破裂，改善肺通气功能。轻度缺氧患者可用鼻导管或面罩给氧，每分钟 6~8 L；重度低氧血症患者，采用无创或气管插管呼吸机辅助通气治疗，同时保证呼吸道通畅。

3. 改善静脉回流

患者应取半卧位或坐位，两腿下垂，以减少静脉回流，减轻心脏负荷，缓解呼吸困难。也可用止血带轮流缚扎四肢（1 次/15 分钟），减轻肺水肿，有效地减少静脉回心血量，待症状缓解后逐步解除止血带，但此法禁用于休克及贫血患者。

4. 治疗原发病

消除诱因，如高血压采取降压措施；选择有效抗生素控制感染；积极治疗各种影响血流动力学的快速性或缓慢性心律失常；应用硝酸酯类药物改善心肌缺血；糖尿病伴血糖升高者应有效控制血糖水平，又要防止出现低血糖；对血红蛋白低于 70 g/L 的贫血患者，可输注浓缩红细胞悬液。

5. 急性心源性肺水肿的药物治疗

（1）正性肌力药物：应用适当的正性肌力药物使左心室能在较低的充盈压下维持或增加心排血量，表现为剂量相关性的心肌收缩力增强，同时可以降低房颤时的心率，延长舒张期充盈时间，使肺毛细血管平均压下降。此类药物适用于低心排血量综合征。对伴有症状性低血压或心排血量降低伴有循环淤血的患者，可缓解组织低灌注所致的症状，保证重要脏器的血供。血压较低、对血管扩张药物及利尿剂不耐受或反应不佳的患者尤其有效。

药物种类和用法如下：①洋地黄类，此类药物能轻度增加心排血量和降低左心室充盈压；对急性心源性肺水肿患者的治疗有一定帮助。一般应用毛花苷 C 0.2~0.4 mg 缓慢静脉注射，2~4 小时后可以再用 0.2 mg，伴快速心室率的房颤患者可酌情适当增加剂量。②多巴胺，250~500 μg/min 静脉滴注。剂量个体差异较大，一般从小剂量开始，逐渐增加剂量，短期应用。③多巴酚丁胺，该药短期应用可以缓解症状，但并无临床证据表明对降低病死率有益。用法：100~250 μg/min 静脉滴注。使用时注意监测血压，常见不良反应有心律失常，心动过速，偶尔可因加重心肌缺血而出现胸痛。正在应用 β-受体阻滞剂的患者不推荐应用多巴酚丁胺和多巴胺。④磷酸二酯酶抑制剂，米力农，首剂 25～50 μg/kg 静脉注射（5～10 分钟缓慢静注），继以 0.25～0.50 μg/（kg·min）静脉滴注。此类药物可使心肌细胞内 cAMP 水平和 Ca^{2+} 增加，可使血管平滑肌细胞内 Ca^{2+} 减少，所以既可以增加心肌收缩力，同时还可以扩张动、静脉。常见不良反应有低血压和心律失常。剧烈咳嗽或伴胸痛时可予可待因 15～30 mg 口服。烦躁不安，谵妄者可服安定 5 mg 或水合氯醛 1～1.5 mg，不应用抑制呼吸的镇静剂。

（2）血管扩张剂：急性心源性肺水肿患者应用血管扩张药，可降低外周血管阻力和主动脉阻抗，提高左心室排血的效应，减低左心室充盈压，降低心脏前后负荷。收缩压 >110 mmHg 的急性心源性肺水肿患者通常可以安全使用；收缩压为 90～110 mmHg 的患者应谨慎使用；收缩压 < 90 mmHg 的患者禁忌使用。此类药在缓解肺淤血和肺水肿的同时不会影响心排血量，也不会增加心肌耗氧量。下列情况禁用血管扩张药物：①收缩压 <90 mmHg，或持续低血压并伴症状，尤其有肾功能不全的患者，以避免重要脏器灌注减少。②严重阻塞性心瓣膜疾病患者，如主动脉瓣狭窄，有可能出现显著的低血压。二尖瓣狭窄患者也不宜应用，有可能造成心输出量明显降低。③梗阻性肥厚型心肌病。常用药物种类和用法如下：①硝酸酯类药物，此类药在减少每搏心输出量和不增加心肌氧耗情况下，能减轻肺淤血，特别适用于急性冠状动脉综合征伴肺水肿的患者。静脉应用需经常测量血压，防止血压过度下降。硝酸甘油静脉滴注起始剂量 5～10 μg/min，每 5～10 分钟递增 5～10 μg/min，最大剂量 100～200 μg/min；或舌下含服每次 0.3～0.6 mg。硝酸异山梨酯静脉滴注剂量 5～10 mg/h，也可舌下含服每次 2.5 mg。②硝普钠，适用于严重肺水肿、原有后负荷增加患者。临时应用从小剂量 10 μg/min 开始，可酌情逐渐增加剂量至 50～250 μg/min，静脉滴注，疗程不要超过 72 小时。由于其强效降压作用，应用过程中要密切监测血压，根据血压调整合适的维持剂量。停药应逐渐减量，并加用口服血管扩张剂，以避免反跳现象。③rhBNP，奈西立肽。为了缓解因急性失代偿性心力衰竭而入院患者的呼吸困难，如果不存在症状性低血压，作为利尿剂治疗的一种辅助，可以考虑静脉内使用奈西立肽，其主要药理作用是扩张静脉和动脉（包括冠状动脉），从而降低前、后负荷，在无直接正性肌力作用情况下增加心排血量。该药并非单纯的血管扩张剂，还可以促进钠的排泄，有一定的利尿作用；还可抑制 RAAS 和较高神经系统，阻滞急性心力衰竭演变中的恶性循环。应用方法：先给予负荷剂量 1.500 μg/kg，静脉缓慢推注，继以 0.007 5～0.015 0 μg/（kg·min）静脉滴注；也可不用负荷剂量而直接静脉滴注。疗程一般 3 天，不超过 7 天。

（3）利尿剂：急性心源性肺水肿应用利尿药的治疗目的有两种。①使心脏前负荷减轻，缓解体循环和肺循环充血症状。②纠正由代偿机制造成的水钠潴留。首选呋塞米，先静脉注射 20～40 mg，继以静脉滴注 5～40 mg/h，其总剂量在起初 6 小时不超过 80 mg，起初 24 小时不超过 200 mg。应加用噻嗪类和（或）醛固酮受体拮抗剂：氢氯噻嗪 25～50 mg，每日 2 次，或螺内酯 20～40 mg/d。应注意低血压、低血容量、低血钾、低血钠等情况，并根据尿量和症状的改善状况调整剂量。

（4）镇静剂：主要应用吗啡。吗啡可消除患者的焦急情绪，又可反射性地扩张周围血管，减少回心血量，从而降低肺毛细血管静水压。用法为 2.5～5.0 mg 静脉缓慢注射，也可皮下或肌内注射。伴二氧化碳潴留者则不宜应用，因可产生呼吸抑制而加重二氧化碳潴留，应密切观察疗效和呼吸抑制的不良反应。伴明显和持续低血压、休克、意识障碍、COPD 等患者禁忌使用。老年患者慎用或减量。也可应用哌替啶 50~100 mg 肌内注射。

（5）支气管解痉剂：一般应用氨茶碱 0.125~0.25 g，以葡萄糖水稀释后静脉推注（10 分钟），4~6 小时后可重复一次；或以 0.25~0.5 mg/（kg·min）静脉滴注。也可应用二羟丙茶碱 0.25~0.5 g 静脉滴注，速度为 25~50 mg/h。此类药物不宜用于冠心病患者，如急性心肌梗死或不稳定型心绞痛所致的急性二氧化碳患者，不可用于伴有心动过速或心律失常的患者。

6. 急性心源性肺水肿的非药物治疗

（1）主动脉内球囊反搏（IABP）：是机械性辅助循环方法之一，适用于严重二氧化碳出现急性心源性肺水肿，甚至心源性休克的患者，可增加冠脉血流灌注，减少心肌做功，减轻心脏负荷，减少心肌氧耗，从而改善心功能。

（2）机械通气：急性心源性肺水肿患者行机械通气的指征：①出现心跳呼吸骤停，进行心肺复苏时。②并发Ⅰ型或Ⅱ型呼吸衰竭。机械通气的方式有无创呼吸机辅助通气、气管插管机械通气。

（3）血液净化治疗：急性心源性肺水肿出现高容量负荷，如严重的外周组织水肿，且对袢利尿剂和噻嗪类利尿剂抵抗；或伴有肾功能进行性减退，血肌酐 >500 μmol/L 者，可行血液净化治疗。

（4）心室机械辅助装置：急性心源性肺水肿经常规药物治疗无明显改善时，有条件的可应用此种技术。此类装置有：体外模式人工肺氧合器（ECMO）、心室辅助泵（如可置入式电动左心辅助泵、全人工心脏）。

7. 急性心源性肺水肿的基础疾病治疗

（1）缺血性心脏病所致的急性心源性肺水肿：①抗血小板治疗，对于并发急性心肌梗死和不稳定心绞痛的患者，要给予阿司匹林和氯吡格雷等强化抗血小板治疗；而对于无急性心肌梗死和不稳定型心绞痛的患者，口服阿司匹林即可。②抗凝治疗，对于急性心肌梗死和不稳定型心绞痛等患者，可根据相应指南给予低分子量肝素或普通肝素等抗凝治疗。③改善心肌供血和减少心肌耗氧的治疗，应口服和静脉给予硝酸酯类药物。④他汀类药物治疗。⑤对于因心肌缺血发作而诱发和加重的急性心源性肺水肿（主要表现有胸痛、胸闷等症状，心电图有动态的缺血性 ST-T 改变），如果患者血压偏高、心率增快，可在积极控制心力衰竭的基础治疗上慎重应用口服甚至静脉注射 β-受体阻滞剂，以利于减慢心率和降低血压，从而减少心肌耗氧量，改善心肌缺血和心功能。⑥对于 ST 段抬高急性心肌梗死，若在溶栓和急诊介入治疗时间窗内就诊并有溶栓和介入治疗指征，且在评价病情和治疗风险后，可予急诊介入治疗或静脉溶栓治疗。但此时介入治疗风险较大，必要时在应用 IABP 支持下行介入治疗更安全。⑦并发低血压和休克者，如有条件可积极给予 IABP 或 ECMO 等机械辅助支持治疗，有助于提高抢救成功率。⑧除急诊介入治疗外，冠状动脉造影和血运重建治疗应在急性心肺水肿得到有效缓解后进行。

（2）高血压所致的急性心源性肺水肿：患者应在 1 小时内将平均动脉压较治疗前降低 25%，2~6 小时降至 160/110 mmHg，24~48 小时内使血压逐渐降至正常。优先考虑静脉给予硝酸甘油，也可应用硝普钠。呋塞米等袢利尿剂静脉给予能起辅助降压之效。乌拉地尔适用于基础心率很快、应用硝酸甘油或硝普钠后心率迅速增加而不能耐受的患者。

（3）心瓣膜病所致的急性心源性肺水肿：任何内科治疗和药物均不可能消除或缓解心

瓣膜病变及其造成的器质性损害。此种损害可促发心肌重构，最终导致心力衰竭。在疾病逐渐进展过程中，一些因素尤其伴快速心室率的房颤、感染、体力负荷加重等，均可诱发心力衰竭的失代偿或发生急性心力衰竭。因此，对于此类患者早期采用介入或外科手术矫治是预防心力衰竭的唯一途径，部分无症状的心瓣膜病患者也应积极考虑采用，以从根本上改善其预后。风湿性二尖瓣狭窄所致的急性肺水肿常由快速心室率的房颤诱发，有效地控制房颤的心室率对成功治疗急性心源性肺水肿极其重要。可应用毛花苷 C 0.4~0.6 mg 缓慢静脉注射，必要时 1~2 小时后重复一次，剂量减半。效果不理想者，可加用静脉 β-受体阻滞剂，宜从小剂量开始（普通剂量之半），酌情增加剂量，直至心室率得到有效控制。此外，还可静脉使用胺碘酮。药物无效者可考虑电复律。一旦急性心力衰竭得到控制，病情缓解，应尽早考虑介入术或外科手术，以解除瓣膜狭窄。

（4）急性重症心肌炎所致的急性心源性肺水肿：①积极治疗急性肺水肿，血氧饱和度过低患者予以氧气疗法和人工辅助呼吸。伴严重肺水肿和心源性休克者应在血流动力学监测下应用血管活性药物。②药物应用，糖皮质激素适用于伴有严重心律失常（主要为高度或三度房室传导阻滞）、心源性休克、心脏扩大的患者，可短期应用。α干扰素和黄芪注射液用作抗病毒治疗。C 族维生素静脉滴注以保护心肌免受自由基和脂质过氧化损伤。由于细菌感染是病毒性心肌炎的条件因子，治疗初期可使用青霉素静脉滴注。但药物治疗的疗效因缺少临床证据而难以评估。③非药物治疗，严重的缓慢性心律失常伴血流动力学改变者应安置临时起搏器；伴严重泵衰竭患者可采用心室辅助装置；血液净化疗法有助于清除血液中大量的炎症因子、细胞毒性产物及急性肝肾功能损害后产生的代谢产物，避免心肌继续损伤。

八、最新进展

急性心源性肺水肿发作时，左心室功能减退，心排出量急剧减少，心室舒张末压迅速升高，肺静脉回流不畅，导致肺毛细血管内压力急剧上升，肺淤血、肺毛细血管通透性增加，使肺间质、肺泡滞留过量液体，肺泡表面活性物质减少，肺的顺应性降低，动静脉分流增加，通气/血流比例失调，出现低氧血症和呼吸困难。氧疗是治疗肺水肿的一个重要措施，但急性心源性肺水肿发生时，由于肺间质及肺泡水肿等原因，普通的鼻导管吸氧及常规药物治疗等措施效果不佳，病死率较高。传统观念认为，机械通气可减轻左心室的前负荷，改善肺水肿和气体交换，但减少回心血量、抑制心肌收缩、降低心排血量，因此严重心力衰竭常作为机械通气的相对禁忌证。近年来，随着 NPPV 专业技术的进步和临床实践研究的发展，认为机械通气适当应用，可显著改变肺泡内压和胸腔负压的不正常状态，不仅能改善气体交换，而且能改善左心功能，这与传统理论有很大不同。国内外较多文献报告 NPPV 治疗性心源性肺水肿优于常规药物治疗，充分显示了其有效性和安全性。2008 年欧洲心脏病学会在急、慢性心功能不全诊治规范中，将无创通气治疗急性心源性肺水肿引起的低氧血症列为ⅠA类证据。

无创正压通气改善急性心源性肺水肿的机制有：①正压通气可减少呼吸肌做功，降低氧耗量。②胸内正压作用于心室壁，降低心室跨壁压，抵消左室收缩时需要对抗的胸内负压，并能反射性抑制交感神经的兴奋性，降低外周血管阻力，减轻心脏后负荷；胸膜腔内压升高，体循环回心血量减少，减轻左心前负荷。③吸气时气道正压给氧能增加肺泡内压，减少肺水肿时肺泡毛细血管液体渗出，减轻肺泡的间质水肿，气流使气道内泡沫破碎，增加潮气量和肺顺应性。

如存在心跳或呼吸停止、意识障碍、误吸危险性、呼吸道保护能力差、气道分泌物清除障碍和多器官功能衰竭等绝对禁忌证或 NPPV 效果差时，则需气管插管有创机械通气。如存在血流动力学不稳定，不稳定的心律失常、消化道大出血、严重感染、排痰障碍等相对禁忌证时，需特别认真权衡 NPPV 的利弊后再实施。

急性心源性肺水肿早期使用无创正压通气治疗，有利于提高抢救成功率，缩短病程，避免了气管切开或气管插管，减少了有创治疗中的并发症，有进一步探讨和推广应用价值。

（徐　刚）

第六章

循环系统疾病

第一节 预激综合征

预激综合征是指冲动经附加通道下传，提早兴奋心室的一部分或全部，引起部分心室肌提前激动。已知的旁路有：①房室旁道（Kent 束）：大多位于左、右两侧房室沟或间隔旁，连接心房肌和心室肌。②房结旁道（James 通路）：心房与房室结下部或房室束的通道，为连接房室结远端或房室束或束支近端与室间隔的通路。预激伴房颤是一种潜在危及患者生命的心律失常。如果旁路的前向不应期短，心室率可以极快，从而导致室颤。

1. 心电图特点

房室旁道最为多见，其心电图表现为 PR 间期 <0.12 秒，QRS 波延长达 0.11 秒，QRS 波起始部粗钝，形成所谓 δ 波，有继发性 ST-T 改变。当提早的激动经房室旁道前传，由房室结逆行传导，则形成逆向型房室折返性心动过速，其 QRS 波宽大、畸形，极易与室性心动过速混淆。

2. 治疗

（1）无症状性预激综合征患者预后良好，可以观察随访，无须治疗。但对于高风险职业的患者如学校班车司机、飞行员、水下作业人员则应予以射频消融治疗。

（2）发生逆向房室折返性心动过速或经旁道下传的心房颤动、心房扑动时，应仔细诊断，积极处理。此时不能使用洋地黄和维拉帕米，因其能缩短旁道不应期，使心室率明显增加，甚至发展成室颤。药物可选用普罗帕酮、胺碘酮、伊布利特或普鲁卡因胺，同步直流电击复律为一安全有效的手段。

（3）预激伴房颤及发作房室折返性心动过速患者应选用射频消融术根治。

（包海兰）

第二节 遗传性心律失常综合征

一、先天性长 QT 综合征

先天性长 QT 间期综合征是因编码心肌细胞膜离子通道蛋白的基因突变，导致离子通道功能障碍，而引起的一组心律失常综合征，临床上以 QT 间期延长、QT 易变、尖端扭转型

全科医学科疾病治疗及预防实践

室性心动过速以及发作性晕厥、心脏性猝死为特征，是儿童和年轻人发作性晕厥和意外猝死的主要病因。

1. 发病机制及基因特征

先天性 LQTS 属于遗传性离子通道疾病，涉及编码跨膜钠通道蛋白和钾通道蛋白的许多突变基因。目前已经确定了 15 种先天性 LQTS 基因的亚型。

2. 临床特点

LQTS 的临床表现主要是尖端扭转型室速（TDP）反复发作，临床症状为头晕、癫痫发作、昏厥甚至猝死。单次发作通常历时短暂，自动终止，而快速连续发作易引起晕厥和猝死。

3. 心电图特点

①大多数先天性 LQTS 患者 QTc 间期 >460 ms。②T 波异常和 U 波异常，T 波变得宽大畸形，双向，切迹，双峰或易变。T 波改变也是 LQTS 特征性表现，反映了复极的电不稳定性，尤其 QTc 在正常范围或基线高值的患者，可以协助诊断。③先天性 LQTS 有超过 1/3 的患者发生窦性停搏或严重窦性心动过缓，多见于 LQTS3 患者。④QT 间期离散程度增加。⑤尖端扭转型室速（TdP），TdP 典型的心电图特征是 QT 间期延长的多形性室速。

4. 诊断要点

目前的诊断主要依靠家族史，不明原因的昏厥和 ECG 上 QTc 延长。心脏结构正常的女性 QTc≥480 ms，男性 QTc≥460 ms 伴有症状基本可以确诊。对于 QTc 处于临界值的患者（440 ms < QTc < 460 ms），需进一步做运动试验及动态 ECG 检查，以掌握尽可能多的患者信息。运动试验过程中，LQTS 患者在运动末和（或）恢复早期会有 QT 间期的显著延长，而正常个体无此变化，借此可鉴别 QTc 处于临界值的个体。遗传学检测由于技术的原因或可能存在其他致病基因，即使在最先进的研究室目前也只有 50% 的阳性检出率，但遗传学手段最终将成为临床诊断的金标准。

5. 鉴别诊断

后天获得性 LQTS 常由后天因素导致，包括药物（抗心律失常药物及三环抗抑郁药等）、低钾血症、低镁血症、低钙血症、重度心率缓慢、可卡因滥用、有机磷中毒、蛛网膜下隙出血、卒中、心肌缺血、液体蛋白饮食、饥饿、自主神经病变和 AIDS 等，在去除后天因素后 LQTS 常会消失。

6. 治疗

（1）避免使用延长 QT 间期的药物，预防和治疗电解质紊乱，避免参加竞技性运动。

（2）β-阻滞剂：首选药物，所有 β-阻滞剂都有效，普萘洛尔 [2 ~ 3 mg/(kg·d)] 和纳多洛尔 [每天 0.5 ~ 1 mg/（kg·d）] 为最常用，普萘洛尔用至患者最大耐受量。

（3）心脏起搏和 ICD：起搏器通过预防窦性停搏或心动过缓增加了对 LQTS 患者处理的有效性，但它不能作为 LQTS 的唯一治疗措施，最好是起搏器联合应用 β-阻滞剂。以前出现过心搏骤停的患者在使用 β-阻滞剂的同时，应进行 ICD 植入治疗。接受适当剂量 β-阻滞剂治疗，仍出现昏厥或心室性心律失常的患者，在接受 β-阻滞剂的同时，建议 ICD 植入治疗。

（4）左心交感神经切除术（LCSD）：患者使用 β-阻滞剂没有效果、不耐受、有使用禁忌；对 ICD 植入治疗有禁忌或拒绝 ICD 植入治疗；使用 β-阻滞剂加 ICD 植入治疗出现多次

— 114 —

电休克症状时，建议行左侧心交感神经切除术。

（5）其他治疗：LQTS 的分子生物学发现提示，针对钠和钾通道基因突变可进行特异治疗，特别对 LQTS3 患者，钠通道阻滞剂如美西律、利多卡因可能有一定疗效；对 LQTS2 和部分 LQTS1 患者，应用钾通道开放剂或增加细胞外钾浓度值得考虑。

（6）无症状 LQTS 患者的治疗：长期使用 β-阻滞剂是无症状 LQTS 患者的治疗选择，剂量宜最大化。

二、短 QT 综合征

特发性短 QT 综合征是近年来发现的又一种可致心律失常性猝死的离子通道病，本综合征极为少见。SQTS 的发病机制至今尚未完全明了。本病有家族遗传性，具有心房颤动、晕厥、猝死的高发生率，心电图特点为持续的短 QT 间期，电生理检查发现心房、心室有效不应期缩短，易触发心室颤动。

1. 临床特点

SQTS 可发生于婴幼儿、青少年和中老年人，多数患者有心悸、头晕等症状，且有晕厥、心搏骤停、猝死或猝死家族史。但经过常规检查未发现心脏结构异常和其他器质性心脏病，也无电解质紊乱和特殊服药史。

2. 心电图特点

体表心电图 QT 间期明显缩短。

3. 诊断要点

根据心电图短 QT 间期及晕厥、心搏骤停、猝死或猝死家族史可以诊断。当 QTc ≤ 330 ms 时，可被诊断为短 QT 综合征；当 QTc ≤ 360 ms 时，如果患者有确定的病理性病变、短 QT 综合征家族史或有 40 岁之前出现突发性死亡的家族史，也应当考虑短 QT 综合征。

4. 治疗

心搏骤停幸存者和（或）有自发性持续室性心动过速时，应进行 ICD 植入；短 QT 综合征无症状患者、有心脏性猝死家族史，可考虑植入 ICD 或使用奎尼丁。

三、Brugada 综合征

Brugada 综合征是以心电图上表现 $V_1 \sim V_3$ 导联 ST 段抬高，多形性室速或室颤发作，临床上反复发作心源性晕厥或猝死，心脏结构无异常发现为特征的临床综合征。

1. 发病机制及基因特征

Brugada 综合征是由常染色体显性遗传形式的基因决定的病征。分子生物学研究发现 Brugada 综合征的发生与内向钠离子流或钙离子流减少，或外向钾离子流增加有关。

2. 临床特点

该病男女发病率差异明显，男女比例一般为 8：1，多为年轻男性，主要症状为晕厥或猝死，多在夜间睡眠中发生。心内电生理检查大部分可诱发多形室速或室颤。超声心电图检查无特异性改变。Brugada 综合征有家族遗传倾向性，因此发现该症患者后，应对其家系进行心电图普查。

3. 诊断要点

①$V_1 \sim V_3$ 导联 ST 段呈 Ⅰ 型改变，或基础心电呈 Ⅱ、Ⅲ 型改变，经药物试验后转变为

Ⅰ型者。②心源性晕厥或心脏猝死。③多形性室速。④电生理检查可诱发室速或室颤。⑤除外其他心脏疾患或经各种检查未发现有器质性心脏病。⑥心脏性猝死的家族史。

4. 治疗

①生活方式改变：避免酗酒及暴饮暴食；避免使用导致 ST 段抬高的药物。②药物治疗：目前药物治疗和预防室性心律失常的疗效不乐观。Brugada 综合征患者建议使用奎尼丁或异丙肾上腺素治疗电风暴。奎尼丁可阻断瞬间外向钾离子流（Ito），异丙肾上腺素可增强钙离子流（Ica）并具有 β-受体激动作用，二者可能减少 Brugada 综合征室颤的发作。奎尼丁应用时应当给予大剂量 1 200 ~ 1 500 mg/d，禁用包括普鲁卡因胺、氟卡尼、普罗帕酮、双异丙吡胺等其他Ⅰ类抗心律失常药，β-受体阻断剂和Ⅲ类药胺碘酮对猝死无预防效果。③非药物治疗：植入型心律转复除颤器（ICD）是迄今为止被唯一证明能有效预防心脏性猝死的治疗方法。对心搏骤停幸存者和（或）有自发性持续心动过速记录的患者，应行 ICD 植入治疗；Ⅰ型心电图改变伴有昏厥史的 Brugada 综合征患者，建议行 ICD 植入治疗；对于程序性心室刺激诱发室颤的 Brugada 综合征患者，可考虑 ICD 植入治疗。对有心律失常发作或反复的 ICD 不适当电击者，可考虑使用导管消融术。对于 Brugada 综合征并有电风暴史，有 ICD 植入禁忌证或拒绝使用 ICD 植入治疗，需要对室上性心律失常进行治疗的患者，建议使用奎尼丁治疗。

四、儿茶酚胺敏感性多形性室性心动过速

儿茶酚胺敏感性多形性室性心动过速（CPVT）是一种以运动或情绪激动时出现双向性或多形性室性心动过速，导致晕厥和猝死为特征的遗传性疾病。

1. 发病机制及基因特征

CPVT 呈明显的家族聚集性，有常染色体显性遗传和隐性遗传两种形式，并分别与基因 RyB2、CASQ2、锚定蛋白 B 基因的突变有关。部分患者并不存在基因突变，对他们的病因和发病机制目前所知甚少。

2. 临床特点

患者无心脏结构的异常，多数患者在 10 ~ 20 岁出现症状。运动或情绪激动引起的晕厥是 CPVT 的典型症状，但成年患者发生晕厥者相对较少。发作时可表现为面色苍白、头晕、全身无力，严重时可出现意识丧失，可伴有惊厥、抽搐、大小便失禁等表现，数秒或数分钟后患者可自行恢复意识。猝死可能是一些患者的首发症状，14% ~ 33% 的患者有晕厥或猝死的家族史。

3. 心电特点

①静息心电图的形态无明显异常，QT 间期在正常范围内，但心率普遍偏慢。发作时，特征性的心电图表现是双向性 VT，电轴左偏与电轴右偏逐跳交替。也有部分患者表现为多形性 VT/VF。②运动负荷试验中，当心率达到 120 ~ 130 次/分时，开始出现室性期前收缩，随后室性期前收缩的次数逐渐增多，呈二联律或三联律，并表现出多形性，最终导致双向性或多形性 VT。心室晚电位多表现为阴性。③心内电生理检查对 CPVT 的诊断价值有限。

4. 治疗

避免进行竞技性体育活动、剧烈运动及处于应激的环境。治疗 CPVT 首选 β-受体阻滞剂；对于致病基因的携带者，特别是儿童，即使在进行阴性运动测试之后，也应服用 β-受

体阻滞剂进行一级预防。关键是足量、终生的 β-受体阻滞剂治疗。尽管进行了最优的 β-阻断剂治疗，但是仍出现心搏骤停、复发性昏厥、多形性/双向心室性心搏过速的 CPVT 患者，应进行 ICD 植入治疗，如患者拒绝 ICD 植入或没有条件进行 ICD 植入治疗，建议使用氟卡尼治疗。携带 ICD 的 CPVT 患者，为了减少 ICD 休克风险，除了使用 β-受体阻滞剂外，也建议使用氟卡尼治疗；对于 β-受体阻滞剂不耐受、有禁忌证的患者，或进行了 β-受体阻滞剂治疗或 β-受体阻滞剂加氟卡尼治疗后，仍出现心搏骤停、复发性昏厥、多形性/双向心室性心搏过速的 CPVT 患者，可考虑进行心交感神经切除术。不建议使用侵入性电生理检查及程序性心室刺激对心脏性猝死进行风险分级。

五、进行性心脏传导障碍性疾病

进行性心脏传导障碍性疾病是一类以心房和心室传导系统阻滞为特征的疾病，常由心脏传导组织退行性变引起，与遗传因素有关，称为 Lenegre 病，常见的异常相关基因有钠通道基因 SCN5A、钙激活通道基因 TRPM4 和 LMNA 等。心脏传导障碍可单独存在，也可伴有先天性心脏病、心肌病等。

临床特点：发病年龄较低，最初心电图表现为右束支传导阻滞，随年龄增长逐步进展为双束支阻滞和三度房室传导阻滞，或表现为 PR 间期进行性延长，可有明显的家族史。

治疗：仅有右束支阻滞或并发左前分支阻滞没有明显临床症状者，需要密切观察，无须特殊药物处理。可抑制心肌纤维化进展的 ACEI/ARB、醛固酮受体拮抗剂和他汀类药物效果不明确。当患者并发其他心律失常，需用抗心律失常药物时，应特别注意药物对心脏传导系统的影响。对于有症状的二度或以上的房室传导阻滞患者可植入永久性心脏起搏器。

六、早复极综合征

早复极综合征可能是一种多基因遗传病并且受非遗传因素的影响，心电图表现为两个或更多相邻导联 J 点和 ST 段抬高。变异基因包括 KCNJ8、L 型钙离子通道基因 CAC-NAIC、CACNB2B、CACNAD1 等。

早复极综合征的心电图表现在临床上比较常见，其中少数患者与心律失常死亡相关。此外，早复极综合征和 Brugada 综合征的心电图表现有重叠，短 QT 综合征患者中早复极现象也较常见。需要识别早复极心电图改变中的高危者，因此诊断该综合征需慎重。心电图上连续两个或两个以上的下壁和（或）侧壁导联上 J 点抬高≥2 mm；或不明原因室颤/室速复苏后的患者；心电图上连续两个或两个以上的下壁和（或）侧壁导联上 J 点抬高≥1 mm，可诊断为早复极综合征。

治疗：对于有晕厥或心搏骤停病史的早复极综合征患者应植入 ICD。有高危的心电图表现（J 波振幅高，水平型或下斜型 ST 段抬高），有明确的猝死家族史的无症状患者，也可考虑植入 ICD。无法植入 ICD 的患者，可考虑长期口服奎尼丁。无症状的早复极综合征患者不应植入 ICD。

（刘美玲）

第三节　心源性猝死

心源性猝死（sudden cardiac death，SCD）是指由于心脏原因引起的、以意识突然丧失为前驱表现的生物学死亡。其特点为死亡发生的时间和形式具有不可预测性，从出现意识丧失到死亡，往往在 1 小时内。意识丧失的机制为心搏骤停导致突然失去有效的血流灌注。不管是看起来健康的人，还是已知有心脏疾病的人，都有可能突然发生心源性猝死，还可以是任何系统疾病终末期共同的最终致死原因。

一、心源性猝死的生物学模式和临床分期

目前认为，心源性猝死的主要发病基础为心脏结构的异常。心脏结构异常导致心脏功能学改变，使心肌的稳定性降低，引发各种致死性心律失常，构成了心源性猝死的生物学模式。在该模式中，短期或者长期的结构异常并发功能上的改变，容易使室性期前收缩进展为室速或者室颤。心源性猝死根据病情进展情况可大致分为前驱期、发病期、心搏骤停期和生物学死亡期。

前驱期：近数几个月或数天来曾出现过明显的胸闷、心慌、心悸乏力等临床不适症状，但多不典型。

发病期：心血管状态发生异常变化，患者多出现剧烈胸痛、心悸并可伴有呼吸困难，严重时可引发眩晕。

心搏骤停期：主要表现为发意识丧失，多数患者可同时伴有四肢抽搐。心搏骤停发作时血液循环随即停止，但脑组织与脑血管尚且可以进行气体交换，血液中残存的氧气尚可刺激呼吸中枢，诱发叹息样、短促痉挛性呼吸，待氧气消耗殆尽之后，呼吸便会停止。血液循环完全终止后便可出现皮肤苍白、发绀，瞳孔散大固定，当憋尿肌和肛门括约肌逐步松弛后还可出现二便失禁。

生物学死亡期：大部分患者在心搏骤停后 4~6 分钟之内开始发生不可逆脑损害，最终过渡到生物学死亡。

心搏骤停的症状和体征依次可能为：①心音完全消失。②大动脉搏动消失，血压测不出。③突发意识丧失，10 秒内可出现一过性全身抽搐。④心脏停搏 20~30 秒内可出现叹息样呼吸，随即停止。⑤心脏停搏 3 秒后患者可迅速陷入昏迷。⑥瞳孔逐步散大固定。但此期尚未到生物学死亡，如予以适当的抢救，有复苏的可能。

二、心源性猝死的心电学表现

心源性猝死的心电学表现有以下 3 种：①致死性快速性心律失常，主要指室颤（VF）和无脉性室性心动过速（PVT）。②缓慢性心律失常和心室停搏。③无脉性电活动（PEA）。

室性心律失常是心源性猝死时最常见的电活动机制，包括室颤和无脉性室性心动过速。如果出现宽 QRS 波群的持续性心动过速，首先要考虑是室性来源，往往属于高度危险。大多数宽 QRS 波群的心动过速都要作为急症紧急处理，而大多数的窄 QRS 波群的心动过速，处理的紧迫性相对要低。

器质性心脏病患者极易发生持续性室性心动过速，对这一类患者，室性心动过速往往是

致命性心律失常的前兆，可能发生心源性猝死。持续性室速表现为：QRS 波群时限 > 0.12 秒，平均向量与正向传导冲动的 QRS 向量相反；大多数的室速心率在 140 ~ 200 次/分，但也可以 < 140 次或 > 200 次/分；持续性室速在电活动上可以是稳定的（如心率相对较慢的单一形态室速）；也可以是不稳定的（如多形性室速或心率超过 190 ~ 200 次/分的单一形态室速）。心率较慢的单一形态室速往往耐受性较好；而心率快的室速常伴有低血压和低灌注，后者应作为致命性心律失常，可以导致猝死（如室速/室颤引起心搏骤停）。

在小部分患者中，心搏骤停最早出现的心律异常表现为严重的心动过缓、心跳停止或无脉电活动。这些异常心律可能是心搏骤停的真正原因，也有可能是室速或室颤未得到合适治疗的结果。用电复律终止室速或室颤以后也可出现无脉电活动。如果存在缺氧等诱发因素，无脉电活动为继发性的；如果在原有心脏异常的基础上发生，则为原发性无脉性电活动。经过积极的治疗以后，室性心动过速患者存活的可能性要比缓慢性心律失常或心脏无收缩状态高得多。无论何种原因，对于发生心源性猝死的患者来说，决定能否能抢救成功的最主要因素是开始复苏到心律转复之间的时间间隔。

由于潜在的危险和治疗不同，区分室上性与室性心动过速十分重要。窄 QRS 波的心动过速往往是室上性的，但是室速偶尔在一两个导联上也会出现窄 QRS 波群，图形类似室上速。一些室内差异传导（如左右束支传导阻滞）的患者在发生室上速时也会出现宽大波群，此时 QRS 向量与正常窦性节律相似。临床上，可以根据 12 导联心电图，用 Brugada 四步法对宽 QRS 的心电图图形进行鉴别诊断。室上速心率很快时，出现功能性束支传导阻滞可能导致 QRS 波增宽和短暂的电轴漂移。

目前认为，以下两种情况的室上速可引起致命性心律失常，需要即刻治疗。一种情况是冠状动脉高度狭窄的患者，由于此时冠状动脉血流依赖于心肌舒张时间的长短，心率加快可引起心肌缺血，这种患者的心律失常需紧急治疗，必要时使用直流电复律来迅速减慢心率。另一种情况是预激综合征伴房颤的患者，由于旁道不应期较短，心室率可达 300 次/分以上，此时可能发生低血压、室速或室颤，需要立即治疗。

三、心源性猝死的常见病因和危险因素

心源性猝死的发生与心脏的原发疾病关系密切，因此在不同的人群中，发生比例并不相同。在一般性人群中是散发的，发生率极低。在全球的范围内，心源性猝死的发病率缺乏确切的数字。实际上，在所有的自然死亡中，约 12% 属于猝死，这其中的 90% 和心脏原因相关。我国缺乏心源性猝死的相关流行病学资料。根据美国对于急诊室抢救数据库和死亡证明的分析，心源性猝死总体发病率为 0.1% ~ 0.2%，美国每年因此而导致的死亡为 30 万左右。根据心源性猝死的发病特点，推测我国的总体发病率和美国相似，结合人群基数，心源性猝死的人数相当可观。在高危人群中，心源性猝死的发生率 > 30%。但是在人群绝对数量上，一般性人群的发生例数要远远高于高危人群。

在西方国家，冠心病是 80% 以上心源性猝死的病因，另外 10% ~ 15% 由心肌疾病所致。我国情况类似，20% ~ 30% 的冠心病患者，其首次发病的临床表现就是心源性猝死，因此，现在已经将心源性猝死定义为心肌梗死的一种类型。

由于心源性猝死的发病率并不高，因此，希望用一种方法对总人群进行干预，减少心源性猝死发生的价值不大。但是，认识心源性猝死的高危因素，在人群中识别高危人群，进行

相关的干预可带来明显获益。传统上，由于80%以上的心源性猝死的病因为冠心病，而冠心病的危险因素比较稳定且易于识别，在早期的猝死研究中，一般将冠心病的危险因素直接作为心源性猝死的危险因素。现代研究发现，心源性猝死的危险因素还有自身的特点。

在年龄上，成人的冠心病随着年龄增加而增多。心源性猝死的高峰发病见于2个年龄段：出生到6个月以内、45～75岁之间。心源性猝死男性高于女性。在一项多人群的研究中发现，65岁之前，男性心源性猝死是女性的4～7倍，大于65岁的人群中，男女比例为2：1。由于绝经后，女性的冠脉事件危险增加，心源性猝死的危险也成比例升高，经典的冠心病危险因素，如吸烟、糖尿病、高脂血症等，对女性的冠脉事件也具有预测性。

目前，研究者已经认识到，时间参数和心源性猝死相关。在流行病学分析中发现，人群心源性猝死的危险在时间上存在每日性、每周性和季节性3种模式。高危的时间一般在早上、每周一和冬季。在主要心血管事件发生以后的16～18个月，生存曲线中心源性猝死的发生迅速下降。因此，发病后存在危险的时间依赖性，最有效的干预在事件的早期，与对照组比较，早期的有效干预，可以使各种心脏事件后存活人群的生存曲线在远期发生分离。

生活方式和精神因素也对心源性猝死的发生产生影响。Framingham研究证实，30～59岁吸烟者的猝死危险每10年增加2～3倍，同时，吸烟也可以导致冠心病患者猝死的比例增加。在一项310例院外心搏骤停抢救存活患者的研究中，如果此后仍然抽烟者，3年内再发心搏骤停的比例为27%，停止吸烟者为19%（$P < 0.05$）。同样在Framingham研究中，发现随着相对体重的增加，冠心病患者心源性猝死的百分比呈线性增高，从39%增高到70%。急性的精神社会压力是心源性猝死的危险因素。研究证实，心源性猝死的发生，受到社会和经济压力的影响。在健康、工作、家庭以及个人、社会等多个领域的研究中，发现急性冠脉事件发生者，在之前6个月，这些方面已经发生改变，在心源性猝死患者中尤为明显。

在没有心脏器质性疾病的患者，常规心电图或者24小时心电监护中发现的室性期前收缩，并不是心源性猝死的危险因素。在心肌梗死后的患者，对无症状性室早用抗心律失常药物进行干预，还会增加病死率。心力衰竭的患者往往并发频发室性期前收缩或短阵室速，在临床研究中发现，重度心力衰竭患者的室性期前收缩或者短阵室速的发生频度较中度心力衰竭患者要高，但是，后者中发生心源性猝死的比例更高，提示心力衰竭患者的室性期前收缩或短阵室速和心力衰竭的严重程度相关，并非属于心源性猝死的独立危险因素。

因此，心源性猝死的发生过程是在各种危险因素的作用下，导致心脏发生不同情况的病变和电活动改变，在一定的促发因素存在时突然发生。尽管认识到了这些危险因素，由于心源性猝死发生突然，进展迅速，因此，有效的治疗是影响生存的重点。

四、心源性猝死的治疗

（一）基本生命支持

发现心搏骤停或心源性猝死的患者，应该立即实施心肺复苏（CPR），包括基础生命支持（BLS）和高级生命支持（ACLS）。20世纪60年代，人们发现有效的胸外心脏按压可以极大提高院外心源性猝死的存活率，50年来的实践证明，有效的CPR是猝死抢救的关键环节。在BLS中，"四早"组成了患者的生存链，即尽早识别和呼救、尽早CPR、尽早除颤、尽早进入ACLS。美国心脏协会和急救医学学会根据循证医学，为BLS/ACLS制定了实践指南，每隔5年更新一次。

一旦发现意识丧失的成年患者，应该立即拍击患者肩部并呼叫患者，判断患者情况，如果患者没有反应，立即启动急救程序，呼叫其他救护人员，准备除颤仪等。判断意识的过程不能短于 5 秒，也不能超过 10 秒。在新版的心肺复苏指南中，将原有的 ABCD（即开放气道、人工呼吸、胸外心脏按压和除颤）更新为 CABD，将胸外心脏按压提前，以提高心肺复苏的成功率。其中，复苏的核心问题如下：

1. 胸外按压

胸外按压的频率为 100 次/分，按压和人工呼吸的比例为 30：2，考虑到通气、给药等引起按压的暂停，建议按压要快速、有力。按压的定位是两乳头连线的中点。

2. 人工呼吸

使用"抬头举颌"法，开放气道，并去除气道内异物。每次有效吹气时间为 1 秒，如果条件具备，尽早气管插管，人工通气的频率为 10～12 次/分。

3. 电除颤和电复律

多数心搏骤停由室颤引起，且自行恢复正常者极少。有研究指出房颤引发心搏骤停后患者能够成活主要取决于除颤的速度，除颤治疗每延迟 60 秒，患者成活的概率机会降低 7%～10%。除颤的指征为室颤和无脉性室速。体重不超过 90 kg 的室颤患者，90% 可通过 360 J 的直流电击恢复正常节律。初次电击不能使患者恢复有效节律提示预后不良。目前建议一次除颤成功，因此，如果使用单相波的除颤仪，初始电击能量为 360 J，如果初始电击能量小于 300 J 则不能对心搏骤停患者产生任何效果；双相波的除颤仪为 150 J，如果无法判断除颤仪的波形，初次除颤可以选择 200 J 的能量。在一次电击后，应再做 5 个循环的心肺复苏，再检查患者是否恢复了自主脉搏；如果仍无搏动，进行第二次电击，然后静脉用肾上腺素 1 mg。如果还是没有脉搏，则在下一次电击前重复 5 个循环的心肺复苏。肾上腺素可每 3～5 分钟重复使用一次，其间穿插电除颤，但是大剂量的肾上腺素并不能产生更多效果。可一次静脉给予 40 U 血管升压素，作为替代肾上腺素的治疗方法。

胸前锤击目前已经很少使用，该方式是否取消，还存在争议。研究认为，一次锤击将室速转变为窦性心律的成功率仅为 11%～25%，极少数患者可以通过胸前锤击纠正室颤，这是因为胸前锤击造成的直接暴力可能导致心搏骤停或者心肌电机械分离，故尚有脉搏的室速患者禁止行胸前锤击。若患者突发心脏停搏，周围无监护仪器，无除颤仪，无脉搏，无自主意识，可在 1 分钟内行紧急抢救并予胸前锤击，具体操作要点包括：①拳头上举 20～30 cm。②锤击点位于胸骨下 1/3 处。单次胸前锤击后产生的机械刺激可能作用于心脏，引起机械电活动，进而令心脏收缩，心律失常终止，正常心律和循环恢复。若心律失常患者神智尚清，可通过有意识地咳嗽增加胸腔内压力，传导机械刺激的方法纠正心律失常，这种方法又被称为"咳嗽复律"或"咳嗽诱致心脏压缩"法。

4. 静脉通道

尽早建立静脉通路对于心源性猝死患者的抢救而言至关重要。如果条件具备，应该在确认患者意识丧失时，在 BLS 同步立即开通静脉通道、给氧和监护，即"Ⅳ-O_2-Mornitor"。目前建议的给药途径有静脉途径、气管内途径和骨内途径。外周静脉给药，到达中央循环时间长，需要 1～2 分钟，因此，在每一次给药以后，需于 10～20 秒内经静脉快速推注 20 mL 生理盐水令末梢血管充盈，促进药物代谢。若患者自主循环丧失，宜行中心静脉穿刺并置管，快速补液扩充血容量，促进循环代谢。目前有研究指出在抢救心源性猝死患者过程中，宜首先行心肺复苏，并根据心电图情况选择合适的处理措施，快速开通气道，建立静脉通路，去甲肾上腺素、异丙肾上腺素等药物应在上述抢救措施效果不佳的情况下应用，而非首选应用药物。另有研究指出，近心静脉给药到心脏搏动恢复的平均时间为 127 秒，气管内给药到心脏搏动恢复的平均时间为 132 秒，心内给药到心脏搏动恢复的平均时间为 139 秒，因此，现在已经不再使用心内给药。

（二）高级生命支持

ACLS 指在院内进行的进一步抢救过程。包括气道建立和给氧，其中气管插管是最主要也是最重要的一种气道建立途径；除颤和病因处理。在进行高级生命支持的过程中，要注意发现 SCD 的可逆性原因并对其进行相应的处理。

与 BLS 的单人或者两人进行复苏不同，ACLS 时提倡医疗团队进行操作。一个相互信任和高效合作的团队是心源性猝死救治成功的关键。一般抢救团队由 6 个人组成，包括一位医生作为组长，负责抢救的指挥和协调；一位医生管理气道；一位医生负责胸外心脏按压，在保证按压暂停时间最短的前提下，每 5 个循环左右，可以和管理气道的医生进行互换；一位医生或者护士负责静脉给药，在每次组长给予医嘱以后，实施医嘱，并口头大声重复医嘱；一位医生负责除颤，服从组长指挥，实施除颤；一位医生或者护士对抢救过程中所有的医嘱进行记录，同时记录抢救过程。

在 ACLS 中，各位成员服从组长的统一指挥，有效合作，在遇到疑问时及时交流，进行建设性的沟通十分重要。在发生心源性猝死以后，医生立即形成一个有效的团队是困难的。因此，要对重点科室的医生进行 ACLS 的培训，反复进行配合，培养团队精神。复旦大学附属华山医院根据 AHA 的指南，对心内科、麻醉科、急诊医学和重症监护室的医生进行了 ACLS 的培训，颁发合格证书，有效期为 2 年，之后重新进行培训，并根据最新的指南进行及时更新。实践证明，通过正规、反复地培训，医生团队合作更好，可以提高院内心源性猝死抢救的成功比例。

（三）药物使用

心肺复苏期间，应尽早建立静脉通道，给予适当的药物。但是，现已肯定，药物可在电除颤前（直到除颤仪充电为止）或随后给予，给药时机的重要性小于要求胸部按压的最小中断。药物主要为血管升压药和抗心律失常药物。

1. 血管升压药

肾上腺素、去甲肾上腺素及异丙基肾上腺素三联用药在新版指南中已废止。无论何种原因，发生猝死以后建议使用的血管升压药物为肾上腺素、血管升压素和阿托品。肾上腺素为首选用药，适用于所有类型的心搏骤停患者。用法为每次静注 1 mg，每 3 ~ 5 分钟重复 1 次，剂量可以加倍。血管升压素为仅次于肾上腺素的证实有效性高的药物，在美国使用较多，也是心肺复苏指南的第二种推荐用药，可以用于所有类型的心搏骤停患者，用法为 40 U 一次性静注，单剂量可代替第一次或第二次剂量的肾上腺素，国内由于情况不同，可以根据情况使用。阿托品的适应证为已经证实的心室停搏和无脉性电活动，用法为每次静注 1 mg，可重复给予至总剂量 3 mg。

2. 抗心律失常药

在心肺复苏的指南中，推荐使用的是胺碘酮、利多卡因和镁剂。首次剂量血管升压药后，尤其在第二次或第三次电除颤后持续存在室颤/无脉性室速时，可考虑给予抗心律失常药。有证据表明，此时胺碘酮优于利多卡因。胺碘酮对于多次直流电击和使用肾上腺素后仍然持续室颤或无脉室速的患者，或心脏复律后再发室颤或室速的患者，能保持或者增加心脏电活动稳定。胺碘酮使用方法为：静脉注射 150 mg，必要时重复 1~2 次，之后 6 小时以 1 mg/min 速度滴入，第一个 24 小时的最大的累积剂量为 2 200 mg。胺碘酮不需要常规用于对除颤反应良好并能保持稳定节律的患者，但对于除颤和给氧后室速或室颤复发者，推荐使用胺碘酮。也有研究表明，如果有充分临床证据证实心搏骤停是由急性冠脉综合征引起时，利多卡因（首次 1~1.5 mg/kg 静注；如 VF/无脉性 VT 持续，每 5~10 分钟静注 0.5~0.75 mg/kg。最大剂量为 3 mg/kg）比胺碘酮更有效。如果不考虑急性心肌缺血，或耐药性，或复发性心律失常，则应该使用胺碘酮。急性高钾血症引起的耐药室颤，低钙血症，以及可能由于过量使用钙通道阻滞剂而引起的心搏骤停，用 10% 的葡萄糖酸钙（5~20 mL，以 2~4 mL/min 速度静脉推注）可能起效。除上述情况外，在心搏骤停复苏过程中即便钙离子浓度很低，也不应该常规使用钙剂。镁剂（硫酸镁）的适应证为尖端扭转性室速、低镁诱发的心搏骤停。一般用 1~2 g 加入 10 mL 葡萄糖注射液，静脉推注，推注时间大于 5 分钟。一些多形性室速（尖端扭转性室性心动过速）、快速单一形态室速、室扑（心率 > 260 次/分）和耐药性室颤，对硫酸镁或 β-受体阻滞剂（美托洛尔静脉用 5 mg，最大剂量为 20 mg）反应良好。

（四）心搏停止、心动过缓或无脉电活动引起的心源性猝死的治疗

对心跳停止、心动过缓或无脉电活动引起的心搏骤停所采取的治疗措施与快速心律失常（室颤/室速）引起的心搏骤停不同。一旦确定心跳停止或者无脉性电活动，采取措施维持循环和呼吸状态（如持续的胸外按压、气管插管和建立静脉通道），再次确认心脏节律（如果可能，要两个导联），使用药物或者起搏器，保证稳定的心脏节律。

心跳停止、心动过缓或无脉电活动时，往往存在可逆因素，如低血容量、低氧血症、心脏压塞和张力性气胸、酸中毒、药物过量、低温和高钾血症，应当积极寻找这些因素，并尽快纠正。研究发现，此时肾上腺素和阿托品作用有限。有效的体外起搏系统的发展，可以在没有专科医生的情况下，对心动过缓或心跳停止进行心脏起搏，可以起到一定的效果，但是其效果还缺乏循证医学证据。在院内，体外起搏只能作为初步的抢救措施，如果心搏骤停持续存在，可以用经静脉放置的起搏电极，使用临时起搏器。从目前的资料看，心跳停止或者无电活动的患者，即使放置了临时起搏装置，预后仍然很差。

（五）终止复苏的参考指征

心源性猝死发生以后，如果进行有效的胸外按压以及人工通气，患者可以一直维持重要脏器的有效灌注，但是如果患者心跳或者呼吸未恢复并有瞳孔散大、四肢无肌张力、无任何反射活动、脑电图无电活动征象，可以诊断为脑死亡。持续复苏没有必要。由于脑死亡患者，持续呼吸循环的维持也不会增加患者的生存率。但是，对心源性猝死的患者终止复苏，牵涉到多方面的问题，在国内，目前并没有统一的标准。若患者心搏骤停，已无自主呼吸、心跳，心肺复苏时间超过 30 分钟，且出现了以下情况，建议停止抢救：①瞳孔散大固定，对光反射消失。②仍无自主呼吸。③深反射消失，心电图平直。

五、心源性猝死的预防

对于原发疾病的认识和高危因素的干预，是预防心源性猝死的重点。随着心肺复苏在我国的逐渐普及，心源性猝死抢救后的幸存者也会逐年增加。长期治疗的目标是减少心源性猝死的复发率和总死亡率。植入型除颤仪（implantable cardiac defibrillator，ICD）可以在院外自行识别致命性心律失常并除颤，现在已经积累了越来越多的临床证据。在 20 世纪 90 年代末期，有学者发表了一项抗心律失常药物和 ICD 的心源性猝死的高危人群中的对比研究（AVID），发现 ICD 组 2 年的死亡率是 18%，抗心律失常的药物组为 25%，在发生事件的人群中应用 ICD，相对危险降低 27%。如果把相对危险降低外推到总的目标人群，则总人群致死性事件的绝对危险降低 7%。目前，国外的循证医学证据表明：对于二级预防，胺碘酮的治疗要优于 I 类抗心律失常药物，ICD 的植入要优于胺碘酮。因此，国外 ICD 已经成为心源性猝死二级预防的首选治疗。考虑到心源性猝死的病因，在我国，可以先明确冠脉病变并进行相应的干预以后，必要时在电生理检查的指导下植入 ICD。

目前的临床证据支持在特定心脏疾病的患者中，使用 ICD 进行一级预防，如在肥厚型心肌病的患者或者存在猝死的家族史的患者中使用 ICD。但是，对于在高危人群中普遍使用 ICD，还存在争议。研究发现，对于心脏事件以后的患者，ICD 的获益均来源于射血分数小于等于 35% 的患者，而对那些高射血分数的患者，ICD 治疗并未优于胺碘酮。一级预防的用药方面，对于特定的患者，可以使用胺碘酮和 β-受体阻滞剂。

时间就是生命。心源性猝死的就地救治要重于预防，应该在全民普及心肺复苏的操作，让目击者就地进行心肺复苏，才能最大限度提高心源性猝死的抢救成功率。

（张美娜）

第七章

消化系统疾病

第一节　胃良性肿瘤

胃良性肿瘤占胃肿瘤的3%~5%，可分为上皮性肿瘤（如腺瘤、乳头状瘤）和间叶性肿瘤（如平滑肌瘤、脂肪瘤、神经鞘瘤、神经纤维瘤、脉管性肿瘤、纤维瘤、嗜酸细胞性肉芽肿等）。胃息肉是一个描述性的诊断，指黏膜表面存在突向胃腔的隆起物，通常指上皮来源的胃肿瘤。

一、胃息肉

胃息肉属于临床常见病，目前随着高分辨率内镜设备的普及应用，微小胃息肉的检出率已有明显增加。国外资料显示，胃息肉的发病率较结肠息肉低，占所有胃良性病变的5%~10%。

（一）组织学分类

根据胃息肉的组织学可分为肿瘤性及非肿瘤性，前者即腺瘤性息肉，后者包括增生性息肉、炎性息肉、错构瘤性息肉、异位性息肉等。

1. 腺瘤性息肉

即胃腺瘤，发生于胃黏膜上皮细胞，大都由增生的胃黏液腺所组成的良性肿瘤，一般均起始于胃腺体小凹部。腺瘤一词在欧美指代上皮内肿瘤增生成为一个外观独立且突出生长的病变，而在日本则包括所有的肉眼类型，即扁平和凹陷的病变也可称为腺瘤。腺瘤性息肉约占全部胃息肉的10%，多见于40岁以上男性患者，好发于胃窦或胃体中下部的肠上皮化生区域。病理学可分为管状腺瘤（最常见）、管状绒毛状和绒毛状腺瘤。可根据病变的细胞及结构异型性将其病理学分为低级别上皮内瘤变与高级别上皮内瘤变。80%以上的高级别上皮内瘤变可进展为浸润性癌。

内镜下观察，胃腺瘤多呈广基隆起样，也可为有蒂、平坦甚至凹陷型。胃管状腺瘤常单发，直径通常<1 cm，80%的病灶<2 cm。表面多光滑。胃绒毛状腺瘤直径较大，多为广基，典型者直径2~4 cm，头端常充血、分叶，并伴有糜烂及浅溃疡等改变。胃绒毛状腺瘤的恶变率较管状腺瘤为高。管状绒毛状腺瘤大多系管状腺瘤生长演进而来，有蒂或亚蒂多见，无蒂较少见，瘤体表面光滑，有许多较绒毛粗大的乳头状突起，可有纵沟呈分叶状，组

织学上呈管状腺瘤基础，混有绒毛状腺瘤成分，一般超过息肉成分的 20%，但不到 80%，直径大都在 2 cm 以上，可发生恶变。

2. 增生性息肉

较常见，以胃窦部及胃体下部居多，好发于慢性萎缩性胃炎及 Billroth Ⅱ 式术后的残胃背景。组织学上由幽门腺及腺窝上皮的增生而来，由于富含黏液分泌细胞，表面可覆盖黏液条纹及白苔样黏液而酷似糜烂。多单发且较小（＜1 cm），小者多为广基或半球状，表面多明显发红而光滑；大者可为亚蒂或有蒂，头端可见充血、糜烂等改变。有时可为半球形簇状。增生性息肉不是癌前病变，但发生此类病变的胃黏膜常伴有萎缩、肠上皮化生及上皮内瘤变等，且部分增生性息肉患者可在胃内其他部位同时发生胃癌，应予以重视。通常认为增生性息肉癌变率较低，但若息肉直径超过 2 cm 应行内镜下完整切除。

3. 炎性息肉

胃黏膜炎症可呈结节状改变，凸出胃腔表面而呈现息肉状外观。病理学表现为肉芽组织，而未见腺体成分。胃炎性纤维性息肉是少见的胃息肉类型，好发于胃窦，隆起病灶的顶部缺乏上皮黏膜，其本质为伴有明显炎性细胞浸润的纤维组织增生。炎性息肉因不含腺体成分，无癌变风险，临床随诊观察为主。

4. 错构瘤性息肉

临床中错构瘤性息肉可单独存在，也可与黏膜皮肤色素沉着和胃肠道息肉病（Peutz-Jeghers 综合征、Cowden 病）共同存在。单独存在的胃错构瘤性息肉局限于胃底腺区域，无蒂，直径通常小于 5 mm。在 Peutz-Jeghers 综合征中，息肉较大，而且可带蒂或呈分叶状。组织学上，错构瘤性息肉表现为正常成熟的黏膜成分呈不规则生长，黏液细胞增生，腺窝呈囊性扩张，平滑肌纤维束从黏膜肌层向表层呈放射状分割正常胃腺体。

5. 异位性息肉

主要为异位胰腺及异位 Brunner 腺。异位胰腺常见于胃窦大弯侧，也可见于胃体大弯。多为单发，内镜下表现为一孤立的结节，中央时可见凹陷。组织学上胰腺组织最常见于黏膜下层，深挖活检不易取得阳性结果；有时也可出现在黏膜层或固有肌层。如被平滑肌包围时即成为腺肌瘤。Brunner 腺瘤多见于十二指肠球部，也可见于胃窦，其本质为混合了腺泡、导管、纤维肌束和 Paneth 细胞的增生 Brunner 腺。

（二）胃肠道息肉病

胃肠道息肉病是指胃肠道某一部分或大范围的多发性息肉，常多见于结肠。可见于胃的息肉病主要有以下 6 种。

1. 胃底腺息肉病

较多见，典型者见于接受激素避孕疗法或家族性腺瘤性息肉病（FAP）的患者，非 FAP 患者也可发生，但数量较少，多见于中年女性，与 Hp 感染无关。病变由泌酸性黏膜的深层上皮局限性增生形成。内镜下观察，息肉散在发生于胃底腺区域大弯侧，为 3 ~ 5 mm，呈亚蒂或广基样，色泽与周围黏膜一致。零星存在的胃底腺息肉没有恶变潜能。需注意在那些 FAP 已经弱化的患者，其胃底腺息肉可发展为上皮内瘤变和胃癌。

2. 家族性腺瘤性息肉病

为遗传性疾病，大多于青年期发生，息肉多见于结直肠，55% 的患者可见胃—十二指肠息肉。90% 的胃息肉发生于胃底，为 2 ~ 8 mm，组织学上绝大多数均为错构瘤性，少数为腺瘤性，后者癌变率较高。

3. 黑斑息肉病

为遗传性消化道多发息肉伴皮肤黏膜沉着病。息肉多见于小肠及直肠，也可见于胃，为错构瘤性，多有蒂。癌变率低。

4. Cronkhite-Canada 综合征（CCS）

为弥漫性消化道息肉病伴皮肤色素沉着、指甲萎缩、脱毛、蛋白丢失性肠病及严重体质症状。胃内密集多发直径 0.5～1.5 cm 的山田Ⅰ型、Ⅱ型无蒂息肉，少数可恶变。激素及营养支持疗法对部分病例有效，但总体临床预后差，患者多死于恶病质及继发感染。

5. 幼年性息肉病

为常染色体显性遗传病，多见于儿童，息肉病可见于全消化道，多有蒂，直径 0.5～5 cm，表面糜烂或浅溃疡，切面呈囊状。镜下特征性表现为囊性扩张的腺体衬有高柱状上皮，黏膜固有层增生伴多种炎性细胞浸润，上皮细胞多发育良好。本病可并发多种先天畸形。

6. Cowden 病

为全身多脏器的化生性与错构瘤性病变，部分为常染色体显性遗传，全身表现多样、性质各异。诊断主要依靠：全消化道息肉病、皮肤表面丘疹或口腔黏膜乳头状瘤、肢端角化症或掌角化症确立。

（三）临床表现

胃息肉可发生于任何年龄，患者大多无明显临床症状，或可表现为上腹饱胀、疼痛、恶心、呕吐、胃灼热等上消化道非特异性症状。疼痛多位于上腹部，为钝痛，一般无规律性。较大的息肉表面常伴有糜烂或溃疡，可引起呕血、黑粪及慢性失血性贫血。贲门附近的息肉体积较大时偶尔可产生吞咽困难，而幽门周围较大的息肉可一过性阻塞胃流出道，引起幽门梗阻症状。若胃幽门区长蒂息肉脱入十二指肠后发生充血水肿而不能自行复位时，则可能产生胃壁绞窄甚至穿孔，但此种情况很少见。体格检查通常无阳性发现。

（四）诊断与鉴别诊断

胃息肉较难通过常规问诊及体格检查所诊断。粪便隐血试验在 1/5～1/4 的患者可呈阳性结果。上消化道钡剂造影对直径 1 cm 以上的息肉诊断阳性率较高，由于该项检查对操作水平要求较高，可因钡剂涂布不佳、体位及时机不当、未服祛泡剂导致气泡过多等原因导致漏诊误诊。内镜与活组织病理学检查相结合是确诊胃息肉最常用的诊断方法。

胃镜直视下可清晰观察息肉的部位、数量、形态、大小、是否带蒂、表面形态及分叶情况、背景黏膜改变等特征。胃镜检查中使用活检钳试探病灶，可感知病变的质地。观察中需注意冲洗去附着的黏液、泡沫等，适当注气，充分暴露病变。判断息肉是否带蒂时，宜更换观察角度、内镜注气舒展胃壁，反复确认。胃镜下可对息肉的形态进行分类，其中最常用的描述性术语是参照结肠息肉，根据是否带蒂分为广基（无蒂）、亚蒂和带蒂 3 类。山田将胃息肉分为 4 型，其中Ⅱ型和Ⅲ型介于广基与带蒂之间。中村结合了形态与组织学改变，又将胃息肉分为 3 型。

由于胃息肉大多为良性，各类息肉的形态学特征又相互重叠，限制了以上分类方法的临床应用价值。

2002 年，巴黎食管、胃、结肠浅表肿瘤分型将日本胃癌学会提出的早期胃癌内镜下形态分型扩展到全消化道的上皮性肿瘤，具备上皮内瘤变的癌前病变同样适用该分型。因此，对于病理学伴有上皮内瘤变的胃息肉，按此可分为 0-Ⅰ型、0-Ⅱa 型、0-Ⅱa + Ⅱc 型、0-Ⅰ + Ⅱa 型等类型。

内镜观察后应常规对病灶行组织病理学检查。活检取材部位应选择息肉头端高低不平、色泽改变、糜烂处。若存在溃疡，宜取溃疡边缘。需取得足够组织量以便病理制片，并充分考虑到取材偏倚及病灶内异型腺体不均匀分布。约半数息肉中，活检标本与整体切除标本的组织病理学不一致，故内镜完整切除有助于最终明确诊断。鉴于未经活检而直接切除的息肉可存在癌变风险，切除后可用钛夹标记创面，并密切随访病理结果及切端情况。

胃息肉的其他诊断方法包括变焦扩大内镜、超声内镜及胃增强 CT。变焦扩大内镜可将常规内镜图像放大 200 倍，可清晰观察腺管开口及黏膜细微血管形态。胃病变的变焦扩大内镜分型有多种，其与病理学的相关性不如结肠黏膜凹窝分型。超声内镜在鉴别病变的组织学起源方面具有重要作用，应用 30 MHz 的超声微探头可清晰显示胃壁 9 层不同的层次结构。从超声图像判断，胃上皮性息肉病变通常局限于上皮层与黏膜层，固有肌层总是完整连续的。增强 CT 检查可发现较大的胃息肉，一定程度上可与胃壁内肿块、腔外压迫及恶性肿瘤相鉴别。

胃息肉的鉴别诊断主要包括：①与黏膜下肿瘤相鉴别，内镜下观察到广基、境界不甚清晰的隆起灶时，需注意同黏膜下肿瘤相鉴别。桥形皱襞（bridging folds），意指胃黏膜皱襞在胃壁肿瘤顶部与周围正常组织之间的牵引改变，呈放射状，走向肿瘤时变细，是黏膜下肿瘤的典型特征。当鉴别存在困难时，宜行超声内镜检查。此外，可试行活组织检查，黏膜下肿瘤几乎不可能被常规活检取得，而仅表现为一些非特异性改变，如黏膜炎症等。少数情况下，需要同胃腔外压迫相鉴别。②与恶性肿瘤相鉴别，0-Ⅰ型、0-Ⅱa 型早期胃癌可表现为息肉样、扁平隆起型改变，但肠型隆起型早期胃癌通常 >1 cm，表面多见凹凸不平、不规则小结节样、糜烂、出血或不规则微血管走行常见，活检钳触碰或内镜注气过程中易出血。弥漫型胃癌极少呈现为0-Ⅰ型和0-Ⅱa 型。若内镜下观察到病灶周围的蚕食像及皱襞杵状膨大等改变，应高度疑及早期胃癌。全面、准确的活检病理是最佳鉴别方法。胃类癌多为1 cm左右扁平隆起，一般不超过2 cm，可多发，周围缓坡样隆起，中央时可见凹陷伴有发红的薄白苔，深取活检可获阳性结果。③与疣状胃炎相鉴别，疣状胃炎又称隆起糜烂型胃炎，是临床常见病，多发于胃窦及窦体交界，呈中央脐样凹陷的扁平隆起灶，胃窦黏膜背景可见有增生肥厚呈凹凸结节、萎缩、血管透见、壁内出血等炎症改变。较大的疣状灶需要通过活检鉴别。

（五）治疗与预后

采取良好的生活方式、积极治疗原发疾病，如慢性萎缩、化生性炎症，有助于预防胃息肉的发生。散发的、<5 mm 的胃底腺息肉通常认为是无害的。胃息肉大多均可通过内镜切除而痊愈。切除方法包括活检钳咬除、热活检钳摘除、热探头灼除、圈套后电外科切除、氩离子凝固术（APC）、激光及微波烧灼、尼龙圈套扎后圈套切除、黏膜切除术（EMR）、黏膜下剥离术（ESD）等多种。较小的息肉可选择前 3 种方法。圈套切除是较大息肉的最常用方法，并可与黏膜下注射、尼龙圈套扎等其他方法合用，切除后创面可用 APC 或热探头修整。EMR 术适用于 <2 cm 扁平隆起病灶的完整切除，更大的病变完整切除需行 ESD 术，术

前需于病变底部行黏膜下注射以抬举病灶，常用注射液有 0.9% 氯化钠溶液、1∶10 000肾上腺素、50% 葡萄糖、透明质酸钠、Glyceol（10% 甘油果糖与 5% 果糖的氯化钠溶液）等，上述溶液中常加入色素以便于观察注射效果。有多种操作器械可进行 EMR 和 ESD，具体使用因不同操作者喜好而定。需要强调的是若病变疑及胃癌，则需一次性完整切除，较大的病变应展平后固定于软木板上，浸于 10% 甲醛溶液中送病理行规范取材、连续切片，尤其是应注意所有切片的切缘情况。若病理学提示病变伴有癌变，则按胃癌根治标准处理。

内镜治疗后应规范服用胃酸抑制药及胃黏膜保护药，并定期随诊。内镜治疗主要并发症为出血、术后病变残余及穿孔。通常切除术后的黏膜缺损能很快愈合，出血通常为暂时性的。创面过深、不慎切除肌层、电凝电流过大、时间过长可导致急慢性穿透性损伤而致穿孔。预防性应用尼龙圈及钛夹可减少穿孔风险。切除后当即发生的急性穿孔可试行钛夹夹闭、非手术治疗及密切观察，延迟发生的穿孔几乎均需外科手术治疗。

以下情况可行外科手术：内镜下高度疑及恶性肿瘤；内镜下无法安全、彻底地切除病变；息肉数量过多，恶变风险较高且无法逆转者；创面出血不止，内科治疗无效者；创面穿孔者。外科术式可选择单纯胃部分切除术、胃大部切除术、胃癌根治术、腹腔镜下胃切除术等。

二、胃平滑肌瘤

胃平滑肌瘤在过去的大部分时间内均被认为是最常见的胃间叶性肿瘤。随着胃肠间质瘤（GISTs）的发现，绝大多数既往诊断的胃平滑肌瘤均被归入 GISTs 的范畴。尽管如此，胃平滑肌瘤仍是一类确实存在的疾病，但由于经病理证实的例数不多而缺乏人口统计学、临床特点或大体特点方面有意义的大宗资料。

组织病理学方面，胃平滑肌瘤由少量或中等量的温和梭形细胞构成，可能存在灶状的核异型性，核分裂象较少。细胞质嗜酸，呈纤维状及丛状。胃平滑肌瘤患者通常一般情况良好，无特殊不适主诉，或可因并存的上消化道其他疾病而产生相应的非特异性症状。

内镜下胃平滑肌瘤一般为 2~3 mm，大者可达 20 mm，多见于胃底及胃体上部，大多为单发，少数可为多发。表面黏膜几乎总是非常光滑地隆起，呈半球形改变。体积较大、黏膜表面出现明显溃疡应疑及恶性 GISTs 或平滑肌肉瘤。内镜检查的重要点在于从多个方向观察肿瘤、注意毛细血管透见的程度、用靛胭脂染色观察黏膜表面以排除上皮来源病变、用活检钳试探肿物的软硬程度及有无活动性，并与胃壁外压迫相鉴别。

超声内镜因可用于明确肿瘤的组织学起源而占有重要地位。超声内镜下肿瘤来源于胃壁 5 层结构中的第 4 层，呈现均匀的低回声团块，其余层次均完整连续。近年来开展的超声内镜引导下细针抽吸活检术（EUS-FNA）和切割针活检术（EUS-TCB）可提供细胞学和组织病理学诊断。肿瘤大小超过 1 cm 时易被增强 CT 发现。增强 CT 或 MRI 可用于评价恶性平滑肌瘤（平滑肌肉瘤）的侵犯和转移情况。

胃平滑肌瘤的鉴别诊断主要包括：①与胃肠间质瘤（GISTs）及其他间叶性肿瘤相鉴别，GISTs 是最常见的胃肠道间叶性肿瘤，其特征为免疫组化 KIT 酪氨酸激酶受体（干细胞因子受体）阳性（CD117 阳性），在 70%~80% 的病例中可见 CD34 阳性。而平滑肌瘤仅有结蛋白（desmln）和平滑肌肌动蛋白阳性，CD117 和 CD34 均阴性。其他间叶性肿瘤也可表现为局限性的隆起病变，超声内镜检查可提供有价值的诊断线索，确诊依赖细胞学或组织病理学。②与平滑肌肉瘤相鉴别，平滑肌肉瘤多发于老年人，为典型的高度恶性肿瘤，其免疫组化指标同平滑肌瘤，但体积通常大于 2 cm，镜下核分裂象 >10 个/10HPF，可伴周围组织侵犯、转移等恶性生物学特征。③与胃息肉相鉴别，表面光滑、外形半球状的胃息肉时可表现为形似黏膜下肿瘤。超声内镜是鉴别此两种疾病最准确的方法。④与胃腔外压迫相鉴别，胃腔外压迫多见于胃底，也见于胃的其他部位。大多为脾压迫所致，此外胆囊、肝等压迫也可造成。

胃平滑肌瘤为良性肿瘤，恶变率低。对单发、瘤体直径 <2 cm 者一般无须特殊治疗，临床观察随访大多病情稳定；或可行内镜下挖除治疗，但需注意出血或穿孔风险。对于多发、直径 >2 cm、肿瘤表面溃疡出血或伴有消化道梗阻症状、细胞病理学疑有恶变者，应予手术切除。手术方式可根据具体情况而定，选择肿瘤局部切除术、胃楔形切除术、胃大部切除术等，术中宜行冷冻切片排除恶性肿瘤。近年来开展的腹腔镜下胃部分切除术，创伤较小，疗效不逊于传统开腹手术。

三、其他胃良性肿瘤

（一）胃黄斑瘤

较多见，通常认为是由于慢性黏膜炎症引起胃黏膜局灶性破坏，残留的含脂碎屑被巨噬细胞吞噬并聚集而成的泡沫细胞巢结构。内镜下表现为稍隆起的黄色病变，表面呈细微颗粒状变化，通常直径 <10 mm。与高脂血症等疾病无特定关系，临床予观察随访。

（二）胃脂肪瘤

是比较少见的黏膜下肿瘤，胃脂肪瘤的发病率低于结肠。多数起源于黏膜下层，呈坡度较缓的隆起性病变，也可为带蒂息肉样病变，蒂常较粗，头端可伴充血。有时略呈白色或黄色。活检钳触之软，有弹性，即 Cushion 征阳性。超声内镜下呈均质中等偏高回声，多数来源于胃壁 5 层结构的第 3 层。临床通常无须处理，预后良好。

（三）胃神经鞘瘤

多见于老年人，可能来源于神经外胚层的施万细胞和中胚层的神经内膜细胞，免疫组化标记为 S-100 阳性，结蛋白、肌动蛋白及 KIT 均阴性。组织学上，通常位于胃壁的黏膜肌层或黏膜下层。内镜下观察，肿瘤多发于胃体中部，也见于胃窦和胃底部，胃小弯侧较大弯侧多见。大多单发，表现为向胃腔内隆起的类圆形黏膜下肿瘤，外形规则，少数以腔外生长为主。肿瘤生长缓慢，平均直径 3 cm，有完整的包膜。CT 检查呈边缘光整的类圆形低密度影，肿瘤较大、发生出血、坏死时中央可呈不规则低密度灶，增强后无强化或边缘轻度强化。环状强化是神经鞘瘤的重要 MRI 征象。该肿瘤无特异性症状，或可因生长较大而产生溃疡、出血、梗阻、腹部包块等症状和体征。由于消化道神经鞘瘤存在一定的恶变概率，故需手术切除，预后佳。

（四）神经纤维瘤

起源于神经纤维母细胞，组织学上可见施万细胞、成纤维细胞和黏多糖基质。肿瘤通常为实质性，没有包膜，囊性变和黄色瘤变少见，CT 增强扫描常表现为均匀强化。肿瘤一般无特异性症状，常在上消化道钡剂或胃镜检查时偶尔发现，多位于胃体，小弯侧较大弯侧多见。由于肿瘤无包膜，故可侵犯周围邻近组织，但远处播散较少见。恶变率较低。除非肿瘤存在广泛播散，均应积极手术治疗，预后较佳。

（五）胃脉管性肿瘤

包括血管球瘤、淋巴管瘤、血管内皮瘤、血管外皮细胞瘤等，以血管球瘤最常见。该肿瘤由人体正常动静脉吻合处的血管球器结构中各种组织成分增生过度所致，好发于皮肤，发生于胃者少见。多见于胃窦，表现为直径 1～4 cm、小而圆的黏膜下层来源肿瘤，由于含有大量平滑肌成分，故质地坚硬，易被误认为恶性肿瘤。临床症状如上腹疼痛不适、黑粪等，多为肿瘤压迫胃黏膜所致。外科切除疗效良好，预后佳。

（刘仁浩）

第二节　肠寄生虫

人类胃肠道是多种原虫和蠕虫的寄生部位。原虫为单细胞的真核动物，而蠕虫是多细胞动物，具有不同分化成熟的细胞。寄生虫大多经口腔侵入人体内，最终寄生在消化器官，以肝脏和肠道最常见，干扰正常的消化吸收功能，出现腹痛、腹泻等症状，出现出血、穿孔或肠外并发症。

一、蓝伯贾第鞭毛虫病

（一）流行病学

蓝伯贾第鞭毛虫是消化道最常见的寄生虫感染，因摄入包囊污染的水或食物而感染，人与人之间也可传播。为全球性传染病，世界各地感染率为 1%～20%。包囊在环境中可以存活数月，并且可以抵抗加氯消毒。患者和包囊携带者为传染源。通过包囊污染水源或食物而传播。通常在夏季及早秋高发流行。危险人群为在流行地区的旅游者、免疫缺陷的患者以及同性恋。

（二）病因学

蓝伯贾第鞭毛虫的生活史包括滋养体和包囊期。滋养体呈纵切半梨形，含两个细胞核，腹面扁平，有向内凹陷的吸盘，吸盘吸附于肠黏膜，引起局部水肿，小肠绒毛破坏。主要寄生于小肠。包囊呈椭圆形，内含 4～8 个核，寄生于回肠及大肠，有厚囊壁对外界抵抗力强，可随粪便排出体外。

（三）病理

小肠黏膜可出现不同程度的灶性病变，固有层有中性粒细胞浸润，肠腺上皮呈局灶急性炎症反应，中性粒细胞和嗜酸粒细胞浸润，绒毛缩短增厚，重度可出现绒毛萎缩。

（四）临床症状

症状通常发生在感染 1～2 周后。患者通常表现为急性发病，包括水样泻、肠绞痛、恶心、食欲缺乏、腹胀等。腹泻有时是间歇性的，大便稀薄，有黏液，次数不多，有臭味。肉眼不见脓血，但镜检可见白细胞和红细胞，并可找见包囊。如原虫寄生在胆管系统，可引起发热、倦乏、厌食油腻，右季肋部隐痛，有时由于胆管痉挛而发生剧烈绞痛。多数患者有轻度肝大，质软，稍压痛，但肝功能大多正常，极少发生黄疸。少数患者由于长期严重感染，生长发育迟缓，甚至发生肝硬化。偶见幼虫侵入脑膜而发炎，可能从肠黏膜受损处侵入血循环所致。患者症状可自动缓解或出现慢性症状，症状反复发作或持续腹泻。慢性者并发出现吸收不良表现，如消瘦、贫血、脂肪泻、体重下降等。一些患者可以成为无症状包囊携带者。

（五）辅助检查

大便常规化验：通常只有少量红细胞和白细胞。用改良的抗酸染色可在粪便中发现病原体。患者急性水样泻的时候，多次大便检测滋养体及包囊有较高的敏感性。当患者为慢性症状或水样泻不明显时，粪便检测不敏感，可通过十二指肠液吸取或粪便进行蓝伯贾第虫抗原检测可能更好一些。采用针对虫卵的单克隆抗体的免疫荧光法或抗原包被的酶免疫法更敏感，其敏感性为85%～98%，特异性90%～100%。

（六）诊断

夏季及早秋出现腹泻（尤其水样泻的患者）或慢性腹泻的患者，旅游者、免疫缺陷的患者以及同性恋者出现腹泻症状都应排除该病的可能，确诊依据是找到虫体。

（七）鉴别诊断

1. 阿米巴痢疾

本病的临床特点是起病缓慢，大便稀薄，呈黯红色似果酱，有脓血，味腥臭。腹部压痛部位多位于右下腹，而蓝伯贾第鞭毛虫病为稀便，味臭，但无脓血。腹部压痛可位于腹部任何区域。

2. 细菌性痢疾

多有全身中毒症状，大便为脓血便，化验有大量红白细胞。而蓝伯贾第鞭毛虫病发病轻，为水样泻，大便臭但无脓血，化验可找到包囊或滋养体。

3. 隐孢子虫病

常见免疫功能低下患者或艾滋病（AIDS）患者，水样泻量大，甚至威胁生命，可依靠针对病原体特异性检查区别。

（八）治疗

给予甲硝唑250 mg，3次/天，5～7天通常有效。无症状携带者接受治疗对患者无益，但可以帮助预防疾病的流行。幼儿园工作人员或卫生工作人员无症状携带者应接受治疗。

二、隐孢子虫病

（一）流行病学

隐孢子虫病是一种全球性的人兽共患寄生虫病，世界卫生组织（WHO）于1986年将人的隐孢子虫病列为AIDS的怀疑指标之一，该病也被确定为引起人腹泻的六大病因之一，是目前各国重点研究的寄生虫病之一。AIDS患者或免疫功能不全的宿主易患，常经污染的水源感染，也可经人与人传播。可以抵抗加氯消毒剂，可以污染水源在城市流行。

（二）病因学

隐孢子虫（Cryptosporidium），是一种球形原虫，以卵囊形式从感染动物的粪便中排出，人吞食卵囊后，在小肠脱囊，其滋养体附着于小肠、结肠黏膜上，破坏绒毛。引起炎症，导致吸收不良。

（三）病理

小肠上皮细胞刷状缘下面可见多发圆形嗜碱小体，绒毛高度减少，隐窝伸展，固有层有中性粒细胞、浆细胞、淋巴细胞浸润。

（四）临床表现

在绝大多数健康人表现为轻症并且是自限性，感染后 7~10 天可出现水样泻、恶心、痉挛性绞痛以及腹胀等，粪便间歇出现黏液，无出现血便及脓便。腹泻症状可以持续 6 周或更长，较多伴随头痛、发热、无力等。免疫功能低下、缺陷或免疫抑制的患者感染后，可引起严重胃肠炎并伴有水样腹泻，导致大量体液丢失而危及生命，是 AIDS 患者的重要致死因素之一。

（五）辅助检查

常用的隐孢子虫实验诊断方法包括病原学诊断、免疫学诊断及分子生物学检查等，随着免疫学、分子生物学技术的应用，后两者也有了较大的发展。可通过大便涂片酸染色查找卵囊，用糖悬浮法使虫卵数量浓缩后更易检出。酶联免疫吸附试验和免疫荧光试验具有高度的敏感性、特异性和重复性，目前为国外诊断隐孢子虫病最常用的方法之一。免疫印迹技术（ELIB）：用于隐孢子虫病的临床诊断和特异性抗原、抗体分析，主要用于隐孢子虫病的血清学检查，该技术能分离出高分辨率、高度敏感和特异的隐孢子虫卵囊抗原，有利于提高隐孢子虫病的免疫学诊断效果，此法甚至被称为"金标准"。流式细胞术：是近来发展起来的一项新技术，将卵囊提纯后，用隐孢子虫的单克隆抗体荧光素标记，通过流式细胞计数仪计数。分子生物学检查法：聚合酶联反应（PCR），该技术已成为开发新一代诊断方法的基础，用于检查临床标本和环境水样本的隐孢子虫，优点是敏感、特异、能分辨基因型、简便易行。

（六）诊断

AIDS 患者或免疫功能不全的患者出现腹泻，应考虑该病的可能，确诊依据是找到虫体或特异性诊断试验阳性。

（七）鉴别诊断

1. 阿米巴痢疾

本病的临床特点是起病缓慢，大便稀薄，呈暗红色似果酱，有脓血，味腥臭。腹部压痛部位多位于右下腹，而隐孢子虫病多发生于免疫功能低下患者，为大量水样泻，无脓血。

2. 细菌性痢疾

多有全身中毒症状，大便为脓血便，化验有大量红白细胞。而隐孢子虫病为水样泻，大便无脓血，大便化验可找到卵囊或针对隐孢子虫的酶联免疫吸附试验或免疫荧光试验阳性。

3. 蓝伯贾第鞭毛虫病

二者临床症状相似，均为水样泻，但该病通常症状较轻，对甲硝唑治疗有效，而隐孢子虫病在 AIDS 患者发病重，治疗效果差。

（八）治疗

目前尚无治疗隐孢子虫感染的有效药物。硝唑尼特作为一种新的抗原虫药物，可广谱抗寄生虫和细菌感染，是近年来最有前途的治疗隐孢子虫病药物。美国于 2002 年 11 月 22 日批准硝唑尼特作为由隐孢子虫、蓝伯贾第鞭毛虫引起儿童腹泻的治疗药物上市，剂型为混悬剂，商品名 Aliana™。Bailey 等研究表明，免疫正常的隐孢子虫患者对该药的应答率达 70%，但免疫缺陷患者的应答率比较低。对症治疗：对既往健康的患者，给予对症支持治疗（如补液），即可在 2 周内痊愈。免疫缺陷者可呈长期致命性腹泻，除支持治疗外，应给予止泻。临床常用的抑制肠动力药有苯乙哌定、吗啡和普鲁卡因、生长抑素及其类似物、含 18 碳 8 个氨基酸环状结构的肽，均为 5-羟色胺（5-HT）拮抗药，具有减少肠道分泌、增加水和电解质吸收的作用。此类药用于治疗分泌性腹泻，包括 AIDS 并发隐孢子虫腹泻显示良好疗效，患者腹泻停止，营养状态改善。

三、肠阿米巴病

（一）流行病学

肠阿米巴病是溶组织内阿米巴寄居于结肠内引起的疾病。进食污染的水源或食物而传染，本病流行于世界各地，流行情况与社会经济状况、卫生条件、居住环境、个人饮食习惯等有关。在全球范围内溶组织内阿米巴感染率为 0.37% ~30%，拉丁美洲、非洲、印度等地区发病率高，其感染率在 20% 以上，AIDS 患者粪检阿米巴原虫阳性率为对照组 20 倍以上。

（二）病因学

溶组织内阿米巴有滋养体和包囊 2 期。滋养体分为大小两型，寄生于结肠肠腔和肠壁内，以二分裂法进行繁殖。大滋养体又称组织型滋养体，常见于急性阿米巴痢疾患者的粪便和病灶组织中，随着滋养体在肠内下降过程中逐渐停止活动，虫体团缩，并分泌出一种较硬的外壁，形成包囊。阿米巴包囊位于小肠及结肠，并随粪便排出体外。包囊为外传播型，对外界抵抗力较强，在一般温度和湿度中能生存 2~4 周。包囊被吞食后，经胰蛋白酶作用脱囊为小滋养体，若人体抵抗力低，小滋养体变为大滋养体侵入肠壁而致病。

（三）病理

1. 急性期

病变好发部位依次是盲肠、升结肠、直肠、乙状结肠、其余结肠、阑尾和回肠末段。大滋养体侵入肠壁后依靠其伪足运动和分泌的溶组织酶破坏黏膜细胞，形成糜烂及浅溃疡，溃疡间可见正常黏膜。原虫易在疏松的黏膜下层侵袭扩展，形成黏膜下脓肿，脓肿破裂后形成特征性的烧瓶状溃疡。溃疡间可有窦道相连，病变可沿肠轴扩展，使大量组织坏死形成蜂窝样病灶。溃疡腔内的坏死组织碎片、黏液和大滋养体排出肠腔时即产生痢疾样便。严重病例病变侵袭肠壁血管可引起出血，病变也可穿破肠壁，造成穿孔，形成局限的腹腔脓肿或弥漫性腹膜炎。

2. 慢性期

若病变迁延不愈，肠黏膜上皮增生，溃疡底部出现肉芽组织，溃疡周围有纤维组织增生，肠壁增厚，肠腔狭窄，如果出现大块肉芽组织形成"阿米巴瘤"，阿米巴原虫可经门静脉侵入肝脏，在肝脏内形成脓肿。也可以栓子形式流入肺、脑、脾等组织形成迁徙性脓肿。

（四）临床表现

感染后 7～21 天可出现症状，如血样便、腹痛、发热、里急后重等，同时可出现侵袭性结肠炎。阿米巴结肠炎可表现轻度或暴发。10% 患者由于阿米巴滋养体侵袭肠壁组织引起腹痛、腹泻、黏液血便、寒战、发热等症状，典型患者粪便呈暗红色糊状，似果酱样，为血、脓、黏液和粪质的混合物，称为阿米巴痢疾。部分患者出现腹痛伴水样泻，也可表现为次数较多的软便、腹胀等。本病易复发，迁延呈慢性，腹泻反复发作，大便呈黄糊状或软便，具腐臭，带少量黏液。感染后多数患者无症状或症状轻微，偶感腹痛或腹部不适，间断轻微腹泻，但大便中排出包囊，具有传染性，也称带包囊者。

（五）并发症

阿米巴肠炎可以发展为重症暴发型结肠炎和中毒性巨结肠。0.5% 阿米巴结肠炎患者可出现中毒性巨结肠，幼儿、妊娠者、营养不良患者、皮质激素使用者等更易出现重症暴发型结肠炎和中毒性巨结肠。上述患者起病急骤，有明显的血性腹泻、腹痛、发热、血白细胞升高、腹膜刺激征阳性。75% 以上重症暴发型结肠炎患者可以出现结肠穿孔。穿孔通常是缓慢渗漏，症状不典型。如果误诊为溃疡性结肠炎而使用激素，患者病情加重更易出现并发症，所以应注意与溃疡性结肠炎鉴别诊断。并发大出血患者少见。患者如病原体经血液侵入身体其他器官，可引起肠外并发症，如阿米巴肝脓肿、阿米巴肺脓肿、阿米巴脑脓肿等。阿米巴肝脓肿是最常见的肠外并发症，男性更常见，患者不一定有明确的结肠炎病史。局部感染通常由肉芽组织或厚的纤维帽包裹，似结肠癌。

（六）辅助检查

大便化验寻找阿米巴滋养体或包囊，只有 1/3 的患者一次粪便检查即为阳性，3 次以上大便检查有助于诊断。血清学检测，大约 85% 患者间接血凝试验阳性，可持续数年。便抗原或溶组织性肠阿米巴 DNA PCR 检测敏感性更高一些。一些非致病性阿米巴可以在结肠内定植，如结肠内阿米巴、哈特曼内阿米巴等。即使有经验的医师也难以在常规显微镜下鉴别这些非致病性阿米巴与溶组织性阿米巴，可以借助血清学试验或粪便 PCR 反应来鉴别。

结肠镜检查：急性期有弥漫性黏膜脆性增加，颗粒形成，黏液脓性渗出，溃疡和充血等，易与溃疡性结肠炎混淆，将渗出液用生理盐水湿玻片检查或活检可发现滋养体。结肠镜检查也可发现小的孤立的表浅溃疡，直径 3～5 mm，表面覆盖黄白色渗出物。阿米巴结肠炎更多累及盲肠、升结肠而非直肠。阿米巴溃疡因为滋养体侵犯到黏膜而形成，从轻度到重度，从边缘不清的溃疡到典型的烧瓶样溃疡。

（七）诊断

典型阿米巴肠病易诊断，可通过粪便或组织中检出病原体确诊。不典型患者往往需借助血清学、结肠镜、诊断性治疗等手段作出诊断。

（八）鉴别诊断

1. 细菌性痢疾

起病急，全身中毒症状重，畏寒、发热、腹痛、腹泻、大便量少、里急后重等症状明显，腹痛以左下腹为著，大便化验可见大量白细胞。细菌培养可发现相应致病细菌。而阿米巴痢疾相对起病缓慢，腹痛以右下腹为主，大便粪质多，呈暗红色或果酱样，味腥臭，粪便检查可发现阿米巴滋养体或包囊，但白细胞较少。

2. 肠结核

患者大多有原发结核病灶存在，伴发热、盗汗、营养不良等结核中毒症状，粪便呈黄色稀糊状，带黏液少脓血，腹泻与便秘交替出现。

3. 溃疡性结肠炎

直乙状结肠为常受累部位，或扩展至全结肠，病变弥漫性充血、水肿，溃疡多易出血。应多次大便寻找病原体均呈阴性或抗阿米巴治疗试验无效，方可作出诊断。

（九）治疗

甲硝唑 750 mg，3 次/天，7~10 天，是侵入性阿米巴病的首选治疗，治愈率可高达90%。严重结肠炎或肝脓肿可静脉给药治疗。包囊相对对甲硝唑耐药，需要配合其他药物治疗，如呋喃二氯散、巴隆霉素、双碘喹啉等。如果脓肿有破裂的危险或药物治疗效果不好，阿米巴肝脓肿可考虑穿刺引流。无症状性肠腔内感染的患者应给予二氯散糠酸酯 500 mg，3 次/天，连续 10 天。巴隆霉素 25~30 mg/kg，3 次/天，连续 7 天；双碘喹啉 650 mg，3 次/天，20 天。重症暴发型阿米巴结肠炎、中毒性巨结肠、肠穿孔或严重出血内科治疗无效时，必须外科手术。

四、钩虫病

（一）流行病学

钩虫病遍及全球，尤以热带和亚热带地区多见，多见卫生条件差，居民习惯赤脚行走的地区。

（二）病因学

人钩虫病是由十二指肠钩虫或美洲钩虫寄生于小肠上段所引起。虫卵随大便排出后，发育成感染期蚴虫，土壤中次蚴虫接触皮肤后钻进皮肤，通过小静脉或淋巴管入血，依次到心、肺、支气管、咽喉、小肠上段，3~4 周发育为成虫。成虫叮咬在小肠壁上吸血，导致钩虫性贫血。

（三）病理

小肠黏膜活检的组织学改变差异较大，可从正常黏膜到严重的扁平黏膜。

（四）临床表现

大多数慢性感染是无症状的。当感染钩虫数量增多，尤其是患者并发营养不良时，可出现失血性贫血和低蛋白血症。急性感染时有时并发瘙痒性红斑，或咳嗽、哮喘。成虫感染可表现为上腹部不适、食欲下降、腹泻、消瘦乏力等。多数患者有微量消化道出血，少数出血量多，表现黑粪。

（五）辅助检查

血液学检查：呈缺铁性贫血，血细胞分类计数嗜酸性细胞比例明显升高。

粪便：可找到虫卵，呈圆形带有透明菲薄的外壳。也可用直接涂片法、饱和盐水漂浮法或虫卵计数法进行粪便检查。

（六）诊断

在流行区有赤足下地史和贫血等临床症状应考虑钩虫病。以粪便检测到虫卵为确诊依据。

（七）鉴别诊断

十二指肠溃疡：可有周期痛和节律性中上腹部饥饿性痛，伴反酸胃灼热等症状。而钩虫病由于血浆蛋白丧失，可有不同程度的水肿甚至出现腹腔积液，可伴皮肤瘙痒性红斑或咳嗽、哮喘等肠外表现。

（八）治疗

钩蚴虫侵入皮肤，24 小时内仍滞留在皮下组织内，可予透热疗法杀死钩蚴虫。驱虫药有甲苯达唑，100~200 mg，2 次/天，3 天。噻嘧啶，10 mg/（kg·d），3 天。

五、蛔虫病

（一）流行病学

蛔虫病患者与感染者是传染源，蛔虫卵污染的食物、水进入人体后传染。患者及肠道蛔虫感染者为传染源，虫卵经口吞入为主要传播途径，人群普遍易感，但以儿童感染最高。

（二）病因学

蛔虫是寄生人体内最大的线虫之一。雌雄异体，形似蚯蚓，主要寄生在小肠。虫卵进入小肠后孵化为蚴虫，进入门静脉，经肝、下腔静脉、右心、肺、气管到咽部咽下，经胃到小肠，发育成成虫，历时 1~2 个月。也可进入其他器官。

（三）临床表现

蚴虫迁移期表现为咳嗽、哮喘、气急、发热、痰中带血或咯血，重者可出现发绀、呼吸困难。肠蛔虫症状：寄生在小肠的蛔虫常为数条或数十条或更多，可无症状或仅轻微消化功能紊乱，如厌食、偏食、异食癖，可反复发作的脐周疼痛，伴恶心、呕吐、腹泻或便秘、食欲缺乏、营养不良、生长发育迟缓等。也可有顽固性荨麻疹等表现。

（四）并发症

蛔虫性肠梗阻：为最常见并发症，脐周阵发性绞痛，伴恶心、呕吐，有时吐出蛔虫，一般无大便。胆管蛔虫病：蛔虫钻入胆管，引起胆总管括约肌痉挛，患者突然出现右上腹剧烈绞痛，可放射至右肩和腰背部，屈体弯腰，面色苍白，常伴呕吐、吐出胆汁和蛔虫。可持续数分钟到数小时。发作时腹部体征不明显。

（五）辅助检查

大便镜检发现蛔虫卵。血嗜酸性粒细胞增高。

（六）诊断

有吐虫或大便排虫史，反复发作的脐周疼痛或突然发热，咳嗽，痰中带血，哮喘，伴有夜间磨牙、流涎皮肤风疹团块、巩膜蓝斑、面部白色虫斑、唇内侧白色粟粒状小点、指甲花斑等。应考虑蛔虫病可能。

（七）鉴别诊断

胆管蛔虫病应注意与胆石症鉴别：急性胆囊炎多在饱餐或进食油腻食物 3～4 小时后逐渐发作加重，疼痛位于右上腹，吸气咳嗽时加重，Murphy 征阳性；多数胆总管结石并发胆石症症状也是逐渐加重，表现为剑下闷痛伴恶心，典型症状呈绞痛伴发热黄疸，有时并发胆囊炎、胰腺炎，有明确体征。而胆管蛔虫病患者突然出现右上腹剧烈绞痛，常伴呕吐、吐出胆汁和蛔虫，可持续数分钟到数小时，发作时腹部体征不明显。

（八）治疗

驱虫治疗：阿苯达唑，400 mg，1 次顿服；枸橼酸哌嗪，成人每次 3～3.5 g，儿童 100～150 mg/kg，睡前顿服或分 1～2 次服，连服 2 天；甲苯达唑，2 岁以上儿童和成人顿服 200 mg。并发症治疗：①胆管蛔虫病：镇前解痉用阿托品、东莨菪碱或哌替啶；缓解后驱虫治疗。②蛔虫性肠梗阻：补液支持治疗，胃肠减压，驱虫治疗，若内科治疗不缓解，则手术治疗。

（刘仁浩）

第三节　慢性胰腺炎

慢性胰腺炎（chronic pancreatitis，CP）是以胰腺慢性炎症、纤维化、萎缩、钙化为特征，最终导致胰腺内外分泌功能不足的疾病。临床常表现为腹痛、腹泻、营养不良等。

一、流行病学

关于慢性胰腺炎发病率或患病率的数据尚不充分。尸检报道的患病率为 0.04%～5%，基于 CT、超声、ERCP 报告的有明显的胰腺组织学异常的 CP 年发病率（3.5～4）/10 万。对于部分组织学变化不甚明显的 CP，常不易被上述影像学技术发现而低估了 CP 的实际患病率和发病率。

二、病理

慢性胰腺炎的病理特征主要有：胰腺实质散在的钙化灶，纤维化，胰管狭窄、阻塞及扩张，胰管结石，胰腺萎缩，炎性包块，囊肿形成等。

三、病因

CP 是多因素相互作用导致的疾病，仅一种危险因素很难引起 CP。

（一）酒精

由于 70% 成年 CP 患者有酗酒史，因此长期过度饮酒一直都被认为是慢性胰腺炎的首要病因。然而根据慢性胰腺炎的病理及影像学标准，只有不到 10% 的酗酒者最终会发展成慢性胰腺炎。临床实践观察到，多数长期大量饮酒者并无 CP 的客观证据，仅表现为餐后腹胀、脂餐后腹泻等消化不良症状。进一步的动物实验表明，单纯长期摄入酒精并非导致慢性胰腺炎而是脂肪沉积等退行性变，伴有明显胰腺外分泌功能不足。

复发性急性胰腺炎常导致胰腺纤维化、胰管阻塞，导管扩张，胰腺组织萎缩而进展为

CP。当患者胆、胰管异常持续存在，饮酒可诱发复发性急性胰腺炎，推动炎症慢性化。此外，CFTR、PRSS1 及 SPINK1 等基因的突变可能改变酒精的代谢，或调节胰腺对酒精所致炎症的反应性，从而促进 CP 的发生。因此，乙醇在 CP 的发生过程中只起到促进作用，而不是独立的致病因素。

（二）基因突变

目前认为，慢性胰腺炎与以下 3 种基因突变有关。

1. 与散发的特发性胰腺炎有关的两种基因突变

囊性纤维化跨膜转导调节因子基因的突变，可能与胰管阻塞或腺泡细胞内膜的再循环或转运异常有关；胰蛋白酶促分泌抑制剂基因编码胰蛋白酶促分泌抑制剂的基因，突变位点为 N34S，其突变的后果是削弱了对抗正常腺泡内自身激活的少量胰蛋白酶的第一道防线。发病年龄较遗传性胰腺炎晚，并发症和需外科手术的机会较少，无家族病史。

2. 与遗传性胰腺炎有关的基因突变

阳离子胰蛋白酶原基因编码人类胰蛋白酶原，它的突变使胰蛋白酶原容易被激活而常发生复发性胰腺炎，逐渐进展为 CP。遗传性胰腺炎家系，主要集中在欧美地区，其 PRSSI 的两种突变（R122H 和 N291）系常染色体显性遗传，外显率 80%。其临床特征为幼年发病的复发性急性胰腺炎，常进展为慢性胰腺炎并伴有高胰腺癌发病率。患者家族中至少还有另 2 例胰腺炎患者，发病可以相隔 2 代甚至几代。

一般认为，所有的慢性胰腺炎可能都有基因异常基础，其作用大小不等，取决于胰腺炎的类型。是否对所有 CP 患者常规筛查基因突变，尚未达成共识，但对于有家族史的早发 CP 患者（<35 岁）进行筛查是合理的。

（三）自身免疫

40 多年前，Sarles 等第一次描述了自身免疫性胰腺炎（AIP）。60% 的病例与其他自身免疫疾病有关，包括原发性硬化性胆管炎、原发性胆汁性肝硬化、自身免疫性肝炎和干燥综合征。淋巴细胞浸润是其主要的组织学特征之一。临床上，循环中免疫球蛋白 G（尤其是免疫球蛋白 G4）可上升至较高水平，尤其是在有胰腺肿块的情况下，且大多数患者对类固醇治疗有效。

值得一提的是，如果通过大鼠尾静脉注射能识别胰淀粉酶的 $CD4^+ T$ 细胞，大鼠胰腺则会形成类似人类 AIP 的组织学特征。此实验结果支持 $CD4^+ T$ 细胞在 AIP 发病中起重要作用的观点。

（四）吸烟

由于严重酗酒者通常都吸烟，所以很难将酗酒和吸烟的影响完全分开。吸烟不仅通过烟碱影响胰液分泌模式，而且诱导炎症反应，并通过其他成分发挥致癌作用。

（五）B 组柯萨奇病毒

此病毒可引起急性胰腺炎且病毒滴度越高，引起急性胰腺炎的可能性越大，若此时缺乏组织修复，则可能进展为慢性胰腺炎。这种缺陷与巨噬细胞（M_1）和 1 型辅助性 T 细胞的优先活化有关。在 B 组柯萨奇病毒感染期间，饮用乙醇可加重病毒诱导的胰腺炎，阻碍胰腺受损后的再生，饮酒剂量越大，持续时间越长，胰腺的再生就越困难。因此，酒精可能会通过增强组织内病毒感染或复制，影响组织愈合和使胰腺炎症慢性化。

（六）营养因素

人体内及动物实验认为，食物中饱和脂肪酸及低蛋白饮食可促进慢性胰腺炎或胰腺退行性病变的发生。

四、临床表现

慢性胰腺炎的组织及功能变化大多不可逆转，但临床表现也不总是进行性恶化。症状常呈慢性过程，间歇加重。

（一）腹痛

约80%的慢性胰腺炎患者自诉腹痛，其发生的频率、性质、方式和严重程度都没有固定的特征。腹痛常位于上腹部，为持续性钝痛，可放射至背部，持续的时间从数天至数周不等，前倾坐位可一定程度上缓解疼痛。如果患者的慢性炎症或假性囊肿主要局限在胰头，疼痛则多在腹中线右侧；若炎症病变主要在胰尾，疼痛则多在左上腹。如果慢性胰腺炎并发假性囊肿、胰管梗阻、明显胰头炎性包块及胰腺癌，疼痛将更剧烈，持续时间更长。

腹痛是慢性胰腺炎最严重的临床问题，可使食欲缺乏，摄食减少，导致消瘦、营养不良，是慢性胰腺炎手术治疗最常见的适应证。也有部分患者虽然有导管内钙化、导管扩张和假性囊肿等但却没有腹痛。因此，不能通过 CT 扫描或 ERCP 发现的异常来判断患者是否有疼痛。

（二）糖尿病

一般认为，80% 以上的胰腺受损时，可出现糖尿病。慢性胰腺炎进入晚期后，对糖的不耐受更为明显。由于胰高血糖素可随着胰岛细胞的损伤而同时减少，因此，慢性胰腺炎常并发脆性糖尿病。外源性补充胰岛素易导致低血糖，而胰高血糖素储备不足又常妨碍血糖恢复至正常水平，使临床治疗难度增加。

（三）脂肪泻

理论上认为，当胰腺外分泌功能减退至正常的 10% 以下时，可能发生脂肪泻。严重慢性胰腺炎或胰管完全梗阻时，可有脂肪泻症状，患者可能会排出油腻的粪便甚至油滴（苏丹Ⅲ染色阳性），大便 3~4 次/天。多数患者因腹痛而畏食，脂肪泻不明显，常表现为大便不成形、每天次数略多，腹胀。

（四）营养不良

患者常消瘦明显，贫血，肌肉萎缩，皮肤弹性差，毛发枯萎，易患呼吸道、消化道、泌尿道等感染。

（五）并发症

1. 复发性胰腺炎

通常是间质性炎症，偶尔也可能是坏死性胰腺炎。假性囊肿见于约 25% 的 CP 患者。假性囊肿压迫胃时，可引起一系列症状，如食欲减退、恶心、呕吐和早饱感；压迫胆总管时，可导致黄疸；压迫十二指肠时，引起腹痛或呕吐。约 10% 病例的假性囊肿与假性动脉瘤有关，可导致危及生命的大出血。脾静脉栓塞可导致胃底和食管下段静脉曲张，是 CP 患者并发消化道出血的原因之一。当假性囊肿伴发感染时，临床表现为腹痛、发热、白细胞增多。

2. 十二指肠梗阻

约 5% 的 CP 患者并发有十二指肠狭窄。其常常由胰头纤维化引起，也可能由胰腺脓肿或假性囊肿造成。十二指肠梗阻最重要的症状是呕吐。另外，还可能有腹痛、黄疸等表现。

3. 胰腺癌

CP 是胰腺癌发生的危险因素之一，其并发胰腺癌的风险约为 4%。因此，对 CP 患者腹痛加重或明显消瘦时，应警惕胰腺癌的存在。

五、诊断

当临床表现提示 CP 时，可通过影像技术获得胰腺有无钙化、纤维化、结石、胰管扩张及胰腺萎缩等形态学资料，收集 CP 的证据，并进一步了解胰腺内外分泌功能，排除胰腺肿瘤。

1. 腹部 X 线平片

腹部 X 线检查简单、无创、价格便宜。弥漫性胰腺内钙化是慢性胰腺炎的特异性 X 线表现，但仅见于晚期慢性胰腺炎。而胰腺的局灶性钙化并非慢性胰腺炎所特有，还可见于创伤、胰岛细胞瘤或高钙血症，故该检查对早期慢性胰腺炎不够敏感。

2. 腹部 B 超

可显示钙化、胰腺萎缩或明显的胰管扩张，但肠道内气体可能妨碍对胰腺的观察，其灵敏度因此而受到影响。

3. 腹部 CT

是 CP 疑似患者的首选检查。它可以显示胰腺内钙化、实质萎缩、轮廓异常、胰管扩张或变形等慢性胰腺炎特征，还能发现慢性胰腺炎并发的假性囊肿、血栓、假性动脉瘤等，能有效地检测到炎症或 >1 cm 的瘤样肿块。CT 诊断典型的慢性胰腺炎灵敏度为 74%~90%。

4. 磁共振胰胆管成像（MRCP）

可显示主胰管和胆总管，并重建胆管及胰管系统，可了解胰腺实质状况，其缺点是不能直接显示结石。与 ERCP 相比，MRCP 具有无创的优点，因此在临床使用广泛。

5. 超声内镜

可显示慢性胰腺炎的异常表现，如主胰管扩张、直径 <2 cm 的小囊肿及胰腺实质的非均匀回声。其灵敏性、特异性至少与 CT、ERCP 相当，甚至可能更高。胰腺实质的非均匀回声是慢性胰腺炎的特异性表现，而 CT、MRCP 却难以显示这方面病变。更重要的是，EUS 引导下的细针穿刺有助于胰腺的炎性包块和肿瘤的鉴别诊断。

6. 经内镜逆行性胰胆管造影术（ERCP）

慢性胰腺炎的主要表现是主胰管及其分支的变化。最常见的变化包括导管扩张、狭窄、变形、充盈缺损和假性囊肿，晚期呈"湖泊链"的典型表现。ERCP 是识别胰管病变最灵敏的检测方法，其灵敏性和特异性分别为 67%~90% 和 89%~100%。由于 ERCP 的有创性，该方法多用于上述影像学结果不甚明确时。

7. 胰腺外分泌功能评价

消化不良、消瘦、脂肪泻都从临床的角度反映了胰腺外分泌功能不足，粪便的苏丹Ⅲ染色有助于了解是否存在脂肪泻。

下列试验有助于评价患者胰腺外分泌功能状态，但因检测方法较烦琐，灵敏度欠佳，尚未在临床成为常规检测手段。①胰腺功能间接试验：包括胰腺异淀粉酶检测、血清胰蛋白酶放免测定、N-苯甲酰-L-酪氨酰-对氨基苯甲酸试验、粪便中糜蛋白酶、弹性蛋白酶及脂肪的含量分析等。这些检测常在胰腺外分泌功能损失达到90%后才能呈阳性结果，因此无助于慢性胰腺炎的早期诊断。②胰腺功能直接试验：给患者注射促胰液素或胆囊收缩素/雨蛙肽后，通过十二指肠降段置管，收集胰液，分析这些胰腺外分泌刺激物对胰液、胰酶产量的影响能力。研究表明，在诊断轻中型胰腺炎时，这些胃肠多肽激发试验比其他试验更准确、更灵敏。

8. 胰腺内分泌功能评价

慢性胰腺炎时，胰岛细胞受损，A 细胞分泌的胰高血糖素和 B 细胞分泌的胰岛素都严重不足。当空腹血糖浓度 >140 mg/dL 或餐后 2 小时血糖 >200 mg/dL 时，可诊断糖尿病，也表明胰腺内分泌功能的明显不足。

六、鉴别诊断

1. 胆管疾病

常与 CP 同时存在，并互为因果。因此，在做出胆管疾病诊断时应想到 CP 存在的可能。临床常依靠超声、CT、MRCP、ERCP 等进行鉴别。

2. 胰腺癌

胰腺癌常并发 CP，而 CP 也可演化为胰腺癌。胰腺包块的良性、恶性鉴别因缺乏特征性影像学改变，又难以取到组织活检，而在短期内鉴别诊断常较困难。血清肿瘤标志物 CA19-9 >1 000 μmol/mL 时，结合临床表现及影像学改变，有助于胰腺癌的诊断。

3. 消化性溃疡及慢性胃炎

二者的临床表现与 CP 有相似之处，依靠病史、胃镜及超声、CT 等检查，鉴别一般不困难。

4. 肝病

当患者出现黄疸、脾大时，需与肝炎、肝硬化与肝癌鉴别。

5. 小肠性吸收功能不良

临床可有脂肪泻、贫血与营养不良，可伴有腹部不适或疼痛、腹胀、胃酸减少或缺乏、舌炎、骨质疏松、维生素缺乏、低血钙、低血钾等表现。D-木糖试验有助于了解有无吸收不良，CP 患者主要为消化不良，D-木糖试验结果正常。

6. 原发性胰腺萎缩

多见于老年患者，常表现为脂肪泻、体重减轻、食欲缺乏与全身水肿，影像学检查无胰腺钙化、胰管异常等，部分患者 CT 仅显示胰腺萎缩。若能取到活体组织标本，显微镜下可见大部分腺泡细胞消失，胰岛明显减少，均被脂肪组织替代，纤维化病变及炎症细胞浸润较少，无钙化或假性囊肿等病灶。

七、治疗

(一) 疼痛

目前，对慢性胰腺炎疼痛治疗推荐阶梯式止痛疗法。首先需要评估疼痛频率、严重度、对生活和其他活动的影响程度。可忍受的疼痛或即使有剧痛但不频繁者，应劝患者戒烟、戒酒，给予低脂饮食，补充胰酶，同时抑酸。疼痛严重或发作频繁者及有服用麻醉药止痛倾向的患者，可在上述治疗的基础上根据患者影像学异常进行内镜治疗，如括约肌切开术、胰管取石术和胰管内支架置入术。内镜治疗无法解决的胰管结石、胰管狭窄及胰腺囊肿则建议外科治疗，胰管的形态学变化决定了不同的手术方式。值得注意的是，目前尚无足够证据表明随着治疗方式有创性的增加，慢性胰腺炎疼痛的缓解率因此而提高。腹腔神经丛阻断术似乎对慢性胰腺炎的效果也有限。

（二）脂肪泻

每餐至少补充 30 000 U 的脂肪酶，能有效缓解脂肪泻。微球制剂的胰酶较片剂疗效好。还可用质子泵抑制药或 H_2 受体阻滞药抑制胃酸分泌，提高胰酶的效应。脂肪泻严重的患者可用中链三酰甘油代替饮食中的部分脂肪，因为中链三酰甘油不需要分解而直接被小肠吸收。此外，应检查是否伴有细菌过生长、贾第鞭毛虫病和小肠功能紊乱。

（三）糖尿病

口服降糖药仅对部分患者有效。如果需要胰岛素治疗，则目标通常是控制从尿液中丢失的糖，而不是严格控制血糖。因而，慢性胰腺炎相关性糖尿病患者需要的胰岛素剂量，常常低于胰高血糖素分泌不足或胰岛素抗体缺失所致的糖尿病患者。只有高脂性胰腺炎患者才需要严格控制血糖，因为对于这些患者，糖尿病是原发病。控制这些患者的血糖有助于控制血清三酰甘油水平。

八、预后

慢性胰腺炎患者的生存率明显低于正常，死亡原因常与感染、胰腺癌等有关。

（马田雨）

第八章

内分泌系统疾病

第一节　单纯性甲状腺肿

单纯性甲状腺肿是指临床上只有甲状腺肿大，但无明显的甲状腺功能异常的一类甲状腺疾病，其病因有多种。按照病因可分为下面几类。

一、地方性甲状腺肿

1949 年前在我国许多省内一些远离海洋的山区，此病在局部地区呈流行趋势，故名地方性甲状腺肿。因为当地远离海洋，加之交通不便，无或很少有海盐（其中含碘量高），因而引起该地区缺碘，故引起地方性甲状腺肿流行。1993 年，我国政府提出于 2000 年要消灭地方性缺碘性甲状腺肿，采用普遍食盐中加碘（每公斤食盐中加20 mg的碘）战略，使我国已达到消灭地方性缺碘性甲状腺肿的目标。目前临床上所看到的单纯性甲状腺肿多为其他原因所致。

二、高碘地区单纯性甲状腺肿

在我国一些家庭用水中碘含量长期偏高，在这些地区所做单纯性甲状腺肿（用触诊或甲状腺超声检查）流行病学调查，家庭用水中的碘含量和尿碘排泄量测定，证明甲状腺肿与家庭用水中碘含量和尿碘排泄三者有相关，提示长期摄入高碘，同样可引起单纯性甲状腺肿。高碘引起单纯性甲状腺肿的机制还有待进一步研究。

三、甲状腺激素合成过程中所需的酶有先天性缺乏

如钠/碘同转运蛋白、过氧化物酶、偶联酶和脱卤酶等。这些酶缺乏，甲状腺激素合成减少，甲状腺素对垂体负反馈作用减弱而使垂体 TSH 释放增加，刺激甲状腺滤泡细胞增生，以代偿因合成甲状腺激素所需酶缺乏的甲状腺素激素合成的不足，从而引起甲状腺肿，补充外源性甲状腺素可得以纠正。

四、结节性甲状腺肿

此种疾病除单纯性甲状腺肿外，甲状腺中还有许多大小不等的结节，但甲状腺功能正常。长期未获治疗的地方性缺碘性甲状腺肿可转变为结节性甲状腺肿；有的病因不明。

五、食物与药物

食物与药物可导致单纯性甲状腺肿。长期食用某些食品，如木薯、甘蓝菜、甘薯、玉米、大蒜、核桃等；或服用某些药物，如抗甲状腺功能亢进药物（硫脲类、磺胺、锂盐、钴盐、硫氰酸盐和过氯酸钾等）。

六、生理性甲状腺肿

妇女在妊娠和哺乳期，女孩在青春发育期可发生单纯性甲状腺肿。

单纯性甲状腺肿除甲状腺肿大外，无其他症状；特别巨大的地方性甲状腺肿可引起压迫症状。体格检查：大多数患者甲状腺呈弥漫性肿大，质地中等，多数无结节，除结节性和长期未获治疗的地方性甲状腺肿外。甲状腺功能检查：游离和总甲状腺素（FT_3 和 FT_4）、三碘甲状腺素原氨酸和促甲状腺素（TSH）均正常。甲状腺 B 超除结节性甲状腺肿和长期未治的地方性缺碘性甲状腺可检出甲状腺结节外，其他单纯性甲状腺肿呈弥漫性，均质性肿大。甲状腺摄^{131}I 率除高碘、抗甲状腺功能亢进性药物引起者外，均升高，但高峰不提前。先天性甲状腺激素合成酶缺乏者，过氯酸钾排泌试验呈阳性结果。

应针对引起单纯性甲状腺肿的病因进行以下治疗。

（1）缺碘性地方性甲状腺肿的防治。补充碘剂可防治缺碘性地方性甲状腺肿。1993 年我国提出到 2000 年要消灭缺碘性地方性甲状腺肿，在全国推广食盐加碘的防治措施，已经取得成效，达到预期目的。但在此过程中也有一些争议。争议的焦点是：不论缺碘、不缺碘和高碘地区一律推广碘盐是否有害？国内一些流行病学调查研究结果表明：①家庭水中碘含量、尿碘排出量和甲状腺肿三者呈相关，提示高碘可引起单纯性甲状腺肿。②缺碘地区在服用碘盐后，甲状腺功能亢进的发病率增加。③推广碘盐后，甲状腺自身抗体阳性检出率增加，以摄碘高的地区最高，提示高碘摄入时间长，可使自身抗体累积发生率增高。2006 年，对这些争论，国内外权威人士对此作出了评论：①长期摄入较高的碘，甲状腺自身免疫和亚临床甲状腺功能减退的发病率呈轻度但已有统计学意义的上升，然而临床甲状腺功能减退发病率并未见增高，因此碘盐推广对人类健康会产生巨大的效益而风险甚小。②应该科学补碘，应根据各个地区人群每日碘摄取量的不同，采取不同的补碘量；对甲状腺疾病易感人群，补碘甚至应个体化。每日补碘量以尿碘日排出量 < 200 μg/L 为安全。推广碘盐应根据不同地区情况补充适量的碘，据此碘盐推广利大于弊，应继续执行。有些作者观察到，缺碘地区补碘不仅可纠正缺碘、肿大的甲状腺缩小、消灭和减少缺碘引起的呆小病；而且可使类胰岛素生长因子 1（IGF-1）和类胰岛素生长因子结合蛋白（IGFBP）-3 水平增高。使患儿身高和体重有明显增加，碘盐推广是最简单和有效的防治方法，国内外有许多成功经验的追踪随访疗效的报告。

除补充碘盐外，缺碘的另一治疗当推碘化油。碘化油有多种，有的作者推荐碘化花生油，一次注射 1 mL（其中含碘量为 480 mg），可维持 1 年，其他含碘制剂已不应用。

（2）高碘所致单纯性甲状腺肿，防治措施主要是减少家庭用水和食品中碘的含量，使尿中碘排出量小于 200 mg/L。

（3）先天性甲状腺合成酶缺乏，治疗主要是补充适量的外源性左甲状腺素（T_4）以抑制垂体 TSH 释放，从而使甲状腺缩小，甲状腺功能保持正常。

（4）结节性甲状腺肿。保守治疗可长期服用小剂量的左甲状腺素（12.5~25 μg/d），防止结节增大和增多。甲状腺肿大较明显，并发甲状腺病而有压迫症状，或以美容目的也可采用手术切除部分甲状腺组织。

（5）巨大的缺碘性地方性甲状腺肿、结节形成、压迫症状和美容目的，可作手术切除部分甲状腺组织，也可用放射性核素^{131}I治疗。

（6）由食物和药物引起者，只需停止食品或药物，甲状腺肿可自行缩小。

（陆剑锋）

第二节 甲状腺炎

甲状腺炎按起病缓急可分为急性、亚急性和慢性。根据病因可分为感染性和非感染性。前者包括细菌、病毒和放线菌等；后者有物理和化学等因素，如放疗和放射性核素、干扰素-α。下面分别介绍：急性化脓性甲状腺炎、亚急性甲状腺炎、慢性淋巴性甲状腺炎、产后甲状腺炎和硬化性甲状腺炎。

一、急性化脓性甲状腺炎

本病极为罕见，文献大多为个案报告，以儿童多见。病因有先天性，如梨状窝瘘和舌骨管残留，在儿童中多见，易反复发作；后天性包括邻近组织和器官化脓性感染扩展，如咽后异物和脓肿，纵隔化脓性感染和血行播散等。感染细菌以链球菌多见，其他细菌有葡萄球菌、大肠埃希菌及混合性细菌感染。多呈急性起病，有全身中毒症状，如寒战、发热、不良反应、全身不适，同时感颈前肿痛，与吞咽有关。颈前部相当于甲状腺处，无或有局部红、肿、热，可扪及肿块，并有明显压痛。由梨状窝瘘引起者可反复发作，92%的人发生于左侧。一般甲状腺功能正常，少数严重患者可表现甲状腺功能亢进，血清 T_3、T_4 升高，TSH降低；白细胞及分类计数有白细胞总数及中性粒细胞增高。细针穿刺、甲状腺B超和CT扫描可帮助诊断；脓液涂片用革兰染色可检出细菌，脓培养有助于病原诊断；食管吞钡检查有助于梨状窝瘘的诊断。甲状腺摄碘率减低，即使个别患者临床表现有甲状腺功能亢进者也是如此。

首先应选用广谱抗生素控制感染，一旦有脓肿形成，应立即切开引流，发热及全身中毒症状可消失。

病因治疗主要用于有先天畸形患者。如先天性梨状窝瘘可用手术切除或用纤维素封闭瘘管；有甲状腺舌骨管或颈部囊性胸腺组织者也应手术切除，可获根治。患者有甲状腺功能亢进表现者，除积极治疗化脓性甲状腺炎外，不必用抗甲状腺功能亢进药物治疗，可用普萘洛尔10 mg，每日3次。

二、亚急性甲状腺炎

亚急性甲状腺炎又名肉芽肿性甲状腺炎及 dequervain 甲状腺炎。尽管没有直接证据，但在发病时或病后血清中可检出某种病毒抗体滴度增高，目前国内外都公认本病的病因为病毒感染。一些研究表明，本病易感性与某些人类白细胞抗原（HLA）类型有关，即 HLA-B35 和 HLA-B67，前者占89%，发病与季节无关；后者发病多在夏秋季，发病过程特征为甲状腺功能亢进期→甲状腺功能减退期→甲状腺恢复正常期。此外，还有某些药物如干扰素-α、胺碘酮、锂盐和白细胞介素-2 等。亚甲炎的病因呈不均一性，与遗传和环境因素。

发病隐袭或呈亚急性，典型病例有低热、上呼吸道感染症状，包括头痛、全身不适、食欲减退，几天后出现颈前部一侧疼痛，并向同侧下颌角、耳后或枕后放射，吞咽、咳嗽或转动头部可引起颈部疼痛。有的患者可自己触及甲状腺部位有痛性肿块。有的患者无前驱症状，以颈部疼痛为其主诉。由于炎症使甲状腺滤泡破坏，滤泡腔内已合成而贮存的甲状腺激素释放入血循环中，故有轻重不等的甲状腺功能亢进症状，常见者为心动过速、烦躁不安、怕热出汗。体查时甲状腺肿大或不肿大，一般不对称。痛侧甲状腺可触及结节。结节大小不等，多呈纵向、外向内的长条形，中等坚实，有明显压痛，随吞咽上下移动，大多数为单个，少数多个。如不治疗，左右甲状腺结节可此起彼伏。实验室检查：白细胞计数及分类正常，血清 T_3、T_4 稍增高，血沉增快，甲状腺摄^{131}I 率降低，此种血清 T_3、T_4 增高而甲状腺摄^{131}I 降低的矛盾现象为本病的一大特点。单光子发射计算机断层（SPECT）甲状腺扫描显示为凉结节。甲状腺彩超示结节区回声减低和欠均匀。

本病虽为炎症，但用抗生素和抗病毒药无效。最有效的药物为泼尼松，每日口服 20 ~ 30 mg，分次服；为减少泼尼松每日分次服药的不良反应，也可采用隔日服药方法，即早晨空腹，一次服泼尼松 30 mg。泼尼松疗效迅速，一般服药后 24 ~ 48 小时内症状可明显减轻，甲状腺结节消失较慢。治疗至少应维持 3 个月，最长可达 1 年。症状控制，甲状腺结节缩小后可开始逐渐减量。减量不宜过大过快，否则易导致复发。一般每半月或一个月减量 1 次，每次减量 5 mg。一般治疗时间需维持至少 3 个月，根据患者反应，少数患者要维持 6 个月到 1 年。停药指征为症状和结节消失，甲状腺大小和功能恢复正常，甲状腺摄^{131}I 率完全恢复。对症状已控制但甲状腺结节持续存在而不消退者，可加服小剂量左甲状腺素片，剂量为 12.5 ~ 25 mg。对发病初期的轻度甲状腺功能亢进症状不必用抗甲状腺功能亢进药物，只需用普萘洛尔 10 mg，一日 3 次，即可减轻症状。

本病是自限性疾病，预后良好。有些患者在甲状腺炎恢复过程中可出现暂时性甲状腺功能减退症，此时不必补充左甲状腺素，可自行恢复。发生永久性甲低者约占 4%，应补充适量的左甲状腺素钠片。

三、慢性淋巴性甲状腺炎

本病由日本人 Hashimoto 首次报告，故又称 Hashimoto 甲状腺炎。本病比亚急性甲状腺炎更为常见。有的患者只有甲状腺大而无其他症状，在较长时间后才得到诊断，有的患者以甲低症状为首发症状而就诊。

本病的病因尚不完全清楚。公认的意见为一种自身免疫性疾病，与遗传和环境因素有关。遗传因素的证据有：①在同一家庭中有的发生 Grave 甲状腺功能亢进，有的发生慢性淋巴性甲状腺炎。两者均为自身免疫性疾病，提示两者发病存在共同的易感基因。②易感基因。目前已发现甲状腺自身免疫性疾病的易感基因有人类白细胞抗原基因（HLA），细胞毒性淋巴细胞抗原-4（CTLA-4）、TSHR 和甲状腺球蛋白（TC）基因。有作者将慢性淋巴性甲状腺炎的易感基因座定位于 8q23-q24。环境因素有饮食中碘含量高等。遗传因素和环境因素相互作用引发疾病，但确切的发病机制仍不明了。病理特点除甲状腺肿大外，突出的甲状腺病理必有明显的淋巴细胞浸润，甲状腺内可形成具有生发中心的淋巴滤泡，随着病情的进展，破坏的甲状腺滤泡被纤维组织取代。

典型的临床表现为慢性起病，少数患者可急性起病但有甲状腺部位疼痛。起病之初，由于预先合成而贮存于甲状腺滤泡中的甲状腺激素因滤泡破坏而释放入血循环中，临床上有心动过速、烦躁不安、乏力、怕热多汗等甲状腺功能亢进症状，如用抗甲状腺药物治疗可使血循环中甲状腺激素（包括总 T_3、T_4，游离 T_3、T_4）很快下降，甚至出现甲低（治疗 1~2 个月内），提示本病患者对抗甲状腺药物非常敏感。临床上遇此情况应疑及本病而做进一步检查。本病典型病程为甲状腺功能亢进→甲状腺功能正常→甲状腺功能减退，故本病为成年人甲状腺功能减退症的常见病因之一。

本病除上述临床表现外，还可有下述少见的临床表现、并发症和并发症。

1. 少见的临床表现

如突眼症、胡萝卜素沉着症和假性肌肥大等。

2. 并发症

本病可与 Graves 病、多内分泌腺自身免疫综合征 Ⅰ 和 Ⅲ 型、特纳（Turner）、唐（Down）氏综合征等并发存在。

3. 并发症

Hashimoto 脑病，此种并发症极为罕见，常被误诊。临床特征主要为神经精神症状，如肌阵挛、癫痫样抽搐、痴呆、意识或认知障碍、精神性症状发作和发作时有脑电图异常等。

实验室检查对诊断有帮助的是：血清中抗甲状腺球蛋白和抗过氧化物酶（TGAb 和 TPOAb）自身抗体明显升高。其他辅助检查有甲状腺 B 超有散在性低回声、假结节和血流减少，甲状腺^{99m}锝扫描有甲状腺摄碘率减少和分布不均匀，血清 T_3、T_4 和 TSH 改变随病期而变化，从开始时 T_3、T_4 升高和 TSH 降低，发展为 T_3、T_4 降低，TSH 升高的甲低期，中间所隔时间，个体差异较大，不能预测，少数患者（特别是青少年）甲状腺功能可完全恢复正常而不发展到甲低期。

本病病因尚不明了，故无根治之法。治疗包括一般治疗、纠正甲状腺功能、并发症的治疗和对症治疗。

（一）一般治疗

主要是注意禁止或少吃海产品及含碘药物，因为本病对碘剂非常敏感，摄入碘不仅可诱发本病，而且可导致患者发生甲低。本病为自身免疫性炎症性疾病，但用免疫抑制剂如糖皮质激素或其他免疫调节剂无效。少数患者本病为自限性。

（二）纠正甲状腺功能

如上所述，本病初期可表现为甲状腺功能亢进。根据甲状腺功能亢进症状的轻重而采用不同的药物。轻者只用普萘洛尔，普萘洛尔不仅可控制心率和某些 β 肾上腺素能功能亢进症状，而且在周围组织中抑制 T_4 转变为 T_3。症状严重者可选用硫脲类或咪唑类抗甲状腺药物，因为本病对抗甲状腺功能亢进症药物敏感，易发生甲低，故在治疗过程中应每 1~2 个月复查 T_3、T_4 和 TSH 一次。一旦甲状腺功能恢复正常，即立即减量；如出现甲低，则立即停药。对已发展为亚临床或临床甲低者，则应补充适量的左甲状腺素，剂量原则上从小剂量 12.5~25 mg 开始，特别是老年人和有心血管者，每半个月或 1 个月复查 T_4 和 TSH 一次，根据结果以增减剂量，直至 T_4 和 TSH 恢复正常。此后则每半年复查一次 T_4 和 TSH。遇有需要甲状腺激素分泌增加的情况，则应适当增加左甲状腺素剂量。甲低者左甲状腺素补充应维持终身。

（三）并发症的治疗

Hashimoto 脑病：奇怪的是此种自身免疫性脑病对糖皮质激素反应良好，不仅临床表现得以迅速控制，而且血清抗甲状腺自身抗体滴度也随之下降或恢复正常水平。少数患者可自发缓解，但也可反复发作。

（四）对症治疗

有缺铁性贫血或大细胞高色素贫血者，前者应补充铁剂；后者应补充维生素 B_{12} 或叶酸。严重贫血者可输给红细胞。

四、产后甲状腺炎

产后甲状腺炎是指妇女在分娩后发生的甲状腺炎。此病又称安静性或无痛性甲状腺炎。发病率占一般人群（妇女）的 5%～10%，发病病因为自身免疫。妊娠前或妊娠头 3 个月血清中抗甲状腺、自身抗体，特别是抗过氧化物酶抗体阳性（IPOAb）。孕妇为分娩后发生产后甲状腺炎的高危人群，约 33%～50% 可发生产后甲状腺炎。发病与 HLA 类型有关，如 TPOAB 阳性者与 HLA DR5、DR3、DR4 有关，提示本病发病与遗传的关系。

临床特征：①甲状腺轻至中度肿大或正常大小。②无局部痛，起病之初可有轻度甲状腺功能亢进症状，继而甲低。③血清 T_3、T_4 增高或正常，TSH 正常、升高或降低。④血清中抗过氧化物酶抗体明显升高。⑤甲状腺 B 超为弥漫性低回声区，甲状腺血流因甲状腺功能不同而异。⑥此外，可表现抑郁、心悸和情绪不稳定。⑦患者在以后妊娠过程中易再发病。

疾病早期，甲状腺功能亢进多为轻度，一般不必用抗甲状腺药物，如心搏快，可用普萘洛尔 10 mg，一日 3 次控制，多为暂时性。在发病过程中应定期监测 T_3、T_4 和 TSH 变化。一旦出现亚临床（只 TSH 升高超过正常值）甲低，则应补充左甲状腺素片。剂量从 12.5～25 mg 开始，每月复查 T_4 及 TSH，根据结果调节左甲状腺素剂量，直至 T_4 和 TSH 在正常范围。本病预后良好，一般在 12 个月内甲状腺功能恢复。至于妊娠妇女是否常规要筛查抗甲状腺自身抗体 TPOAb 及甲状腺功能尚无一致意见。筛查的好处是预测产后是否发生甲状腺炎，更重要的是筛查甲低。因为如不做甲状腺功能筛查，妊娠后如果出现甲低，则易发生流产，且对胎儿神经发育有影响。

五、硬化性甲状腺炎

1983 年，本病首次由 Riedel 报告，故又名 Riedel 甲状腺炎。其病因至今不明，病理改变为甲状腺内弥漫性纤维化，并向甲状腺以外扩展。甲状腺几乎完全由纺锤样纤维细胞所取代。

临床特点：①女性多于男性。②甲状腺肿大，质地坚实如石，固定。③向甲状腺以外扩展，常与周围邻近器官粘连而引起压迫症状，如呼吸困难、吞咽困难、声音嘶哑。④可伴有其他纤维组织增生性疾病，如硬化性肠系膜炎、腹膜后纤维组织增生症、硬化性胆管炎、泪腺和纵隔纤维组织增生症等。⑤甲状腺功能由于病期和甲状腺病理改变的广泛性不同可正常或减低。⑥甲状腺自身抗体可呈阳性，血沉快。⑦甲状腺穿刺活检（tru-cut 法）可见大量纺锤样纤维细胞。

本病应与慢性淋巴性甲状腺炎中的变异型、甲状腺癌和甲状腺淋巴瘤等病进行鉴别。

本病的病因不明，故无根治方法。治疗方法有二：①保守药物治疗。文献中曾用过并获成功的药物有糖皮质激素、免疫抑制剂、秋水仙碱、口服孕激素和他莫昔芬，但均为个案报告，并无特效药物。如 Pabebic 等报告 1 例有呼吸、吞咽困难和声嘶的妇女，开始用甲泼尼龙每日 12 mg，没有取得疗效；后将甲泼尼龙剂量增加到每日 16 mg，并加用他莫昔芬 10 mg，每日 2 次，用补充左甲状腺素治疗甲低，随访 1 年，患者在治疗 8 个月后症状明显进步；颈部超声和 CT 检查也证实。甲状腺从治疗开始的 105 g 减小到 63 g（用超声测量）。治疗 10 个月后，患者做了部分性甲状腺切除术。病理学检查证实 Riedel 甲状腺炎的诊断。②手术治疗。治疗目的主要是解除压迫症状。可切除甲状腺峡部和（或）部分性甲状腺。

（李倩妮）

第三节　甲状腺肿瘤

甲状腺肿瘤分良性和恶性两类，前者根据甲状腺功能可分为功能正常与功能亢进，后者称为甲状腺毒性腺瘤或 Plummer 病；恶性者有原发性与转移性，统称为甲状腺癌。

一、甲状腺良性肿瘤

甲状腺良性腺病以甲状腺腺瘤为多见，瘤细胞来源于甲状腺滤泡上皮细胞。女性多于男性，以中年人居多，单个多见，少数为多个，腺瘤直径在 1 cm 以上。体检可在患侧甲状腺扪及类圆形结节，随吞咽动作而上下移动。表面光滑，边界清楚，一般无触痛。瘤体内出血时可有压痛，甲状腺 B 超为边界清楚、有包膜的等回声区，如有出血或囊变则回声不均匀。单光子发射扫描（SPECT）为温结节。

甲状腺腺瘤伴有甲状腺功能亢进症又称自主功能亢进性甲状腺腺瘤，多为散发性，其病因 20% ~ 80% 为甲状腺滤泡细胞中的 TSH 受体有体细胞突变。突变的 TSH 变体有体质性激活；也可由于刺激性 G 蛋白 α 亚单位基因突变所致。前述两种突变，导致 cAMP 堆积而导致瘤细胞增殖和合成甲状腺激素增多，从而引起甲状腺功能亢进症。临床上有甲状腺功能亢进症的症状。甲状腺可扪及单个结节。与单纯甲状腺腺瘤不同之处在于 SPECT 检查，本病在结节部位有放射线物质的浓聚，周围和对侧正常的甲状腺组织则不摄取放射性核素，这是由于 T_4 的增高，负反馈抑制 TSH 分泌，因此结节以外的甲状腺组织不摄取放射线物质，注射外源性 TSH 后才恢复摄取，这是诊断本病的经典试验。有的患者长期表现为亚临床甲状腺功能亢进。

两种甲状腺腺瘤均可发生瘤内出血或囊性变，此时如做甲状腺细针穿刺，可抽吸到血性液体或非血性液体。约 4% 的无功能亢进的单个甲状腺腺瘤可发生癌变。

对伴甲状腺功能亢进的腺瘤，单个且瘤体小者，首选用 131I 治疗，效果很好，但剂量比用于治疗 Graves 病时要大，因为 131I 在瘤体内的半衰期个体间差异较大，从小于 2 天到长达 100 天，因此有作者提出不管瘤体大小，剂量都用 740 mBgq，剂量少于 5% 的患者有甲状腺功能亢进复发，少于 10% 的患者发生甲状腺功能减退。服 131I 前后，口服普萘洛尔以控制心率；心率稳定或甲状腺功能亢进症状消失后即停用。对多个结节又伴有甲状腺功能亢进症者，在用抗甲状腺功能亢进药物控制甲状腺功能亢进症状，心率稳定在 70~80 次/分后，也可作甲状腺部分切除，但术后应长期常规地服用小剂量的左甲状腺素片，剂量 12.5~25 μg/d，目的在于减少结节增多或增大；有些学者对此种治疗的疗效提出疑问，因此尚需更多的循证医学的证据。

二、甲状腺恶性肿瘤

甲状腺恶性肿瘤分为原发性与继发性，前者为发生于甲状腺本身的癌，包括甲状腺乳头状癌、滤泡细胞癌、髓样癌（细胞来源为甲状腺滤泡旁细胞，此类细胞属 APUO 细胞）和未分化癌，其中以乳头状癌最为常见，占整个原发性甲状腺癌的 60%~80%。乳头状癌相对良性，预后较好；未分化癌最为恶性。这些癌都可依次发生甲状腺内、颈部淋巴结和远处器官转移，且易复发。除前述 4 种癌外，还有发生较少的甲状腺恶性淋巴瘤、血管内皮细胞癌、血管肉瘤和纤维肉瘤等。继发性甲状腺癌是指转移癌。

甲状腺原发性癌好发于中年女性和青少年。乳头状癌的细胞组成有 3 种：滤泡细胞、嗜酸性粒细胞（又称 Hanhle 细胞）和乳头状滤泡变异性细胞，后者恶性程度比单纯滤泡细胞高。少数滤泡癌细胞具有摄碘功能，故可伴有甲状腺功能亢进，易发生远处转移。髓样癌来源于甲状腺滤泡旁、能分泌降钙素的 C 细胞，起源于胚胎期的外胚层神经嵴。具有分泌许多酶和激素功能，如癌胚抗原、组胺酶、烯醇酶、降钙素、降钙素相关肽、嗜铬粒、鸦片促黑皮素、甲状腺球蛋白、促甲状腺素、促肾上腺皮质激素、胃泌素相关肽、血清素和前列腺素等，因此临床表现极不均一，但最多见的激素为降钙素，是髓样癌的标志物，测定其在血清中的水平是诊断这种癌和判断治疗效果和术后复发的可靠指标。此种癌可分为散发性和家族性两类。在家族性中又有 2 种类型：①作为多发性内分泌腺肿瘤综合征Ⅱ型（MENⅡ）的组成成分之一，MENⅡA 包括甲状腺髓样癌、嗜铬细胞瘤和甲状旁腺腺瘤或增生；MENⅡB 型包括甲状腺髓样癌、嗜铬细胞瘤和黏膜神经瘤。②另一种家族性髓样癌，家族中有多个成员发病和突变基因携带者，但只有甲状腺髓样癌，多见于 50 岁以上的人，病变易有钙化灶，呈散在性钙质沉着。根据肿瘤直径大小和有无局部或远处转移可将甲状腺癌分为 4 期，据此对预后可作出判断。

甲状腺癌的病因及发病机制虽不完全清楚，但与遗传和后天因素有关。前者与一些癌基因有关，如 P53、C-myc、ras、RET、trk 等基因；后天因素包括放射线照射（如 20 世纪 80 年代苏联的切尔诺贝利核电站核泄漏事件）、儿童期颈部接受外放疗治疗、还原性碘摄取量过多者。

不管甲状腺癌是何种类型，临床上有下列共同特点：

（1）一侧甲状腺肿块，形状及边缘不规则，无压痛、表面不光滑，或有同侧颈部淋巴结肿大。

（2）质地坚实，无压痛。

（3）甲状腺 B 超。病变处有形状不规则的低回声区，如有颈部淋巴结转移，也可探及局部有低回声结节；甲状腺髓样癌有时可探及钙质沉着。

（4）单光子发射断层甲状腺扫描为凉结节或冷结节，少数滤泡细胞癌可呈温结节。

（5）甲状腺髓样癌可测血清降钙素或做五肽胃泌素试验。

（一）治疗

1. 放射性核素^{131}I 治疗

^{131}I 主要用于分化好的具有摄^{131}I 和浓聚^{131}I 的甲状腺癌，对未分化的甲状腺癌无效。^{131}I 治疗常作为术后的辅助治疗。应用^{131}I 治疗的具体指征：①原发性甲状腺癌不能行手术治疗者。②术后复发或有纵隔淋巴结或远处器官转移者。③疑有癌残余病灶者。因为癌细胞摄^{131}I 的功能个别间差异较大，根据癌的大小及摄碘率来计算^{131}I 的剂量也不一定准确，因此多采取给予固定剂量，一般为消除术后原位复发或有远处小的转移病灶，^{131}I 100 mCi 即足够；对于一些难治性或有远处转移的大病灶，则可将^{131}I 剂量增大至 200~600 mCi，3~4 个月重复一次。在决定作^{131}I 治疗前，一定要作^{131}I 全身扫描，以定位癌灶和癌的大小，可用 5 mCi 的^{131}I 进行全身扫描。扫描前停用左甲状腺素片，禁食含碘食品和药物；将左甲状腺素片改为三碘甲状腺原氨酸（T_3），以使原来被左甲状腺素抑制的 TSH 得到恢复；或者在全身扫描前 3 天，每天肌内注射基因重组的 TSH 10 U。^{131}I 消除复发或转移癌灶后，继续用左甲状腺素片治疗。

放射性碘治疗的不良反应与所用剂量有关。常见急性放射线不良反应为倦怠、头痛、恶心和呕吐，多在 24~26 小时即会自行消失，局部有轻度疼痛。因照射部位牵涉到唾液腺而有唾液腺部位压痛，因唾液腺炎症，唾液分泌减少而有口干，但可随时间的延长而自行消失，其余不良反应少见。

2. 基因治疗

钠/碘化物同转运蛋白（Na/I symporter，NIS），可将血液中的碘化物转运入甲状腺滤泡细胞中。分化好的甲状腺癌均有 NIS 的表达，故已用来作为甲状腺癌基因治疗的载体。即将具有放射活性互补的 DNA 微阵列，将 NIS 基因转染到未分化的甲状腺细胞系，以及影响蛋白酪氨酸磷酸化酶和 Ras 基因家族，后者包括 Ras、Rec 和 Rab 基因。Ras 基因表达增加为甲状腺癌发生的早发事件，从而达到治疗未分化甲状腺癌的目的，目前尚处于研究阶段，尚未在临床中应用。

3. 外放射治疗

甲状腺癌对外放疗不敏感，一般均不采用，只当作甲状腺有骨转移、局部骨疼痛时作为止痛的姑息疗法。或作为未分化甲状腺癌的姑息治疗。

4. 化学药物治疗

即用抗癌的化学药物进行治疗，甲状腺癌对化疗不敏感。如单用 5-氟尿嘧啶或联合几种抗癌药物治疗，其疗效均不满意。

（二）预后

除甲状腺未分化癌外，其余 3 种甲状腺癌相对良性。其中以乳头状癌预后最好，法国有一组 880 例做了手术的甲状腺癌，根据最初和治疗后所测 Tg 的结果分为 1、2、3、4 期，1 期为微癌，2 期为甲状腺内癌，3 期为分化好、有结节性侵犯，4 期为分化好但有不可切除的颈部转移或 TSH 刺激后 Tg > 10 μg/mL，随访 25 年，1、2、3、4 期甲状腺癌患者与癌相关的死亡率分别为 9%、1.4%、0 和 46.9%；各期的复发率分别为 36%、38%、53% 和 44.5%；颈部复发而需做手术切除者分别为 3.0%、3.4%、34% 和 23.7%。从这一随访结果可见：甲状腺癌相对良性，但术后复发率高，因此术后随访对预后有很大影响。即使在年轻人中，预后也同样较好。

（李倩妮）

第四节　肾上腺皮质功能不全

原发性肾上腺皮质功能减退症是指由于肾上腺皮质本身的疾病所引起者，根据起病的急缓，可分为急性肾上腺皮质功能减退症和慢性肾上腺皮质功能不全。

1. 急性肾上腺皮质功能减退症

起病急骤、凶险，常威胁患者生命，死亡率高，常见病因有：感染，可导致双侧肾上腺出血而引起急性肾上腺功能衰竭；感染性败血症，临床表现有休克，成年呼吸窘迫综合征，休克性肺炎等。由脑膜双球菌引起的急性肾上腺皮质功能衰竭称华—佛（Wateshouse-Fride-cichson）综合征；有些患者平时无肾上腺功能减退症表现，一旦发生感染或其他应激（如严重外伤、烧伤等）即发生休克，这些人可能预先存在相对性肾上腺皮质功能不足，或隐性肾上腺皮质功能不全。此种情况事前很难确诊，但根据这些患者如果采用补充外源性氢化可的松，病情可得到缓解，从而推测前述患者可能存在隐性肾上腺皮质功能不全。迄今为止，文献中急性败血症或严重应激中存在的相对性急性肾上腺皮质功能不全仍有争议，但有些作者提出诊断标准：①静脉滴注 250 μg 促肾上腺皮质激素（ACTH）后，血清皮质醇小于 250 nmol/L。②外伤患者于 1、4、8、14 天测人血白蛋白及皮质醇，如白蛋白大于 2.5 g/dL，皮质醇只有 25 μg/dL，即可认为存在隐性肾上腺皮质功能不全。③长期用治疗剂量的糖皮质激素治疗或作了双侧肾上腺切除而用生理剂量的糖皮质激素替代治疗的患者，突然停用糖皮质激素治疗或遭遇严重应激，或用糖皮质激素替代治疗者遭受严重应激者。

不管急性肾上腺皮质功能病因为何，临床表现基本相似，突出的临床表现为休克，甚至血压测不到，脉速而细弱或不可扪及，四肢冰冷，手脚指趾甲发绀，全身出冷汗，神志清楚或模糊，烦躁不安等。脑膜炎双球菌感染引起者，由于凝血障碍而有皮下出血点，其他疾病引起者还有原发性疾病的临床表现。

2. 慢性肾上腺皮质功能不全

引起慢性肾上腺皮质功能不全的疾病也很多，最先称 Addison 病。其病因有：①感染：最初因结核病多，故以结核感染者居多，深部霉菌感染者少见，20 世纪末以来，全世界艾滋病逐渐蔓延，故由艾滋病引起者有日益增多之势。②自身免疫疾病，在结核引起者日益减少之后，由自身免疫引起者占据首位，患者血清中可检出抗肾上腺皮质细胞自身抗体或皮质醇合成酶自身抗体，如抗 21-羟化酶、17α 羟化酶抗体和抗芳香化酶自身抗体等。③代谢性疾病：血色病和系统性淀粉样变等。④遗传性疾病：如自身免疫性多内分泌腺病 I 型综合征，为常染色体隐性遗传，有 AIRE 基因突变。除了肾上腺皮质功能减退外，还有其他内分泌腺和非内分泌腺自身免疫性疾病，血清中可检出多种自身抗体。另一种遗传病为肾上腺脑白质营养不良。病因为位于 X 染色上的 ABCD1 基因突变。遗传方式为性链遗传，突变引起非常长链脂肪酸在脑白质和肾上腺中堆积，从而引起肾上腺皮质功能不全和大脑白质脱髓鞘病变。除此以外还可有脊索、周围神经和睾丸病变；糖皮质激素不敏感综合征，是由于糖皮质激素受体有突变。血中皮质醇增高，但临床上有肾上腺皮质功能不足的临床表现及血压升高；还有先天性肾上腺皮质增生。最常见类型为 21-羟化酶缺乏。21-羟化酶基因位于 6 号染色体短臂上（6p21.3），由于这种酶缺乏，皮质醇合成减少，对垂体负反馈作用减弱，ACTH 分泌增多。因为肾上腺雄激素合成不需 21-羟化酶，故肾上腺雄激素合成增多，从而引起临床上性变态综合征，女性外生理异常，男性假性性早熟，严重的 21-羟化酶缺乏，临床上还有失盐综合征表现，非经典者则无。因 ACTH 分泌增多，皮质醇合成得到部分代偿，故血皮质醇可在正常低值，但在用 ACTH 刺激后，血皮质醇不能进一步升高。皮质醇除 21-羟化酶外，其他酶（如 11β 羟化酶）缺乏也可发生临床上与 21-羟化酶缺乏相似的肾上腺性变态综合征的表现。如果芳香化酶缺乏，则无此表现。

不论原发性肾上腺的病因为何，除糖皮质激素不敏感综合征外，其他病因引起者，都有不同程度垂体 ACTH 分泌增加，以致临床上有轻重不一的皮肤色素沉着。这是原发性肾上腺皮质功能减退症不同于继发性肾上腺皮质功能减退症的特征。皮肤色素沉着的特征为：①全身皮肤生理性色素沉着部位有色素加深，如唇、乳晕、脐孔、会阴、肛门区和掌纹、舌、牙龈及口腔颊部黏膜色素沉着更有意义。②皮肤色素沉着为黑褐色，口腔和牙龈黏膜呈黑蓝色。③体表皮肤在色素沉着的背景上，少数患者可出现色素脱失的小白斑，其他临床表现无特异性，包括消瘦、乏力、易倦、喜咸食、血压偏低（糖皮质激素不敏感综合征则血压升高）和头昏等，此外，还有原发性疾病的临床表现。功能诊断测定血浆皮质醇和（或）尿游离皮质醇即可确诊，病因诊断则根据病因不同选择相应的检查以确诊。

一、急性肾上腺皮质功能减退症的治疗

不管其病因为何，均应按肾上腺皮质功能减退症危象处理，处理措施如下。

（1）如果患者已出现休克，应立即静脉推注磷酸氢化可的松 100～200 mg，接着静脉滴注。每天剂量根据病情的轻重及患者对治疗的反应而定，一般每天用 200～400 mg。如果在 24 小时内休克已纠正，病情好转，则逐日减量，每次减 50～100 mg，直到病情稳定。如果病情允许，用药时间在 5 天以内可以撤药；如果病情需要，则改为口服，剂量根据原发性疾病而定。如病前已用糖皮质激素治疗，则恢复到发病前所用剂量。

对于严重感染性休克，一般难以在当时确定有无相对或隐性肾上腺皮质功能不全，多数学者均主张在使用广谱抗生素前提下，使用氢化可的松静脉滴注。有研究者报告，这些患者发病前存在相对性或隐性肾上腺皮质功能不全。

（2）纠正水、糖和电解质平衡。首先静注生理盐水或 5% 葡萄糖盐水。补液量应根据病情和失水严重程度而定，一般 24 小时内补液 2 000～3 000 mL。如果患者 24 小时尿量在 500 mL 以上，同时输注了 5% 葡萄糖液，每天可同时补充 3 g 氯化钾。

（3）病因治疗，去除诱因。如感染细菌已明确，则采用相应的杀菌抗生素；如果感染细菌不明，则采用适当的广谱抗生素；即使无感染存在，也应选用适当的抗生素以预防感染，因为这些患者抵抗力低，易并发感染。有诱因者应尽快去除诱因。

（4）对症支持疗法。有酸中毒者，应补充适量的 5% 碳酸氢钠溶液。休克时除用氢化可的松外，可选用适当的升压药以加速血压恢复。

（5）加强护理，密切监测患者生命体征的变化。

二、慢性肾上腺皮质功能减退症的治疗

（1）一切可逆的与不可逆的慢性肾上腺功能减退症首先应采用替代治疗，尽快让肾上

腺功能恢复到正常水平。替代治疗的剂量为生理剂量，即每天氢化可的松20 mg，糖皮质激素有短效、中效和长效之分，替代治疗只采用短疗或中效制剂，不用长效制剂。短、中、长效是根据其对 ACTH 抑制时间而言。临床上常用的替代治疗的糖皮质激素为氢化可的松或醋酸可的松，后者每天剂量为25 mg，此两种制剂有轻度盐皮质激素作用，大多数患者不必同时补充另外的盐皮质激素。另外常用的制剂为泼尼松，剂量为5~7.5 mg，2/3 剂量早上服，1/3 剂量傍晚服。有些病情较轻的肾上腺皮质功能减退者只需早晨服一次即可，因为皮质醇有昼夜节律，故早上剂量大于傍晚剂量。如果单用前述的糖皮质激素制剂仍不能纠正盐皮质激素缺乏，则应另外加服 9α 氟氢化可的松 0.05~0.15 mg，每日服一次。也可用去氧皮质酮油剂作肌内注射，剂量每日1~2 mg 或隔日2.5~5.0 mg，因要肌内注射，长期注射不方便，国外有去氧皮质酮皮下埋植剂，一次于腹壁皮下埋植125 mg，每日可释放出约0.5 mg去氧皮质酮。中药甘草流浸膏有类盐皮质激素作用，每日口服20~30 mL。

用糖皮质激素替代治疗的患者如遇应激，应根据应激的大小，在替代治疗剂量的基础上适当增加糖皮质激素的剂量，即在替代治疗剂量的基础上增加3倍，应激过后再逐减到应激前的替代剂量。如果患者需作手术，则应根据手术的大小，肌肉或静脉滴注氢化可的松100 mg，24小时内，每6小时用100 mg。待病情稳定后，再逐渐减量，直到最后完全撤除，恢复术前的替代治疗剂量。

用糖皮质激素替代治疗的患者如果妊娠，糖皮质激素替代治疗应继续维持，否则会给母亲和胎儿带来危险，母亲可流产并发急性肾衰竭；胎儿宫内发育延迟、宫内窒息死亡，出生后呼吸衰竭等。特别应当注意的是：①严重妊娠反应、恶心、呕吐、不能进食，甚至失水等，除了要纠正水和电解质平衡、注意适当补充营养及对症治疗外，应适当增加糖皮质激素剂量。患者如不能口服，可肌内注射磷酸地塞米松或泼尼松龙，前者剂量为1 mg；后者为5 mg。②分娩应尽可能从阴道分娩；如分娩时间过长，也可采用剖宫产。术前和术中静滴50~100 mg氢化可的松，待术后血压及病情稳定再撤除，恢复术前替代治疗剂量。

（2）病因治疗。引起急性与慢性肾上腺皮质功能不全的疾病很多，其中有些病因有特效治疗（如感染等），有些病因（如遗传性疾病、先天性酶缺乏和代谢异常）则常不能根治，只能采用糖皮质终生替代治疗。对并发其他内分腺功能不全的自身免疫性综合征的患者，根据并发何种内分泌腺功能低下或非内分泌自身免疫性疾病，适当补充所缺乏的激素或其他物质替代治疗或其他相应的疗法。

（李晓倩）

第九章

风湿免疫系统疾病

第一节　风湿热

风湿热是一种常见的反复发作的急性或慢性全身性结缔组织炎症，主要累及心脏、关节、中枢神经系统、皮肤和皮下组织等。临床表现以心脏炎和关节炎为主，可伴有发热、毒血症、皮疹、皮下小结、舞蹈症等。急性发作时通常以关节炎较为明显，但在此阶段风湿性心脏炎可造成患者死亡。急性发作后常遗留轻重不等的心脏损害，尤以瓣膜病变最为显著，形成慢性风湿性心脏病（风湿病）或风湿性瓣膜病。

一、流行病学

急性风湿热可发生在任何年龄，但在3岁以内的婴幼儿极为少见，最常见于5~15岁的儿童和青少年。男女患病的机会大致相同。复发多在初发后3~5年，复发率达5%~50%，尤以心脏累及者易于复发。流行病学研究表明，平均大约有3%的患者在链球菌性咽炎后发作急性风湿热，急性风湿热的易患年龄、地区分布、发病率和严重程度是链球菌感染率和严重度的反映。在链球菌感染后，急性风湿热的发病率直接与A组链球菌引起的免疫反应程度相关。各种环境（地理、湿度、季节等）因素、经济状况以及年龄等都能影响风湿热发病率。风湿热的遗传易感性已经明确，某些具有人类白细胞抗原（HLA）Ⅱ类等位基因和单倍体的人群与风湿性心脏病的风险显著关联，尤其在二尖瓣病变的患者中更为突出。

风湿热和风心病的患病率在近30年来已有显著下降，这与社会经济状况（住房和经济条件）的改善，以及采取广泛的原发和继发性预防措施有密切关系。我国以东北和华北地区发病率较高，华东、华中和西南、西北地区次之，华南较少。发作季节以寒冬、早春居多，寒冷和潮湿是本病的重要诱发因素。急性风湿热占内科住院患者的百分比已从1958年的2.49%降至近年的0.86%。慢性风心病以20~40岁最常见，女性稍多于男性。

二、病因

已有多项临床及流行病学研究显示，A组链球菌感染与风湿热密切相关；免疫学研究也证实，急性风湿热发作前均存在先期的链球菌感染史；前瞻性长期随访研究发现风湿热复发仅出现于链球菌再次感染后；及时的抗菌治疗和预防链球菌感染可预防风湿热的初发及复发；此外，感染途径也是至关重要的，链球菌咽部感染是风湿热发病的必需条件。

尽管如此，A 组链球菌引起风湿热发病的机制至今尚未明了。风湿热并非由链球菌的直接感染所引起。因为风湿热的发病并不在链球菌感染的当时，而是在感染后 2~3 周起病。在风湿热患者的血培养与心脏组织中从未找到 A 组链球菌。而在罹患链球菌性咽炎后，也仅 1%~3% 的患者发生风湿热。

近年来，通过电子显微镜观察链球菌细胞结构，发现 A 组链球菌细胞有以下特征。

1. 荚膜是链球菌的最外层透明质酸酶

其结构与人体透明质酸酶类似，完整而黏滑的荚膜可抗细胞的吞噬作用，无抗原性。

2. 细胞壁从外向内可分为三层

（1）蛋白质抗原：为特异性抗原含 M、T、R、S，抗原成分，其中以 M 蛋白最为重要，既能阻碍吞噬作用，又是细菌分型的基础，与人体心肌与原肌球蛋白有交叉抗原性。

（2）多糖成分：含有 M-乙酰氨基葡萄糖，与人体心脏瓣膜糖蛋白有交叉抗原性。

（3）黏多肽：由丙氨酸等组成，有抗原性，与结缔组织结节性损害有关。

此外，在链球菌细胞壁的多糖成分内，也有一种特异抗原，称为"C 物质"。人体经链球菌感染后，有些人可产生相应抗体，不仅作用于链球菌本身，还可作用于心瓣膜，从而引起瓣膜病变。心瓣膜的黏多糖成分随年龄而变异，因而可解释青少年与成年人中的心瓣膜病变的不同发生率。免疫学研究提示，急性风湿热的免疫调节存在缺陷，其特征为 B 细胞数和辅助性 T 细胞的增高，而抑制性 T 细胞数相对下降，导致体液免疫和细胞免疫的增强。慢性风湿性心脏病虽无风湿活动，但持续存在 B 细胞数增高，提示免疫炎症过程仍在进行。链球菌感染后是否发生风湿热还与人体的反应性有关，这种反应性的高低，一方面与对链球菌抗原产生的抗体的量呈平行关系，抗体量多时发生变态反应的机会大；另一方面与神经系统功能状态的变化有关。

三、病理

风湿热是全身性结缔组织的炎症，按照病变的发生过程可以分为以下三期。

（一）分期

1. 变性渗出期

结缔组织中胶原纤维分裂、肿胀，形成玻璃样和纤维素样变性。变性病灶周围有淋巴细胞、浆细胞、嗜酸性粒细胞、中性粒细胞等炎性反应的细胞浸润。本期可持续 1~2 个月，恢复或进入增殖期和硬化期。

2. 增殖期

本期的特点是在上述病变的基础上出现风湿性肉芽肿或风湿小体（Aschoff body），这是风湿热的特征性病变，是病理学确诊风湿热的依据和风湿活动的指标。小体中央有纤维素样坏死，其边缘有淋巴细胞和浆细胞浸润，并有风湿细胞。风湿细胞呈圆形、椭圆形或多角形，胞浆丰富呈嗜碱性，胞核空，具有明显的核仁，有时出现双核或多核形成巨细胞，而进入硬化期。此期持续 3~4 个月。

3. 硬化期

小体中央的变性坏死物质逐渐被吸收，渗出的炎性细胞减少，纤维组织增生，在肉芽肿部位形成瘢痕组织。

由于本病常反复发作，上述三期的发展过程可交错存在，历时 4~6 个月。变性渗出期及增殖期中常伴有浆液的渗出和炎性细胞的浸润，这种渗出性病变在很大程度上决定着临床上各种显著症状的产生。在关节和心包的病理变化以渗出性为主，而瘢痕的形成则主要限于心内膜和心肌，特别是瓣膜。

风湿热的炎症病变累及全身结缔组织的胶原纤维，早期以关节和心脏受累为多，而后以心脏损害为主。各期病变在受累器官中有所侧重，如在关节和心包以渗出为主，形成关节炎和心包炎。以后渗出物可完全吸收，少数心包渗出物吸收不完全，机化引起部分粘连。在心肌和心内膜主要是增殖性病变，以后形成瘢痕增殖。心瓣膜的增殖性病变及粘连常导致慢性风湿性心瓣膜病。

（二）病理改变

1. 心脏

几乎每一位风湿热患者均有心脏损害。轻度病变可能不形成慢性风湿性心脏病。急性风湿性心脏炎中心内膜、心肌、心包等均可被罹及，形成全心炎，而以心肌炎和心内膜炎最为重要。心肌中可见典型的风湿病理变化，分布很广，主要在心肌间质血管旁的结缔组织中。心内膜炎主要罹及瓣膜，发炎的瓣膜充血、肿胀及增厚，表面上出现小的赘生物，形成瓣口关闭不全。在瓣叶闭合处纤维蛋白的沉积可使瓣叶发生粘连；瓣膜的改变加上腱索和乳头肌的粘连与缩短，使心瓣膜变形，以后可产生瓣口狭窄。心包腔内可产生纤维蛋白性或浆液纤维蛋白性渗出物。

活动期过后，较轻的患者可能完全恢复；但在大多数患者中，疾病会引起心瓣膜的变形和心肌或心包内瘢痕形成，造成慢性非活动性心脏病，而以心瓣膜病变为最显著。早期的瓣膜缺损主要产生关闭不全，二尖瓣狭窄的形成大约需要 2 年以上，主动脉瓣狭窄需经过更长的时间。

2. 关节炎

关节滑膜及周围组织水肿，滑膜下结缔组织中有黏液性变，纤维素样变及炎性细胞浸润，有时有不典型的风湿小体。由于渗出物中纤维素通常不多，易被吸收，一般不引起粘连。活动期过后并不产生关节强直或畸形等后遗症。

3. 皮下小结

皮下结缔组织变性坏死，胶原纤维分裂，有巨细胞和淋巴细胞浸润，形成肉芽肿，融合成结节，为提示风湿活动的重要体征，但仅在 10% 的患者中见到。

4. 动脉病变

可累及动脉壁各层，促使动脉壁增厚，易导致血栓形成。多见于冠状动脉、肾、胰、肠系膜、肺和脑等部位的动脉。

5. 肺部病变

可发现肺内不规则的轻度实变，实变区肺间质内及肺泡内有炎性细胞渗出，病灶分布多在小血管周围。

6. 脑部病变

脑实质内小血管充血，可见淋巴细胞、浆细胞等浸润，有形成环绕小血管的小结节倾向，此小结分布于纹状体、黑质及大脑皮质等处。在纹状体病变显著时，临床上常见舞蹈症的表现。

其他如风湿性胸膜炎、腹膜炎偶尔也可发生。

四、临床表现

多数患者发病前 1~5 周先有咽炎或扁桃体炎等上呼吸道感染史。起病时周身疲乏，食欲减退，烦躁。主要临床表现为：发热、关节炎、心脏炎、皮下小结、环形红斑及舞蹈症等。

（一）发热

大部分患者有不规则的轻度或中度发热，但也有呈弛张热或持续低热者。脉率加快，大量出汗，往往与体温不成比例。

（二）关节炎

典型的表现是游走性多关节炎，常对称累及膝、踝、肩、腕、肘、髋等大关节；局部呈红、肿、热、痛的炎症表现，但不化脓。部分患者几个关节同时发病，手、足小关节或脊柱关节等也可受累。通常在链球菌感染后 1 个月内发作，因而链球菌抗体滴度常可增高。急性炎症消退后，关节功能完全恢复，不遗留关节强直和畸形，但常反复发作。典型者近年少见。关节炎局部炎症的程度与有无心脏炎或心瓣膜病变无明显关系。

（三）心脏炎

为临床上最重要的表现，儿童患者中 65%~80% 有心脏病变。急性风湿性心脏炎是儿童期充血性心力衰竭的最常见原因。

1. 心肌炎

急性风湿性心肌炎最早的临床表现是二尖瓣和主动脉瓣的杂音，此杂音由瓣膜反流造成，可单独或同时出现，二尖瓣区的杂音最多见。病变轻微的局限性心肌炎，可能无明显的临床症状。弥漫性心肌炎可有心包炎和充血性心力衰竭的临床症状，如心前区不适或疼痛、心悸、呼吸困难以及水肿等。常见的体征有：

（1）心动过速：心率常在 100~140 次/分，与体温升高不成比例。水杨酸类药物可使体温下降，但心率未必恢复正常。

（2）心脏扩大：心尖冲动弥散、微弱，心脏浊音界增大。

（3）心音改变：常可闻及奔马律，第一心音减弱，形成胎心样心音。

（4）心脏杂音：心尖部或主动脉瓣区可听到收缩期吹风样杂音。有时在心尖部可有轻微的隆隆样舒张期杂音。此杂音主要由心脏扩大引起二尖瓣瓣口相对狭窄所致。急性炎症消退后，上述杂音也可减轻或消失。

（5）心律失常及心电图异常：可有期前收缩、心动过速、不同程度的房室传导阻滞和阵发性心房颤动等。心电图以 PR 间期延长最为常见，此外，可有 ST-T 波改变，QT 间期延长和心室内传导阻滞等。

（6）心力衰竭：急性风湿热引起的心力衰竭往往由急性风湿性心肌炎所致，尤其在年龄较小的患者，病情凶险，表现为呼吸困难、面色苍白、肝脾肿大、水肿等；在成年人中，心力衰竭多在慢性瓣膜病的基础上发生。

值得注意的是，大多数风湿性心肌炎患者无明显的心脏症状。

2. 心内膜炎

在病理上极为常见，常累及左心房、左心室的内膜和瓣膜，二尖瓣最常受累，主动脉瓣次之，三尖瓣和肺动脉瓣极少被累及。凡有心肌炎者，几乎均有心内膜受累的表现。其症状出现时间较心肌炎晚。临床上，出现心尖区轻度收缩期杂音，多属功能性，可能继发于心肌炎或发热和贫血等因素，在风湿热活动控制后，杂音减轻或消失。器质性二尖瓣关闭不全时，心尖区出现二级以上的较粗糙的收缩期杂音，音调较高，向腋下传导，伴有第一心音减弱。心尖区可有柔和、短促的低调舒张中期杂音（Carey Coombs 杂音），是由于左心室扩大、二尖瓣瓣口相对狭窄、瓣叶水肿或二尖瓣瓣口血流速度过快而产生。主动脉瓣关闭不全时，胸骨左缘第3~4肋间有吹风样舒张期杂音，向心尖区传导，同时伴有水冲脉及其他周围血管体征。主动脉瓣区舒张期杂音较少出现，且风湿热发作过后往往多不消失。当出现慢性瓣膜病变时，无明确的风湿热病史。

3. 心包炎

出现于风湿热活动期，与心肌炎同时存在，是严重心脏炎的表现之一。临床表现为心前区疼痛，可闻及心包摩擦音，持续数天至2~3周，继以心包积液，液量一般不多。X线检查示心影增大呈烧瓶状。心电图示胸前各导联ST段抬高。超声心动图示左心室后壁的心外膜后有液性暗区存在。渗出物吸收后浆膜有粘连和增厚，但不影响心功能。临床上不遗留明显病征，极少发展成为缩窄性心包炎。

（四）皮肤表现

1. 渗出型

可为荨麻疹、斑丘疹、多形红斑、结节性红斑及环形红斑，以环形红斑较多见，且有诊断意义。常见于四肢内侧和躯干，为淡红色环状红晕，初出现时较小，以后迅速向周围扩大，边缘轻度隆起，环内皮肤颜色正常，有时融合成花环状。红斑时隐时现，不痒不硬，压之褪色，历时可达数月之久。

2. 增殖型

即皮下小结。结节如豌豆大小，数目不等，较硬，触之不痛。常位于肘、膝、腕、踝、指（趾）关节伸侧、枕部、前额、棘突等骨质隆起或肌腱附着处，与皮肤无粘连。常数个以上聚集成群，对称性分布，通常2~4周自然消失，也可持续数月或隐而复现。皮下小结多伴有严重的心脏炎，是风湿活动的表现之一。

（五）舞蹈症

常发生于5~12岁的儿童，女性多于男性。多在链球菌感染后2~6个月发病。系风湿热炎症侵犯中枢神经系统（包括基底节、大脑皮质、小脑及纹状体）的表现，起病缓慢。临床表现有：①精神异常，起病时，常有情绪不宁，易激动，理解力和记忆力减退。②不自主动作，面部表现为挤眉弄眼，摇头转颈，咧嘴伸舌；肢体表现为伸直和屈曲，内收和外展，旋前和旋后等无节律的交替动作，上肢较下肢明显。精神紧张及疲乏时加重，睡眠时消失。③肌力减退和共济失调，肌张力减低，四肢腱反射减弱或消失。重症者坐立不稳，步态蹒跚，吞咽及咀嚼困难，生活不能自理。舞蹈症可单独出现，也可伴有心脏炎等风湿热的其他表现，但不与关节炎同时出现。其他实验室检查也可正常。

（六）其他表现

除上述典型表现外，风湿热偶可累及其他部位而造成风湿性胸膜炎、腹膜炎、脉管炎，应引起注意。

五、辅助检查

对风湿热尚无特异性的实验室检查。目前主要从两方面协助诊断：①确立先前的链球菌感染。②阐明风湿活动过程的存在和持续。

（一）链球菌感染的证据

1. 咽拭子培养

常呈溶血性链球菌培养阳性。但阳性培养不能肯定是先前感染的，还是病程中获得的不同菌株。已用抗生素治疗者，咽拭子培养可呈假阴性。

2. 血清溶血性链球菌抗体测定

溶血性链球菌能分泌多种具有抗原性的物质，使机体对其产生相应抗体。这些抗体的增加，说明患者最近曾有溶血性链球菌感染。通常在链球菌感染后 2～3 周，抗体明显增加，2 个月后逐渐下降，可维持 6 个月左右。常用的抗体测定有以下 4 项。

（1）抗链球菌溶血素 "O"（ASO）：>500 U 为增高。

（2）抗链球菌激酶（ASK）：>80 U 为增高。

（3）抗透明质酸酶：>128 U 为增高。

（4）抗脱氧核糖核酸酶 B（ADNA-B）、抗链球菌菌酶和抗 M 蛋白抗体测定。

（二）风湿炎症活动的证据

1. 血常规

白细胞计数轻度至中度增高，中性粒细胞增多，核左移；常有轻度红细胞计数和血红蛋白含量的降低，呈正细胞正色素性贫血。

2. 非特异性血清成分改变

某些血清成分在各种炎症或其他活动性疾病中可发生变化。在风湿热的急性期或活动期也呈阳性结果。常用的测定指标有：

（1）红细胞沉降率（血沉，ESR）：由于某些蛋白质的增加，包括纤维蛋白原、α 球蛋白和 γ 球蛋白等，以及轻度贫血等因素，使红细胞表面的负电荷减少，血沉加速。但并发严重心力衰竭，或经糖皮质激素或水杨酸制剂抗风湿治疗后，血沉可不增快。

（2）C 反应蛋白：风湿热患者血清中有对 C 物质起反应的蛋白，存在于 α 球蛋白中。风湿活动期，C 反应蛋白阳性，病情缓解时消失。

（3）黏蛋白：胶原组织基质的化学成分，正常为 30～70 g/L（30～70 mg/mL）。风湿活动时，胶原组织破坏，血清中黏蛋白浓度增高。

（4）蛋白电泳：白蛋白降低，α_2 球蛋白和 γ 球蛋白常升高。

3. 免疫指标检测

（1）循环免疫复合物检测阳性。

（2）血清总补体和补体 C_3：风湿活动时降低。

（3）免疫球蛋白 IgG、IgM、IgA：急性期增高。

（4）淋巴细胞：B 淋巴细胞增多，T 淋巴细胞总数减少；抑制性 T 细胞明显减少，辅助性 T 细胞与抑制性 T 细胞的比值明显增高。抑制性 T 细胞减少后，引起机体对抗原刺激的抑制减弱，破坏了免疫系统的自稳性。

（5）抗心肌抗体：80% 的患者抗心肌抗体呈阳性且持续时间长，可达 5 年之久，复发时又可增高。

上列各项检查联合应用时，其诊断意义较大。若抗体和非特异性血清成分测定均为阳性，提示活动性风湿病变；若二者均阴性，可排除活动期风湿病。抗体升高而非特异性血清成分测定阴性者，表示在恢复期或发生了链球菌感染的可能性较大；若抗体正常而非特异性血清成分测定阳性，应考虑其他疾患。

六、诊断

迄今风湿热尚无特异性的诊断方法，临床上沿用修订的 Jones 诊断标准（表 9-1），主要依靠临床表现，辅以实验室检查。如具有 2 项主要表现，或 1 项主要表现加 2 项次要表现，并有先前链球菌感染的证据，可诊断为风湿热。

世界卫生组织制定的风湿热和风湿性心脏病诊断标准见表 9-2。

表 9-1 修订的 Jones 诊断标准

主要表现	次要表现	链球菌感染证据
1. 心脏炎	1. 临床表现	1. 近期患过猩红热
（1）杂音	（1）既往风湿热病史	2. 咽培养溶血性链球菌阳性
（2）心脏增大	（2）关节痛*	3. ASO 或其他抗链球菌抗体增高
（3）心包炎	（3）发热	
（4）充血性心力衰竭	2. 实验室检查	
2. 多发性关节炎	（1）血沉增快，C 反应蛋白阳性，白细胞增多，贫血	
3. 舞蹈症	（2）心电图**：PR 间期延长，QT 间期延长	
4. 环形红斑		
5. 皮下结节		

注：* 如关节炎已列为主要表现，则关节痛不能作为 1 项次要表现。

** 如心脏炎已列为主要表现，则心电图不能作为 1 项次要表现。

表 9-2 世界卫生组织的风湿热和风湿性心脏病诊断标准（基于修订的 Jones 标准）

诊断分类	诊断标准
首次风湿热发作	2 个主要或 1 个主要并发 2 个次要表现并存在前期 A 组链球菌感染
无确诊的风湿性心脏病患者风湿热复发	2 个主要或 1 个主要并发 2 个次要表现并存在前期 A 组链球菌感染
已确诊的风湿性心脏病患者风湿热复发	2 个次要表现并存在前期 A 组链球菌感染
风湿性舞蹈症，隐匿性风湿性心脏炎	不需要其他主要表现或 A 组链球菌感染证据
风湿性心脏病慢性瓣膜病变（患者首次以二尖瓣狭窄、二尖瓣双病变或主动脉瓣病变为临床表现）	即可诊断风湿性心脏病而不需任何标准

在临床上应用上述标准时，对不典型的轻症或早期病例容易漏诊和误诊。因此，对具体患者的诊断，必须全面考虑病情，综合分析，做好鉴别诊断，不可过分强调上述标准。

七、鉴别诊断

（一）其他病因的关节炎

1. 类风湿关节炎

为多发性对称性指掌等小关节炎和脊柱炎。特征是伴有"晨僵"和手指纺锤形肿胀，后期出现关节畸形。临床上心脏损害较少，但超声心动图检查可以早期发现心包病变和瓣膜损害。X 线显示关节面破坏，关节间隙变窄，邻近骨组织有骨质疏松。血清类风湿因子阳性，免疫球蛋白 IgG、IgM 及 IgA 增高。

2. 脓毒血症引起的迁徙性关节炎

常有原发感染的征象，血液及骨髓培养呈阳性，且关节内渗出液有化脓趋势，并可找到病原菌。

3. 结核性关节炎

多为单个关节受累，好发于经常活动受摩擦或负重的关节，如髋、胸椎、腰椎或膝关节，关节疼痛但无红肿，心脏无病变，常有其他部位的结核病灶。X 线显示骨质破坏，可出现结节性红斑。抗风湿治疗无效。

4. 结核感染过敏性关节炎（Poncet 病）

体内非关节部位有确切的结核感染灶，经常有反复的关节炎表现，但一般情况良好，X 线显示无骨质破坏。水杨酸类药物治疗后症状可缓解但会反复发作，经抗结核治疗后症状消退。

5. 白血病、淋巴瘤和肉芽肿

据报道白血病可有 10% 的病例出现发热和急性多关节炎症状，且关节炎表现可先于周围血常规的变化，因而导致误诊。淋巴瘤和良性肉芽肿也有类似的报道。

6. 莱姆关节炎（Lyme 病）

此病是由蜱传播的一种流行病。通常在蜱叮咬后 3～21 天出现症状。临床表现为发热，慢性游走性皮肤红斑，反复发作性不对称性关节炎，发生于大关节，可有心脏损害，多影响传导系统，心电图示不同程度的房室传导阻滞，也可出现神经症状，如舞蹈症、脑膜脑炎、脊髓炎、面神经瘫痪等。实验室检查循环免疫复合物阳性，血沉增快。血清特异性抗体测定可资鉴别。

（二）亚急性感染性心内膜炎

多见于原有心瓣膜病变者。有进行性贫血，脾大，瘀点、瘀斑，杵状指，可有脑、肾或肺等不同部位的栓塞症状，反复血培养阳性，超声心动图可在瓣膜上发现赘生物。

（三）病毒性心肌炎

发病前或发病时常有呼吸道或肠道病毒感染，主要受累部位在心肌，偶可累及心包，极少侵犯心内膜。发热时间较短，可有关节痛但无关节炎，心尖区第一心音减低，可闻及二级收缩期杂音，心律失常多见；无环形红斑、皮下结节等。实验室检查示白细胞多为减少或正常，血沉、ASO、C 反应蛋白均正常。补体结合试验及中和抗体阳性。心肌活检可分离出病毒。

（四）链球菌感染后状态（链球菌感染综合征）

在急性链球菌感染的同时或感染后 2～3 周出现低热，乏力，关节酸痛，血沉增快，ASO 阳性，心电图可有一过性期前收缩或轻度 ST-T 改变，但无心脏扩大或明显杂音。经抗生素治疗感染控制后，症状迅速消失，不再复发。

（五）系统性红斑狼疮

本病有关节痛，发热，心脏炎，肾脏病变等，类似风湿热；但出现对称性面部蝶形红斑，无皮下结节，白细胞计数减少，ASO 阴性，血液或骨髓涂片可找到狼疮细胞等有助于诊断。

八、预后

急性风湿热初次发作75%的患者在 6 周内恢复，至 12 周90%的患者恢复，仅 5%的患者风湿活动持续超过 6 个月。风湿活动时间较长的患者往往有严重而顽固的心脏炎或舞蹈症。复发常在再次链球菌感染后出现，初次发病后 5 年内约有 20%的患者可复发，第二个 5 年的复发率为 10%，第三个 5 年的复发率为 5%。急性风湿热的预后取决于心脏病变的严重程度、复发次数及治疗措施。严重心脏炎、复发次数频繁、治疗不当或不及时者，可死于重度或顽固性心力衰竭、亚急性细菌性心内膜炎，或形成慢性风湿性心瓣膜病。

九、治疗

（一）一般治疗

风湿热活动期必须卧床休息。若无明显心脏受损表现，在病情好转后，控制活动量直至症状消失、血沉正常。若有心脏扩大、心包炎、持续性心动过速和明显心电图异常者，在症状消失、血沉正常后仍需卧床休息 3～4 周。恢复期也应适当控制活动量 3～6 个月。病程中宜进食易消化和富有营养的食物。

（二）抗风湿治疗

常用的药物有水杨酸制剂和糖皮质激素两类。对无心脏炎的患者不必使用糖皮质激素，水杨酸制剂对急性关节炎疗效确切。

1. 水杨酸制剂

是治疗急性风湿热的最常用药物，对风湿热的退热，消除关节的炎症和血沉的恢复正常均有较好的效果。虽然本药有明显抑制炎症的作用，但并不能去除其病理改变，因而对防止心脏瓣膜病变的形成无明显预防作用。水杨酸制剂以阿司匹林和水杨酸钠较为常用，尤以阿司匹林效果最好。阿司匹林起始剂量为儿童：80～100 mg/（kg·d），成人 4～6 g/d，分 4～6次口服。水杨酸钠 6～8 g/d，分 4 次服用。使用水杨酸制剂治疗风湿热，应逐渐增加剂量，直至取得满意的临床疗效，或出现全身毒性反应如耳鸣、头痛或换气过度。症状控制后剂量减半，维持 6～12 周。水杨酸制剂常有胃部刺激症状，如恶心、呕吐、食欲减退等。此时可用氢氧化铝；不宜服用碳酸氢钠，因其可减低水杨酸制剂在胃肠道的吸收，增加肾脏的排泄，并可促发或加重充血性心力衰竭。

如患者不能耐受水杨酸制剂，可用氯芬那酸 0.2～0.4 g，每日 3 次；或贝诺酯 1.5～4.5 g/d，分次服用，贝诺酯为阿司匹林与扑热息痛的酯化物，对胃刺激较轻，吸收后在血中缓慢释放出水杨酸。

2. 糖皮质激素

大型临床研究表明，糖皮质激素与阿司匹林在对风湿热的疗效方面并无明显差别，且有停药后"反跳"现象和较多的不良反应，故一般认为，急性风湿热患者出现心脏受累表现时，宜先用水杨酸制剂；如效果不佳（发热不退，心功能无改善），则应及时加用糖皮质激素。激素治疗开始剂量宜大，可用泼尼松，成人 60～80 mg/d，儿童 2 mg/（kg·d），分 3～4 次口服。直至炎症控制，血沉恢复正常。以后逐渐减量，以每天 5～10 mg 为维持量；总疗程需 2～3 个月。病情严重者，可用氢化可的松 300～500 mg/d，或地塞米松 0.25～0.3 mg/（k·d），静脉滴注。

糖皮质激素治疗停药后应注意低热、关节疼痛及血沉增快等"反跳"现象。在停药前合并使用水杨酸制剂，或滴注促肾上腺皮质激素 12.5～25 mg，每天 1 次，连续 3 天，可减少"反跳"现象。

（三）抗生素治疗

风湿热一旦确诊，即应给予一个疗程的青霉素治疗，以清除溶血性链球菌，即使咽培养阴性。溶血性链球菌感染持续存在或再感染，均可使风湿热进行性恶化，因此根治链球菌感染是治疗风湿热必不可少的措施。一般应用普鲁卡因青霉素 40 万～80 万 U，每天 1 次，肌内注射，共 10～14 天；或长效青霉素（苯唑西林）120 万 U，肌内注射 1 次。对青霉素过敏者，可予口服红霉素，每天 4 次，每次 0.5 g，共 10 天。

（四）中医药治疗

急性风湿热多属热痹，宜用祛风清热化湿治法；慢性风湿热则多属寒痹，宜用祛风散寒化湿治法。糖皮质激素、水杨酸制剂等辅以中医药治疗，可能取得较好疗效。针刺疗法对缓解关节症状，也有一定的效果。

（五）舞蹈症的治疗

抗风湿药物对舞蹈症无效。舞蹈症患者应尽量被安置于安静的环境中，避免刺激。病情严重者可使用镇静剂，如苯巴比妥、地西泮等，也可用睡眠疗法。舞蹈症是一种自限性疾病，通常无明显的神经系统后遗症，通过耐心细致的护理、适当的体力活动和药物治疗，大多可取得良好的结果。

十、预防

风湿热是一种可以预防的疾病。其与链球菌的关系十分密切，因此防止链球菌感染的流行是预防风湿热的一项最重要的环节。

（一）风湿热的初级预防

初级预防：①防止上呼吸道感染，注意居住卫生，经常参加体育锻炼，提高健康水平。②对猩红热、急性扁桃体炎、咽炎、中耳炎和淋巴结炎等急性链球菌感染，应早期予以积极彻底的抗生素治疗，以青霉素为首选，对青霉素过敏者可选用红霉素。③慢性扁桃体炎反复急性发作者（每年发作 2 次以上），应手术摘除扁桃体。手术前 1 天至手术后 3 天用青霉素预防感染。扁桃体摘除后，仍可发生溶血性链球菌咽炎，应及时治疗。④在封闭的集体人群中（军营、学校、幼儿园等）预防和早期发现，早期诊断链球菌感染，建立必要的保健制度，可以彻底消除链球菌感染流行，大大减少风湿热的发病率。⑤药物选择，苯唑西林G 120万U，肌内注射1次；或青霉素（苯甲氧基青霉素）250～500 mg，每天2～3次，口服10天。青霉素过敏者，选用红霉素20～40 mg/（k·d），口服10天；或阿奇霉素，第一天口服500 mg，第2～5天，每天口服250 mg。

（二）预防风湿热复发

已有风湿热发作的患者，属于再发急性风湿热的高危患者；患过风湿性心脏炎者特别容易在复发风湿热后出现心脏炎的发作。因此，不论风湿热是否并发心脏炎，对风湿热患者的二级预防均具有重要意义。应连续应用抗生素，积极预防链球菌感染，防止风湿热复发。一般推荐使用长效青霉素120万U，每月肌内注射1次。对青霉素过敏者，可用磺胺嘧啶或磺胺异噁唑，儿童0.25～0.5 g/d；成人0.5～1.0 g/d，分次口服。预防用药期限：风湿热并发心脏炎并有永久性瓣膜病变者，必须在末次风湿热发作后持续预防用药10年以上，并至少维持至40岁或终身预防；风湿热并发心脏炎而无瓣膜病变者，必须在末次风湿热发作后持续预防用药10年或更长时间，直至成年；无心脏受累的风湿热患者，从风湿热末次发作起至少维持预防用药5年，或直至年满21岁。已有心脏受累的风湿热患者，再次感染链球菌后极易引起风湿活动，并且容易发作心脏炎，所以须严格预防治疗。研究表明，预防用药水平与链球菌感染患者的比例成反比，无预防或不规则预防用药组链球菌感染比例较完全预防用药组高3倍；尤为值得注意的是，无预防或不规则预防用药组风湿活动发作患者的比例较完全预防用药组高10倍。即使不规则预防用药也有一定的效果。

（三）将来的发展

多种M蛋白血清型的疫苗正在研究进展中。一种27价的特异型M蛋白疫苗已经进入了人体临床Ⅱ期试验，另一个针对M蛋白C区多肽的疫苗也即将进入临床试验，这些疫苗研究的进展为将来预防链球菌性咽喉炎带来了新的希望。最近在动物模型上的研究显示，将抗表面结合的C5a多肽酶血清鼻腔给药能有效防止链球菌感染，提示今后有可能在人体上消除链球菌菌株生存和咽喉感染，从而根除导致地区性风湿热流行的链球菌库源。

（曾文真）

第二节　系统性红斑狼疮

系统性红斑狼疮（systemic lupus erythematosus，SLE）是一种多发于青年女性的累及多脏器的自身免疫性的炎症性结缔组织病，近年来随着对此病认识的提高，更由于免疫检测技术的不断改进，早期、轻型和不典型的病例日见增多。有些重症患者（除患有弥漫性增生性肾小球肾炎者外），有时也可自行缓解。有些患者呈"一过性"发作，经过数月的短暂病程后疾病可完全消失。由于中西医结合的治疗，糖皮质激素和免疫抑制剂的合理应用，本病的预后有较大改善。

一、流行病学

本病广泛分布于世界各地，各国家地区报道的发病率各不相同，国内（1985年）对上海市纺织职工3.2万人的调查，患病率为70.41/10万；在我国南方地区（1992年）对2.6

万人进行调查，患病率为 30.13/10 万。SLE 的年发病率随地区、种族、性别、年龄而有差异。性别方面，女性显然较男性为多，育龄年龄男女之比为 1 ：（8~9），老年人与幼儿男女比为 1 ：（2~3）。发病年龄以青壮年为多，20~40 岁发病者约占半数。发病年龄越小，其亲属患病机会越大。

二、病因与发病机制

本病病因至今尚未肯定，大量研究显示，遗传、内分泌、感染、免疫异常和一些环境因素与本病的发病有关。

（一）遗传

自 1959 年以来已建立了多种狼疮鼠的模型，目前研究较为广泛的狼疮鼠模型有 5 种，即 NZB/B1、NZB/NZW F1、NZB/SWR F1、MRL/lpr 及 BXSB。研究表明，遗传因素在狼疮鼠发病中起决定性作用，涉及多种基因。这种遗传背景上的差异，导致它们各自在免疫学异常和临床表现上均有一定区别。人类家系调查的结论认为，本病是一种多基因遗传背景的疾病，对位于第 6 对染色体上的 HLA I 类、II 类和 III 类基因以及非 HLA 基因（如 T 细胞受体基因）已进行了深入的研究。目前认为 HLA II 类基因较 I 类基因与 SLE 的相关性更为明显。

HLA 与 SLE 相关的分子基础正在研究之中，初步结果显示，一些 HLA II 类基因位点所共有的特定序列（指基因所编码的氨基酸序列）与 SLE 患者中许多自身抗体的产生有关，即不同的 HLA 等位基因位点中的"共有表位"决定某种自身抗体的产生，因此带有"共有表位"的不同等位基因可产生相同的自身抗体。如核苷酸序列分析表明抗 ds-DNA 抗体与 DQB1 * 0201、* 0602 和 * 0302 相关，其共有表位为 DQβ 链第 14 位的甲硫氨酸和 26 位的亮氨酸；抗 Ro/SSA 抗体与 DQA1 * 0501、* 0101、* 0104、* 0402 相关，其共有表位为 DQα$_1$ 链第 34 位的谷氨酸；抗 La/SSB 抗体与 DQB1 * 0201、* 0601、* 0604 和 * 0302 相关，其 DQβ 第 26 位上为亮氨酸；抗磷脂抗体与 DQβ$_1$ * 0301、* 0302 和 * 0602 相关，其分子的第三个超变区中第 71 位 ~77 位氨基酸序列为苏氨酸—精氨酸—丙氨酸—谷氨酸—亮氨酸—天冬氨酸—苏氨酸，第 30 位为酪氨酸，第 38 位为丙氨酸。由于特定的自身抗体常与相应的临床表现即临床亚型相关，因此 HLA 基因在"塑造"自身抗体谱的同时也"塑造"了 SLE 的临床亚型。华山医院皮肤科研究过影响汉族 SLE 患者生存率的一些轻型、重型临床表现，并以这些临床表现为指标，进一步研究与 HLA 等位基因的关系，结果发现与重型 SLE 相关的等位基因有 DQA1 * 0101、DQB1 * 0201、* 0302、* 0303、* 0401、* 0501、* 0601 和 DRB1 * 1501，与轻型 SLE 相关的等位基因有 DQA1 * 0501、DRB1 * 0301 DRB3 * 0202 和 DRB3 * 0301。单倍型分析又发现，DQA1 * 0301-DQBI * 0302、DRB1 * 1501-DQA1 * 0102-DQB1 * 0303 和 DRB1 * 1501-DQA1 * 0103-DQB1 * 0303 与肾损害有关，即重型 SLE。神经精神症状或抗 ds-DNA 抗体升高、补体降低、白细胞减少等各种临床表现也有它们相关的单倍型。

HLA 的补体基因、TNF-α 基因、热休克蛋白基因、TCR-β 链基因、免疫球蛋白重链（Gm）和轻链（Km）的同种异型、网状内皮系统基因、性激素基因和近年来报道的影响细胞凋亡的基因等也与 SLE 的发病有关，这些方面的研究尚在进行之中。总之，SLE 是一种多基因遗传性疾病。SLE 的遗传至少需要 4 个基因的参与，每一个基因可能影响免疫调节、蛋白降解、多肽的转运、免疫反应、补体、网状内皮系统、免疫球蛋白、细胞凋亡和性激素等一方面或若干方面，这些不同的基因缺陷的共同作用，导致明显的特异反应，产生各种病理过程和不同的临床表现。

（二）内分泌因素

1. 性激素及其代谢异常

在 SLE 患者中，育龄期女性的患病率比同龄男性高 9 ~ 15 倍，而青春期前和绝经期后的女性患病率仅略高于男性，这与育龄期女性雌激素/雄激素比值显著增高有关。实验表明雌激素能增加抗 dsDNA 抗体并使 IgM 型转化为 IgG 型；它还能降低巨噬细胞的吞噬功能，影响免疫复合物的清除，并可诱导 Ro/SSA 和 La/SSB 在角质形成细胞膜上的表达增强。研究显示，雌二醇的代谢产物 16 α-羟雌酮在 SLE 患者中显著增高，在 SLE 的发病中，它较雌二醇有更为重要的作用。在雄激素方面，狼疮鼠如给予睾酮可减轻狼疮症状，在人类狼疮如给予十一酸睾酮，病情可较长期处于稳定阶段。有报道女性 SLE 患者睾酮 C17 位氧化转化为雄烯二酮这一反应加速。雄烯二酮为一种较弱的雄性激素。SLE 在性激素代谢方面的异常与体内微粒体同工酶的遗传缺陷有关，因此性激素的异常也是与遗传有关的。

2. 雌激素受体（ER）

现证实在胸腺组织和非胸腺淋巴样组织、骨髓组织、巨噬—巨红细胞系统、内分泌系统和中枢神经系统以及具有免疫调节功能的下丘脑腹侧核上均具有丰富的 ER。有学者曾对 SLE 患者外周血淋巴细胞上的 ER 容量作了定量测定，发现活动期患者 ER 容量高于静止期患者。

3. 催乳素（PRL）和生长激素（GH）

由 198 个氨基酸组成的 PRL 在很大程度上属生殖类激素。基础免疫学研究显示胸腺、骨髓、脾、淋巴结及外周血单个核细胞表达 PRL 及 PRL 受体。由 191 个氨基酸组成的 GH 虽不是生殖类激素，但与 PRL 的一级结构有很大的相似性，免疫调节功能也十分相似。华山医院皮肤科的研究已显示：①血清高 PRL 和 GH 水平、外周血高 PRL 受体和高 GH 受体容量与 SLE 病情活动性相关。②PRL 和 GH 可刺激 SLE 患者的 B 淋巴细胞分泌抗 dsDNA 抗体和较正常人为高的 IgG。③体外试验显示，PRL 和 GH 干预更增强了 SLE 活动期患者 Th2 型细胞因子分泌。④初发的、未经其他药物治疗的 SLE，给予奥曲肽（可抑制 GH 功能）治疗有效。

（三）感染

SLE 患者血清中常可检出病毒抗体，如麻疹病毒、副流感病毒、单纯疱疹病毒、风疹病毒、EB 病毒 1 ~ 3 型的抗体滴度高于健康人。用电子显微镜观察 SLE 患者肾和淋巴结标本能看到类似黏病毒的病毒颗粒。近年来引起关注的反转录病毒也被认为是 SLE 的可能病因。已发现 SLE 小鼠和患者体内存在多种抗反转录病毒抗体，这种内源性反转录病毒的序列插入 FAS 基因，导致淋巴细胞凋亡异常，凋亡小体作为抗原刺激机体产生大量的自身抗体。细菌性超抗原可激活表达特定的 TCRVβ 的 T 细胞而产生大量的细胞因子，从而引发 SLE 的病情活动。

（四）物理因素

紫外线照射可诱发皮损或使原有皮损加剧，并能使某些局限性盘状红斑狼疮发展为系统性。SLE 患者于紫外线照射后系统性症状也可加重。光敏主要是由波长为 290 ~ 320 nm 的

UVB 所致。紫外线于红斑狼疮发病机制中的作用有：①自身抗原调变，已报道紫外线可使 DNA 形成抗原性强的胸腺嘧啶二聚体，刺激产生相应抗体或使 DNA 性态不稳定发生基因突变，导致 SLE 发病。UVB 可将自身抗原（如 Ro/SSA 和 La/SSB）从表皮角质形成细胞内正常位置，位移至细胞表面。UVB 还可诱导角质形成细胞凋亡，凋亡小体中含有自身抗原成分。②影响免疫调节细胞功能和免疫介质释放，已证实紫外线有影响巨噬细胞处理抗原的能力，可影响 T 抑制细胞的活化。

（五）药物

药物性狼疮是指因服用了某种药物后所致的狼疮。引起药物性狼疮的药物按化学结构可分为成 4 类：①芳香胺类，普鲁卡因胺、磺胺嘧啶和 β-受体阻滞剂等。②肼类，肼屈嗪和异烟肼等。③巯基化合物，卡托普利、青霉胺和抗甲状腺药物等。④苯类，抗惊厥药物等。药源性狼疮的发病机制仍不清楚。在药源性狼疮中 DR4 频率增高，女性与男性之比为 4:1，表明本病与遗传素质有关。有些研究显示核蛋白与某些药物结合后，其抗原性大大增强，如普鲁卡因胺和肼屈嗪可使组蛋白核小体上的 DNA 构型从 B-DNA 转化成 Z-DNA，从而具有更强的免疫原性。也有些报道认为某些药物具有阻断 C_3 活化特殊通道的作用，从而阻抑网状内皮系统吞噬免疫复合物，并相应增加免疫复合物在组织上的沉积和器官损伤。此外，药物性狼疮还与药物乙酰化水平和剂量有关，实验观察发现，在慢乙酰化基因控制下的"慢乙酰化"患者，由于药物的乙酰化作用慢，则易产生狼疮样症状和抗核抗体，而在快乙酰化基因控制下的"快乙酰化"患者，药物被迅速乙酰化，所以可无狼疮样症状和不产生抗核抗体，但若大剂量用药，也有可能发生狼疮样症状和出现抗核抗体。总之，药物性狼疮的发病机制也许是多元化的。

（六）免疫异常

一个具有 LE 遗传素质的人，在上述各种因素的作用下，使机体正常的自身免疫耐受机制破坏，会发生多种免疫异常：①B 细胞功能亢进，B 细胞过度增殖、自发产生多克隆免疫球蛋白和多种自身抗体是 SLE 的特点。②T 细胞失平衡，循环性 T 淋巴细胞减少。T 抑制细胞（CD8+）和辅助细胞（CD4+）均减少。Th 细胞亚群和它们的细胞因子的失衡在 SLE 诱导和发展中起着关键性作用。③细胞因子表达异常，目前比较明确的与 SLE 发病有关的细胞因子主要是单核巨噬细胞分泌的 IL-1，Th-2 细胞分泌的 IL-10 和 B 细胞，巨噬细胞及树突状细胞分泌的 IL-12。IL-1 可诱导黏附分子增多，使巨噬细胞浸润更加明显；还可诱导 IL-6、IL-8、TNF-α 和 GM-CSF（粒细胞单核细胞集落刺激因子）等炎性因子产生，这些因素与狼疮性肾炎有关。IL-1 活性还与光敏感有关，皮肤暴露紫外线后，角质形成细胞可释放 IL-1，IL-1 又可刺激 GM-CSF、IL-6 和 IL-8 的产生，它们一起可促发局部炎症反应。IL-10 为 B 细胞增殖和分化的强刺激剂，在 SLE 患者外周血单核细胞（PBMC）培养后的上清液中 IL-10 含量明显升高。血浆 IL-10 水平与抗 dsDNA 抗体滴度和狼疮活动指数呈正相关而与补体水平呈负相关。IL-12 对体液免疫有一定的抑制作用，与正常对照组比较，SLE 患者的 PBMC 在受刺激时产生 IL-12 减少，而将 IL-12 加入狼疮患者 PBMC 可显著抑制自发性及 IL-10 诱导性 IgG 和抗 DNA 抗体的产生。SLE 患者 IL-10/IL-12 平衡失调在细胞免疫异常中有重要作用。此外，还观察到 SLE 患者血清中 IL-15、IL-16 和 IL-18 水平升高。上述细胞因子网络动态平衡失调，引起异常的免疫应答，同时也参与局部的致病作用。④淋巴细胞凋亡异常,有资料表明,从 SLE 患者外周血分离的淋巴细胞其凋亡细胞数增加,且凋亡细胞与正常细胞的比例与 SLE 活动性成正比。凋亡的淋巴细胞导致大量核小体释放。核小体在抗核抗体的产生中具有重要意义,它的 DNA-组蛋白复合物在细胞凋亡过程中发生 DNA 片段化、磷酸化、乙酰化和甲基化等修饰,这些微小的蛋白修饰已被证实为暴露的隐蔽抗原决定簇,可使自身反应性辅助性 T 细胞的免疫耐受解除而增生,分泌细胞因子,引起 B 细胞活化增生,产生抗 DNA、抗组蛋白抗体等众多自身抗体。

三、病理

LE 的基本病理变化是结缔组织的黏液样水肿、纤维蛋白样变性和坏死性血管炎。黏液样水肿见于疾病早期,发生在基质;纤维蛋白样变性是自身免疫球蛋白、补体和 DNA 等抗原以及纤维蛋白混合构成的嗜酸性无结构物质,沉积于结缔组织而成,类似结缔组织变性;中、小血管壁的结缔组织发生纤维蛋白样变性,甚至坏死,形成血栓、出血和局部缺血等病变,构成坏死性血管炎。在内脏器官可见苏木素小体,是由中性粒细胞、淋巴细胞和组织细胞的胞核受相应的自身抗体作用后变性所形成的嗜酸性均匀团块。

皮肤的组织病理变化为表皮萎缩,基底细胞液化变性,真皮上部有嗜色素细胞增加,胶原纤维水肿并有纤维蛋白样变性,血管和皮肤附属器周围有成片淋巴细胞、少数浆细胞和组织细胞浸润,管壁常有血管炎性变化。

肌肉以横纹肌常遭累及,肌束间和肌束内的结缔组织呈小病灶性纤维蛋白样变性,围管性淋巴细胞、浆细胞等浸润,有时可见肌纤维萎缩或透明变性。

肾脏中肾小球先受累,后出现肾小管病变,主要为肾小球毛细血管壁发生纤维蛋白样变性或局灶性坏死,内有透明血栓以及苏木素小体,或毛细血管袢基底膜呈灶性增厚,严重时弥漫性增厚,形成所谓"铁丝圈"损害,为 DNA、抗 DNA 抗体、补体和纤维蛋白物等沉积。肾小球除毛细血管病变外,细胞数目也可增多,主要为系膜细胞增生,往往呈灶性。肾小球囊壁上皮细胞可增生形成新月体。晚期病例肾小球纤维组织增多,血管闭塞,甚或与囊壁粘连而纤维化。按 WHO 肾脏病理分类有 6 类:①轻微病变型狼疮性肾炎。②系膜增生性狼疮性肾炎。③局灶性狼疮性肾炎。④弥漫性狼疮性肾炎。⑤膜性狼疮性肾炎。⑥严重硬化性狼疮性肾炎。

心脏中心包结缔组织发生纤维蛋白样变性伴淋巴细胞、浆细胞、组织细胞和成纤维细胞的浸润。心肌炎变化与横纹肌相似。心内膜炎为心内膜的结缔组织发生局灶性纤维蛋白样变性,继之出现淋巴细胞和成纤维细胞增生和纤维形成,如此反复发生,形成疣状心内膜炎,累及瓣膜与乳头肌可影响瓣膜功能,以二尖瓣的损害率最高,曾称 Libman-Sacks 综合征。

肺病变初起为血管炎和血管周围炎,以后波及间质和实质,为间质肺泡壁和毛细血管的纤维蛋白样变性、坏死和透明性变,伴有淋巴细胞和浆细胞浸润。

神经系统可见小血管和毛细血管的内皮细胞增殖和淋巴细胞等浸润,有广泛的微血栓和局限性软化灶等。已经发现脉络膜丛上有免疫球蛋白和补体免疫复合物,脑脊液中可发现 DNA 和抗 DNA 复合物。

脾有包膜纤维增厚,滤泡增生,红髓中浆细胞增多,中心动脉出现特殊纤维化,周围出现又厚又密的同心状胶原纤维硬化环,称为"洋葱脾"。

四、临床表现

本病累及男女之比为 1：（7~9），发病年龄以 20~40 岁最多，幼儿或老人也可发病。临床表现多样，有以下表现。

（一）皮肤和黏膜

80%~85% 的患者有皮疹，其中具有典型皮疹者占 43%，也有报道 60%~72% 的病例有皮疹。损害为多形性，以水肿性红斑最常见，绿豆至黄豆大，发生在颧颊经鼻梁可融合成蝶翼状，前额、耳垂也可累及，此外肩胛、上臂、四肢大关节伸面、手背、指（趾）关节伸面、甲周、指（趾）端和屈面、掌跖部也可发生。颜面蝶形红斑、甲周红斑和指（趾）甲远端下红斑具有特征性，常出现较早，前者是诊断本病的一大症状。另一种损害为斑丘疹，有痒与痛感，可局限性或泛发性，有时呈丘疹或毛囊性丘疹。有时于颜面和其他暴露部位出现水疱、大疱和血疱，大都发生在原有红斑或正常皮肤上，疱液初起清澈，以后变混浊，也可呈血性，疱壁紧张，日光暴晒常是促发因素，疱破后形成糜烂、溃疡、结痂以及瘢痕形成。上述红斑等损害消退后，由于基底膜的变化，发生表皮营养障碍，可出现表皮萎缩、色素沉着和角化过度。有时可见瘀点和瘀斑，是由于长时期应用大量糖皮质激素出现紫癜或血小板减少或皮肤细小的坏死性血管炎引起。有时有结节（约 10%），是由于血栓性血管炎造成，可发生指（趾）坏疽，重者手、足背也累及，但罕见，可由于末梢小动脉坏死性血管炎或冷球蛋白血症等引起，常与网状青斑并发。有时出现荨麻疹样损害，带水肿性，红斑上有点状出血或血性水疱混合存在，损害持续不伴瘙痒，为真皮小血管坏死性血管炎产生的。尚可见红斑肢痛症、弥散性血管内凝血，后者由于大量血小板和红细胞受免疫作用损伤释放出凝血物质所致，在终末期多见。其他有杵状指、雷诺现象和脱发，脱发呈弥漫性或前额部头发失去光泽和油腻，呈枯黄状，易折断脱落，长短参差不齐，在缓解期毛发可再生。约 1/3 患者有光敏现象，偶见皮下钙质沉积。

黏膜损害累及唇、颊、硬腭、齿龈、舌和鼻腔，约占 20%，常伴有毛细血管扩张红斑或弥漫性潮红，其上可见点状出血、糜烂、少数尚有水疱和溃疡等。

（二）发热

约 92% 以上病例出现发热，各种热型均可见，长期低热较多见。

（三）骨关节

90% 以上病例有关节疼痛，有时周围软组织肿胀，有时像风湿性关节炎，呈游走性、多发性，且可呈现红、肿、热、痛；或表现为慢性进行性多发性关节炎，常累及指（趾）关节似类风湿关节炎。5%~10% 的病例髋、肩和膝等关节可发生无菌性缺血性骨坏死，股骨头最常被累及，其次为肱骨头、胫骨头等，单侧或两侧受累。

（四）肾

约 75% 的病例受累，临床表现为肾炎或肾病综合征。肾炎时尿内出现红细胞、白细胞、管型尿和蛋白尿。肾功能测定早期正常，逐渐进展，后期可出现尿毒症。肾病综合征临床和实验室表现有全身水肿，伴程度不等的腹腔、胸腔和心包积液，大量蛋白尿，人血白蛋白降低，白球蛋白比例倒置和高脂血症。

（五）心血管

有 50% ~89% 的患者有心脏症状，超声检出率 36% ~88%，尸体检出率 53% ~83%。心包炎最常见，以干性为多，为纤维素性心包炎，也可能积液，积液多时可见心包压塞症状，如二层心包粘连，可使心包腔闭塞，造成缩窄性心包炎。患者除心前区不适及气急外，最主要的症状是心前区疼痛和心包摩擦音或心影增大，心音减弱，超声心动图检查诊断率高，心包积液中可查见 LE 细胞。心肌炎常见，一般可有气短、心前区疼痛、心动过速、心音减弱、奔马律、心律失常，继之出现心脏扩大，可导致心力衰竭。心电图可出现相应改变，如低电压、ST 段抬高、T 波平坦或倒置、PR 间期延长。临床上可无任何症状而在某种诱因下突然发生心肌炎；有些病变，生前难以诊断。典型疣状心内膜炎（Libman-Sacks 心内膜炎）常与心包炎并存，在生前较难作出诊断，主要是壁层心内膜受损症状不明显。当病变累及瓣膜时（常见的为二尖瓣，偶尔主动脉瓣和三尖瓣同时被累及）引起瓣尖乳头肌挛缩、粘连变形或腱索断裂，造成瓣膜狭窄或闭锁不全，心内膜内形成血栓可脱落引起栓塞，心内膜炎还可成为感染性心内膜炎的基础。彩色多普勒超声检查为无创伤性显示瓣膜及其形态的最佳方法。约 50% 的病例可有动脉炎和静脉炎，比较常见的为锁骨下静脉的血栓性静脉炎。少数可出现冠状动脉炎，常累及左前降支，临床上可因冠状动脉供血不足而发生心绞痛，较大的冠状动脉炎能导致心肌梗死。此外部分病例可有周围血管病变如血栓闭塞性脉管炎和游走性静脉炎等。

（六）呼吸系统

在整个病程中，胸膜和肺受累者分别为 36% 和 7%。可发生胸膜炎，多为干性，也可为湿性，积液少量或中等量，两侧发生频率相仿，约 1/3 病例为双侧性。

急性狼疮性肺炎的患病率为 1% ~4%，患者有发热、干咳、气急，偶见咯血，低氧血症常见，X 线显示单侧或双侧肺浸润，以两下肺野多见，可伴肺不张，横膈抬高和胸腔积液。也可发生慢性间质性肺炎，从肺泡炎到纤维化各种病理改变可以交织并存，X 线特征为肺部片状浸润斑，多见于肺基底段，往往持续存在多日，可引起肺不张，甚至呼吸衰竭，也可见条索状、网状或斑点状阴影。肺动脉受侵犯（肺动脉炎）可发生咯血、空洞，常并发终末期小叶性肺炎。

（七）神经系统

往往在急性期或终末期出现症状，少数作为首发症状表现。可呈现为各种精神障碍，如躁动、幻觉、猜疑、妄想、强迫观念等。也可以出现多种神经系统症状，如中枢神经系统受累，常见的有颅压增高、脑膜炎、脑炎、脑血管意外、脊髓炎及蛛网膜下隙出血等，并出现相应症状，如头痛、恶心、呕吐、颈项强直、惊厥、昏迷、偏瘫、截瘫，病变严重时可导致死亡；脑神经也可受累，常见的为 Ⅲ、Ⅴ、Ⅵ、Ⅶ 对神经，周围神经病变少见。

（八）消化系统

约 40% 的病例有消化道症状，常见有食欲减退、吞咽困难、恶心、呕吐、腹痛、腹泻、腹水、便血等。腹痛可能与腹膜炎、肠炎、肠系膜炎或腹膜后结缔组织病变有关。多为脐周隐痛，严重时类似外科急腹症。10% ~30% 的病例有肝脏病变。SLE 肝脏病变的临床表现可有肝大、黄疸和肝功能试验异常。Runyon 认为患 SLE 时伴 ALT、AST、γ-GT、AKP、胆红素的测定值高于正常值 2 倍时提示有肝病。SLE 的肝病变应与自身免疫性肝炎仔细鉴别，后者具明显的高球蛋白血症，且 ANA、抗平滑肌抗体（SMA）或抗肝肾微粒体 I 型抗体（LKM-1）≥1：80（成人）和 1：20（儿童），而抗线粒体抗体（AMA）阴性，无 SLE 特有的抗 dsDNA 和抗 Sm 抗体，肝活组织检查示碎片状坏死或小叶性肝炎改变。SLE 肝病变还应注意与药物性肝炎鉴别。

（九）淋巴网状系统

约半数患者有局部或全身淋巴结肿大，以颈、腋下肿大为多见。肿大淋巴结一般无压痛，质软，有时肿大很明显，以致误诊为淋巴结结核或淋巴瘤，病理检查示慢性非特异性炎症。约 1/3 患者有肝大，极少引起黄疸和肝硬化。1/5 病例有脾大。

（十）造血系统

贫血常见，大多数为正细胞正色素性贫血，红细胞表面可有 IgG 抗体或补体；抗人球蛋白试验 1/5～1/3 病例阳性，可表现为自身免疫性贫血，抗体属温型抗体，主要为 IgG，偶或 IgM，罕见 IgA。白细胞减少，一般为粒细胞和（或）淋巴细胞减少，活动期 T、B 淋巴细胞绝对数和相对数均下降而非活动期则下降不显著，T 淋巴细胞下降程度与疾病活动度相平行。T 淋巴细胞的减少与细胞免疫功能减退和存在抗淋巴细胞抗体有关。B 淋巴细胞数虽下降，但其功能检测反而显示增强。血小板减少，存活时间缩短，血小板表面存有抗血小板抗体，结合补体时可损伤血小板。

（十一）眼

20%～25% 的患者有眼底变化，包括眼底出血、视盘水肿，视网膜渗出物有卵圆形的白色混浊物，是继发于小血管闭塞引起的视网膜神经变性灶，一般可逆。其他有玻璃体内出血、巩膜炎等。以下为几种特殊情况狼疮：

1. 药物性狼疮

药物性狼疮与特发性 SLE 的区别为：①发病年龄较大。②临床表现少，累及肾、皮肤和神经系统少，但胸膜、肺和心包受累者较多。③抗组蛋白抗体阳性率可达 95%，但抗 dsDNA 抗体和抗 Sm 抗体阳性率＜5%。④血清中补体不低。⑤相关药物停用后病情可自行缓解。

2. SLE 与妊娠

SLE 患者生育力正常。患者如无肾脏等重要脏器损害，病情已控制 1 年以上，泼尼松维持量小于 15 mg/d，可允许妊娠，但妊娠初 3 个月内易流产，末 3 个月及产后病情易加重。正常妊娠时 C_3 增高，平均增高 25%，故 SLE 孕妇如 C_3 已恢复至正常水平、但不升高，则仍应视为病情有活动或有复发可能。避孕者宜避免服用雌激素避孕药和使用宫内节育器，后者易致感染。根据近年来的研究，发现胎盘能产生 11β 脱氢酶，此酶可将进入胎盘的泼尼松氧化成无活动性的 11-酮形式，因此孕妇服用泼尼松对胎儿无影响；但地塞米松不能为胎盘氧化，故可影响胎儿，不宜采用。临产前，可给相当产前糖皮质激素剂量 1 倍的氢化可的松或甲泼尼龙静滴，连续 3 日，产后再根据病情逐步减量。

3. 新生儿红斑狼疮

临床上多见于 3 个月内女性新生儿，皮肤表现为主要分布在头面、眶周暴露部位的环状红斑，非暴露部位有时也可见到，常伴有心脏传导阻滞，此外可有血小板减少，白细胞减少，溶血性贫血，肝脾肿大和肾小球肾炎等。患儿抗 Ro/SSA 抗体为本病的血清学标志，母亲血清该抗体也为阳性。本病通常为良性一过性病程，仅有皮损而没有房室传导阻滞病例只需避光和外用避光剂，不必应用糖皮质激素，大部分病例皮损在 1 年内自然消退，仅少数患儿以后可发展成活动性 SLE。

五、辅助检查

（一）血清蛋白

白蛋白降低，α_2 和 γ 球蛋白增高，纤维蛋白原增高，冷球蛋白和冷凝集素可增高。

（二）免疫球蛋白

活动期血 IgG、IgA 和 IgM 均增高，尤以 IgG 为著，非活动期病例增高不明显或不增高。有大量蛋白尿且病期长的患者，血中 IgG 值可降低。

（三）类风湿因子

20% ~40% 的病例阳性。

（四）梅毒血清学

假阳性反应，2% ~15% 阳性。

（五）抗磷脂抗体

抗磷脂抗体是一组能与多种含有磷脂结构的抗原物质发生反应的抗体，其中包括抗心磷脂抗体、抗磷脂酰丝氨酸抗体、抗磷脂酰肌醇抗体、抗磷脂酰抗体和抗磷脂酰甘油抗体 5 种。目前常用检测抗心磷脂抗体代表抗磷脂抗体。SLE 中该抗体阳性率为 30% ~40%，有抗心磷脂抗体的红斑狼疮患者常有不典型的狼疮，抗核抗体常阴性，多有动、静脉栓塞，狼疮脑病，肺动脉高压，血小板减少，反复自发性流产，胎儿宫内窘迫或死胎等。

（六）LE 细胞

1948 年 Hargraves 首先在骨髓中发现 LE 细胞，1948 年 Haserick 从外周血中找到 LE 细胞。1954 年 Miecher 证明红斑狼疮细胞因子为一种抗核因子。40% ~70% 的活动性 SLE 患者，LE 细胞检查阳性。其他疾病如硬皮病、类风湿关节炎等中约 10% 的病例可查见该细胞，此外，慢性活动性肝炎、药疹（如普鲁卡因胺及肼屈嗪等）引起者也可阳性。

（七）抗核抗体（ANA）

是指一组对细胞核或细胞质内核酸和核蛋白的自身抗体。一般采用间接免疫荧光法检测血清 ANA，以动物组织（鼠肝等）或体外培养细胞株（HEP-2 细胞等）为底物。ANA 在临床上是一个极有用的筛选试验。SLE 中 80% ~95% 的病例 ANA 呈阳性反应，反复测定，累积阳性率接近 100%。因不同底物所含的抗原不同，所测得的 ANA 的结果也不尽相同，如鼠肝含 Ro/SSA 抗原量低于 HEP-2 细胞，故含抗 Ro/SSA 抗体的血清在鼠肝为底物做 ANA 测定时呈阴性结果，若改为 HEP-2 为底物则呈阳性。鉴于正常人和某些疾病中也可能出现低滴度的 ANA，因此血清 ANA 效价≥1：80，意义较大。ANA 更确切的名称应为抗核抗体谱，ANA 的滴度与疾病的活动性并非完全平行，如若其中以抗 dsDNA 抗体为主，则 ANA 滴度随疾病缓解后可下降或转阴；若以抗 ENA 抗体为主，则 ANA 滴度与疾病活动性无明显相关。

荧光核型可见周边型、均质型和斑点型，偶见核仁型，核型与 ANA 中抗体的种类有关。在 SLE 中常见的 ANA 有：

1. 抗脱氧核糖核酸（DNA）抗体

抗 DNA 抗体有抗双链 DNA（dsDNA）和抗单链 DNA（ssDNA）之分。抗 dsDNA 抗体荧光核型示周边型，为 SLE 所特有，提示患者常有肾损害，预后差。常用的检测方法有放射性核素^{125}I 标记 dsDNA 抗原的放免法、用短膜虫或马疫锥虫为底物的间接免疫荧光法（IFA）、胶体金快速斑点渗滤技术和酶联免疫吸附试验（ELISA）。放免法敏感性高，阳性率于 SLE 患者中 >60%，活动期患者中阳性率可达 95%。以短膜虫为底物的 IFA 法因其动基体含有纯的 dsDNA，故特异性高，SLE 患者中阳性率 >45%，活动期患者中也可高达 93%。胶体金快速斑点渗滤技术通常用纯化的不含 ssDNA 的均一大肠杆菌质粒 dsDNA 作为抗原，其敏感性和特异性与上述 IFA 法相似，但更简洁、方便、快速，数分钟即能出报告。EIASA 操作简便，也有滴度可作为量化的客观指标。

2. 抗脱氧核糖核酸核蛋白（DNP）及组蛋白抗体

这两种抗体的荧光核型均显示为均质型，前者与 LE 细胞现象有关，SLE 中阳性率约 70%；后者阳性率为 30%～50%，在药源性狼疮中阳性率 90% 以上。

3. 抗核小体抗体（AnuA）

近年来发现，AnuA 在 SLE 中特别是活动性狼疮和狼疮肾炎诊断中的敏感性可达 69.9%～71%、特异性达 97.3%～99%，尤其在抗 dsDNA、抗 Sm 抗体阴性时具有重要意义。

4. 抗生理盐水可提取核抗原（ENA）

抗体是一组针对细胞内抗原可溶于生理盐水中、可提取核抗原的自身抗体，故称为生理盐水可提取核抗原。实际上 ENA 也包括了一部分胞浆抗原和既在核内又在胞浆内的抗原。目前通常用免疫印迹法（IBT）、免疫双扩散法（ID）和酶免疫分析法（EIA）检测，前两者可互相验证和补充，后者灵敏度高，快速简便。临床常用者有以下几项。

（1）抗 Sm 抗体：作用的抗原是 U 族小分子细胞核核糖核蛋白粒子（UsniNP），由富含尿嘧啶核苷的 U 族 RNA（U1、U2、U4、U5 和 U6 RNA）与一组核蛋白组成。Sm 的抗原性存在于 29 kD、28 kD 和 13.5 kD 上。一般认为抗 Sm 抗体是 SLE 标记抗体，阳性率为 21%～30%。此抗体与病情活动及狼疮性肾炎等未发现有明确的关联。

（2）抗 U1RNP 抗体：作用的抗原为 U1snRNP，在 U1snRNP 中，70 kD、ACC 蛋白上存在其抗原决定簇。免疫印迹检测于 73 kD、32 kD、29 kD、28 kD、17.5 kD 处有显色区带。该抗体可在多种炎症性风湿病中出现，在 SLE 中阳性率 40% 左右，高滴度的 U1RNP 是诊断混合结缔组织病的重要血清学依据。

（3）抗 Ro/SSA 和 La/SSB 抗体：抗 Ro/SSA 抗体的作用抗原为小分子细胞质核糖核蛋白粒子（scRNP），由胞浆 Y 族（Y1～Y5）RNA 与分子量分别为 60 kD 和 52 kD 的蛋白多肽构成，抗原性在多肽上。抗 La/SSB 抗体的作用抗原也为小分子核糖核蛋白粒子，存在于胞核和胞浆内，由 RNA 聚合酶Ⅲ转录而来的 RNAs 与 48 kD 的蛋白多肽构成。抗 Ro/SSA 抗体在 SLE 中的阳性率为 30%～40%，在亚急性皮肤型红斑狼疮（SCLE）中阳性率为 63%，由于该抗体能通过胎盘，故新生儿狼疮中几乎均能查到该抗体。以鼠肝为底物的 ANA 免疫荧光试验阴性的 SLE 患者血清，大多能测出 Ro/SSA 抗体，因此在未用对流免疫电泳法除外抗

Ro/SSA 抗体存在时，不诊断为"ANA 阴性的 SLE"。抗 La/SSB 抗体在 SLE 中的阳性率为 10%~20%。抗 Ro/SSA 和 La/SSB 抗体阳性的患者多有光敏性皮损、血管炎、紫癜、淋巴结肿大、白细胞减少和类风湿因子阳性且并发干燥综合征。

（4）抗核糖体 RNP（rRNP）抗体：该抗体所作用的抗原是核糖体大亚基上的 3 条分子量分别为 38 kD、16.5 kD 和 15 kD 的磷酸化蛋白。该抗体于 SLE 中阳性率为 24%，是诊断 SLE 的又一个标记性抗体。

5. 其他

文献中报道 SLE 患者中尚可测出抗 Ku 抗体、抗内皮细胞抗体、抗中性粒细胞胞浆抗体、抗神经元抗体、抗层素和抗纤维结合蛋白抗体、抗Ⅶ型胶原抗体和抗神经节苷脂抗体等，这些抗体检测的阳性率、特异性与临床症状的关联，有待进一步深入研究。

（八）狼疮带试验（LBT）

应用直接免疫荧光抗体技术检测皮肤免疫荧光带或狼疮带，即在真皮表皮连接处可见一局限性的免疫球蛋白沉积带，皮损处阳性率 SLE 为 92%，DLE（盘状红斑狼疮）为 90%，正常皮肤曝光处 SLE 为 70%，非曝光处为 50%，但不见于 DLE 正常皮肤。在慢性萎缩性或过度角化的皮损荧光带成团块状，新起的皮疹沉积如颗粒状或细线状，而在 SLE 正常皮肤呈点彩状，此免疫荧光带为 Ig（主要为 IgG，也有 IgM、IgA）与补体在真皮表皮连接处沉积造成。

（九）血清补体测定

75%~90% 的 SLE 患者血清补体减少，尤其在活动期，以 C3、C4 为著，但在其他结缔组织病如皮肌炎、硬皮病、类风湿关节炎中不减少。

（十）循环免疫复合物（CIC）

血清 CIC 在活动期增高。

六、诊断

本病病因不明、临床表现变化多端，累及的组织和器官较多，病情复杂，特别是早期不典型患者或仅有一、两个脏器受累者，甚至无临床表现，诊断困难。现采用的为美国风湿病协会（ARA）在 1997 年再次修正的分类标准，共 11 项：①颧颊部红斑。②盘状狼疮。③光敏感。④口腔溃疡。⑤非侵蚀性关节炎。⑥胸膜炎或心包炎。⑦蛋白尿（>0.5 g/d）或尿细胞管型。⑧癫痫发作或精神病，除外药物或已知的代谢紊乱。⑨溶血性贫血或白细胞减少，或淋巴细胞减少，或血小板减少。⑩抗 dsDNA 抗体阳性，或抗 Sm 抗体阳性，或抗磷脂抗体阳性（包括抗心磷脂抗体，或狼疮抗凝物，或至少持续 6 个月的梅毒血清试验假阳性，三者中具备一项阳性）。⑪抗核抗体，在任何时候和未用药物诱发"药物性狼疮"的情况下，抗核抗体滴度异常。

该分类标准的 11 项中，符合 4 项和 4 项以上者，在除外感染、肿瘤和其他结缔组织病后，可诊断 SLE。其敏感性和特异性分别为 95% 和 85%。

对一些特殊类型的 SLE，如以溶血性贫血、血小板减少性紫癜、淋巴结肿大、肾病综合征、关节炎和荨麻疹性血管炎为首发症状或突出表现的 SLE，要提高诊断警惕。

七、临床经过、死亡原因和预后

SLE 急性型起病急骤，出现高热、乏力、肌痛等全身症状，颜面红斑显著（有些可无皮疹），伴有严重中毒症状，同时多种脏器受累，迅速发展，出现功能衰竭，预后差，目前临床已较少见；亚急性型起病缓慢，早期表现多为非特异性症状，可有发热、中等度全身症状，多种脏器受损，实验室检查异常，病程反复迁延，时轻时重；慢性型指盘状损害，起病隐袭，病变主要局限于皮肤而累及内脏少，病程进展缓慢，预后良好。

虽 SLE 目前尚无法根治，然随着诊治水平的提高，患者的预后已有了很大的改善。复旦大学附属华山医院随访的 566 例住院 SLE 患者，以发病时间为计算起点，其 1 年、5 年和 10 年总体生存率分别为 93%、73% 和 60%，20 世纪 80 年代以后发病的患者，其生存率明显较 50 年代和 60 年代者的高。病死率逐年下降，其中死于 SLE 本身病变者占 48.18%，尿毒症占第一位，心力衰竭次之，中枢神经系统病变再次之；而由各种并发症死亡者占 51.82%，较直接病变致死的为高，其中尤以死于各种继发感染为多，如细菌性肺炎和败血症。

糖皮质激素的应用能影响机体对感染的抵抗力，糖皮质激素的应用时间和剂量与感染率相关，泼尼松剂量在 30 mg/d 以上感染急剧上升。糖皮质激素本身尚能引起上消化道出血和胃肠道穿孔导致死亡。

此外，有的 SLE 患者早期出现的症状千变万化，尤其无皮肤损害的病例，容易误诊。随着免疫学诊断技术的进展，临床医师对本病诊断警惕性的提高，使本病能早期诊断，合理治疗，今后无疑会显著提高本病的存活率。

八、治疗

治疗原则一是应个别化。由于 SLE 存有多种亚群，病情轻重不一，应根据每个患者的病情和过去治疗情况制订方案。原则二是要权衡风险/效果比。有很多药物可以控制 SLE，但均有不同程度的毒性，必须在控制病情活动和药物毒性之间寻求最适宜的药物种类、剂量和疗程。

（一）轻型病

如仅有皮疹、低热或关节症状者只需应用非甾体类消炎药，然该类药物有时可损伤肝细胞，使肾小球滤过率降低，血肌酐上升，对肾病患者须慎用。如无效可选用沙利度胺 100 ~ 150 mg/d，维持量 25% ~ 50 mg/d，氯喹 250 ~ 500 mg/d 或羟氯喹 400 mg/d 或雷公藤制剂。也可用小剂量的糖皮质激素，如泼尼松 15 ~ 20 mg/d。

（二）重型病

1. 糖皮质激素

是目前治疗重症自身免疫疾病中的首选药物，可显著抑制炎症反应，能抑制中性粒细胞向炎症部位趋附，抑制中性粒细胞和单核细胞的吞噬功能及各种酶的释放，具有抗增殖及免疫抑制作用，对淋巴细胞有直接的细胞毒作用，此外也可调整各种细胞因子水平，抑制抗原抗体反应。

适合使用的情况为：①急性或亚急性发作，有中等度发热或高热，关节痛和（或）病变迅速累及浆膜、心、肺、肝、肾、造血器官和其他脏器组织者。②慢性病例如伴有明确的进行性内脏损害者。

泼尼松的剂量为 $0.5 \sim 1.5$ mg/（kg·d），如热不太高，内脏损害相对较轻或中等度者可用泼尼松 $20 \sim 40$ mg/d，重症病例可用泼尼松 $40 \sim 60$ mg/d，个别病情笃重者，可用泼尼松 $60 \sim 80$ mg/d，甚至 120 mg/d。如初量已够，则在 $12 \sim 36$ 小时内退热，$1 \sim 2$ 天内关节痛消失，发热引起的毒性症状明显好转。若 2 天内无好转，应将原剂量再增加 $25 \sim 100$ mg/d，直到症状有明显缓解为止。一旦病情好转稳定 2 周左右，则可开始逐步减量直至维持量为 $5 \sim 15$ mg/d。

脉冲疗法：采用上述剂量糖皮质激素效果不明显时或发生狼疮危象（指病情进展迅速，急进性肾炎，迅速发展的肾功能不全，大量心包积液，弥漫性出血性肺泡炎和急性重症肺间质病变，重症血小板减少性紫癜，严重的心肌损害和 SLE 脑病，尤其是癫痫大发作、蛛网膜下隙出血及昏迷的病例），可改用脉冲疗法，以甲泼尼龙 1 g，加入 500 mL 补液中作静脉内滴注，3 小时内滴入为妥，不宜太快，连续用 3 日，然后泼尼松 100 mg/d，$3 \sim 4$ 周内递减至维持量；需要时可于 2 周后重复 1 个疗程。

2. 免疫抑制剂

糖皮质激素合用免疫抑制剂治疗 SLE，无论以肾功能衰竭进展的速度或以病死率来衡量，效果皆明显优于单用皮质激素者，故对免疫抑制剂适应证者使用宜早不宜晚。

适合使用的情况为：①单独使用糖皮质激素无效。②对长期大量糖皮质激素治疗不能耐受。③为了更有效地控制 SLE 中的某些病损，如狼疮性肾炎。④狼疮危象，在狼疮危象时常与甲泼尼龙冲击疗法合用。⑤急性症状得到控制后为了进一步减少激素维持量或更顺利地逐渐递减激素。

环磷酰胺：很多学者就环磷酰胺于 SLE 中的应用曾提出不少方案，大致可归纳为下列三种方式：①持续中等剂量给药，每周 $400 \sim 600$ mg，分 $2 \sim 3$ 次静脉注射，或每天 $100 \sim 200$ mg 口服，起效总量 $4 \sim 6$ g，有达 12 g 者，有效率 60% 左右。②大剂量冲击治疗，用法为 $0.5 \sim 1$ g/m^2，60 分钟内滴完，每月 1 次，共 6 个月，保持白细胞于（$1 \sim 3$）$\times 10^9$/L，以后继续每 3 个月 1 次，至少 2 年。③最近有人倡导小剂量冲击疗法，即 400 mg，静脉注射，每 2 周 1 次，连续 3 个月，然后改为每 4 周 1 次，连续 6 个月，该法与上述大剂量冲击疗法治疗 9 个月后相比，两组患者的 SLE 病情活动性指标评分均有明显改善，疗效无明显差异，但小剂量冲击组的不良反应的发生率显著低于大剂量冲击组。本药常见的不良反应为白细胞减少、胃肠道功能障碍、肝脏损害、继发感染等，长期应用可引起不育、畸胎、削弱免疫作用而发生癌肿。

环孢素 A（CsA）：不少学者认为 CsA 治疗狼疮性肾炎有较好疗效，能缓解症状，减少蛋白尿，减轻肾病理改变，改善肾功能。有报道 CsA 对部分常规治疗无效的，所谓难治性狼疮性肾炎（如膜性肾小球肾炎）仍可有一定疗效。初始剂量以 $3 \sim 3.5$ mg/（kg·d）为宜（1 次或分 2 次口服），如经 $4 \sim 8$ 周无效，可间隔 $1 \sim 2$ 个月增加 $0.5 \sim 1$ mg/（kg·d），最大剂量为 5 mg/（kg·d），适用于经其他药物治疗无效的患者。服药期间应注意肝、肾、神经系统毒性及高血压等。肿瘤发生率较一般人群显著增高。

吗替麦考酚酯（MMF）：对肝肾毒性小。凡有肝肾损害的狼疮性肾炎、合并病毒性肝炎的狼疮性肾炎，对上述治疗无效或忌用者，免疫抑制剂应首选 MMF。初始剂量为 1.5 g/d，分2次口服，病情缓解后改为 $0.5 \sim 1.0$ g/d，疗程大于6个月。主要的不良反应有胃肠道症状，白细胞下降，易伴发感染，高血钾和肌痛等。

有时单用一种免疫抑制剂治疗狼疮性肾炎的疗效不甚满意，特别是在Ⅴ型或Ⅴ+Ⅳ型或Ⅴ+Ⅲ型狼疮性肾炎。因狼疮性肾炎的发生机制涉及免疫的多个方面，免疫复合物在肾组织内沉积的形式和部位各异，而各种免疫抑制剂的作用部位各不相同。有的作用于Th1，有的Th2；有的作用于细胞繁殖周期早期，有的作用于后期。因此有学者推出多靶点治疗方法。多靶点治疗是联合应用多个免疫抑制剂，由于药物剂量较单一用药时剂量小，故不仅疗效好，不良反应反而少，耐受性更好，值得今后关注。

来氟米特：为一新型免疫抑制剂，对SLE有一定治疗作用，先予以 100 mg/d 的负荷量，共3天，接着给予 20 mg/d 的维持量。常见不良反应为胃肠道功能紊乱、高血压、白细胞减少和一过性转氨酶升高。个案报道可出现肺纤维化。

3. 免疫调节剂

使低下的细胞免疫恢复正常，如左旋咪唑、胸腺素、转移因子等。

4. 大剂量静脉输注免疫球蛋白

本法是一项强有力的辅助治疗措施，适用于狼疮危象、激素或免疫抑制剂治疗无效、合并全身严重感染和SLE患者妊娠伴有抗磷脂抗体综合征等情况。有学者认为本法确有救急作用，能赢得抢救时机。方法为按 400 mg/（kg·d），连续 $3 \sim 5$ 天，静脉滴注。作用机制迄今尚未完全明了，一般认为是封闭单核—巨噬细胞系统及B淋巴细胞；清除肾组织免疫复合物；充当活化补体成分的受体；与循环免疫复合物或感染性抗原形成不溶性免疫复合物等。

5. 血浆置换疗法

其原理是除去特异性自身抗体、免疫复合物以及参与组织损伤的非特异性炎症介质，如补体、C反应性蛋白、纤维蛋白原，并能改善单核—巨噬细胞系统清除循环免疫复合物的能力，一般在多脏器损害、激素效果不明显、器质性脑病综合征、全血细胞减少及活动性肾炎等重症病例进行。一般每次置换 $1 \sim 1.5$ L，每周 $2 \sim 6$ L，分 $2 \sim 3$ 次进行，持续 $2 \sim 3$ 周。由于血浆置换后可有"抗体反跳"现象，故于血浆置换后的代偿期内要给予环磷酰胺，以便得到较长期的好转。

6. 透析疗法与肾移植

晚期肾损害病例伴肾功能衰竭，如一般情况尚好，可进行血液透析或腹膜透析，除去血中尿素氮及其他有害物质，以改善氮质血症等情况。肾移植需在肾外损害静止时进行，用亲属肾作移植，2年存活率据统计为 $60\% \sim 65\%$，用尸体肾移植为 $40\% \sim 45\%$。

7. 造血干细胞移植选择

对象为难治性患者，入选有严格标准：①危及生命的SLE患者，抗环磷酰胺的Ⅲ型或Ⅳ型肾小球肾炎，不能控制的血管炎（肺、心、脑），依赖输血的血细胞减少症。②常规治疗3个月无效，包括用大剂量糖皮质激素和细胞毒性药物。③所有器官有足够功能，可耐受整个移植过程所引起的不良反应。本法费用昂贵，缓解期能持续多久，能否使部分SLE得到根治，尚待进一步研究。

8. 生物制剂

目前尚处于研究阶段，主要从下列几方面入手：①阻断T细胞的活化和T-B细胞间的协同作用。②抑制抗 dsDNA 抗体的产生。③抑制抗 dsDNA 抗体的沉积。④抑制补体的激活和沉积。⑤调节细胞因子产生。其中抗 CD20 单抗（利妥昔单抗，rituximab）最引人注目，该药是直接针对 B 淋巴细胞的单克隆抗体，临床研究表明它对难治性 SLE 如中枢神经系统、肾脏、血液系统受累及血管炎有效，近 66% 的患者有满意的效果。

9. 伴发抗磷脂抗体综合征的治疗

原发病变 SLE 的治疗按前述方案进行。针对动脉、静脉血栓形成，一般可采用肠溶阿司匹林 100~300 mg/d，有抑制 TXA_2 的作用；但对曾有血栓形成的患者，应用华法林使凝血酶原时间维持在 25~30 秒，以防止复发。

10. 缺血性骨坏死的治疗

早期患者应尽量减少糖皮质激素用量，保护关节不受各种重力，并可试用骨髓减压术。股骨头坏死的晚期病例需要股骨头置换或全髋关节置换手术。

11. 中医中药

根据辨病与辨证相结合，本病可分成热毒炽盛、阴虚血虚、阴阳二虚、毒邪攻心、肝郁血瘀等型施治。热毒炽盛型相当于急性和亚急性病例，治以清热解毒，滋阴凉血，方用清热地黄汤加减；阴虚血虚型相当于轻度活动病例，治以养阴补血，凉血解毒，方用知柏地黄汤加减或大补阴丸。阴阳二虚型见于肾病病例，治以滋阴壮阳，方用二仙汤和右归饮加减。毒邪攻心型见于心脏受累病例，治以养心安神，气血二补，方用养心汤加减。肝郁血瘀型见于肝脾肿大病例，治以疏肝理气，活血化瘀通络，方用逍遥散加减。

此外，针刺疗法对皮疹、关节痛和消肿，音频电疗对消炎、消肿和止痛均有一定疗效。雷公藤制剂、红藤制剂以及复方金荞片均可应用，特别前者为一有相当疗效的抗风湿病药物。

九、预防

（1）树立乐观情绪，正确地对待疾病，建立战胜疾病的信心，生活规律化，注意劳逸结合，适当休息，预防感染。

（2）去除各种诱因，包括精神刺激、慢性感染病灶等，避免刺激性的外用药物以及一切外来的刺激因素。

（3）避免日光暴晒和紫外线等照射，特别在活动期，需要时可加涂防日光药物，如 3% 奎宁软膏、复方二氧化钛软膏、15% 对氨安息香酸软膏等，其他如寒冷、X 线等过多暴露也能引起本病的加剧，不可忽视。

（4）尽可能避免使用一些可能引起药源性狼疮的药物。

（5）患者应节育，活动期须避免妊娠，若有肾功能损害或多系统损害者，宜争取早做治疗性流产。

（曾文真）

第十章

重症营养与代谢

第一节 重症患者营养评估

营养评估是正确制订营养支持方案的先决条件。全面的营养评估包括营养状况、营养不良风险、营养风险及营养获益评估，然而，对于应激状态下的重症患者，营养评估缺乏理想的方法，各项营养评估的特异性、准确性及临床意义仍有争议。

近年来，一些研究对营养状态传统评估、营养主观整体评估（SGA）、营养风险筛查（NRS）、营养不良风险评估与营养获益评估（NUTRIC Score）在重症患者的意义及应用价值进行了探讨。

一、重症患者营养状态评估

营养状态评估即评估患者有无营养不良以及营养不良的程度及类型。《2009 年美国肠外肠内营养协会（ASPEN）重症患者营养指南》指出，重症患者如果存在营养不良且无法进行肠内营养，肠外营养应在入院充分复苏后尽快开始；重症患者如果不存在营养不良，肠外营养应在入院 7 天后开始，由此可见，准确的营养状态评估是决定重症患者肠外营养指征及时机的关键。然而，如何准确评估重症患者的营养状态仍存在困难，迄今为止，重症患者营养状态主要的评估工具仍然为营养状态传统指标评估或 SGA。

1. 营养状态传统指标评估

对于重症患者，通过传统身体组分测量及实验室营养相关指标的方法来评估营养状态误差较大。传统的营养状态评估包括病史与诊断、实验室营养相关指标、体格检查、人体测量学指标、食物/营养摄入情况及功能学评估等 6 个方面。对于非重症患者，这种传统的营养状态评估准确度高且具有重要的临床意义。但重症患者机体处于严重应激状态导致机体第三间隙水分增多、器官组织水肿、低蛋白血症、免疫紊乱，传统营养状态评估的身体组分测量及实验室营养相关参数发生显著改变，不再能准确反映营养状态。如一些重症患者应激期体重增加，多是由于毛细血管通透性增加使第三间隙水分潴留所致，而非营养状态的改善；体重下降或因为高分解代谢，而非单纯摄食减少所致。上臂围、上臂肌围、肱三头肌皮褶厚度以及皮下脂肪等测量可能因组织细胞水肿出现误差。应激期人血白蛋白及前白蛋白水平下降更多地表明患者应激状态的严重度，而人血白蛋白浓度改变还受液体复苏时外源性输注白蛋白的影响，不能代表机体蛋白合成与储存状况。这些营养状态评估的指标在此时更主要是反映机体应激状态，而不能代表营养状态的改变。2013 年，Simpson 等发表在 JPENN 杂志上的一篇大样本观察性研究，评估体格检查和人体测量学指标在重症患者营养状态评估的价值，该研究纳入 31 个 ICU 共 1 363 名重症患者，结果显示，身体质量指数（BMI）和肱三头肌皮褶厚度与重症患者营养状态无相关性。总之，应激状态下病情的特殊性限制了传统营养状态评估指标在重症患者中的应用，重症患者营养状态的判断需结合病情进行综合判断。

2. SGA 用于重症患者营养状态评估

SGA 是一种依据患者病史及体检结果进行综合评估的半定量营养状态评定方法。SGA 由 5 项病史指标（体重改变、进食变化、胃肠道症状、活动能力改变及疾病导致的营养需求改变）及 3 项体检指标（肌肉消耗、皮下脂肪消耗及水肿）组成。由医生按照 SGA 原则做出主观整体判断，将营养状态评定分为 3 个等级：A 为营养良好；B 为轻、中度营养不良；C 为严重营养不良。

目前不少研究证实 SGA 仍是用于重症患者营养状态评估相对准确的方法，且 SGA 评估与重症患者预后相关性良好。对于重症患者，按照 SGA 评定原则，医生可以根据病情进行主观整体判断，甄别体重、皮下水肿、血清蛋白浓度等指标的改变是疾病因素还是营养因素所致，从而对营养状态做出较为准确的判断。而且，在 SGA 评定标准中，可能因为体重改变、进食变化、肌肉消耗及皮下脂肪消耗对患者预后具有较大的影响，SGA 评估被证实与重症患者预后具有良好的相关性。2014 年 Fontes 等发表在 Clin Nutr 上的研究比较 SGA 与常规的人体测量学方法及实验室检测手段对患者的营养状态及预后的预测价值。该研究纳入 185 例重症患者，根据 SGA 诊断为营养不良的患者，其再入 ICU 率和死亡率明显增高，该研究表明，对于重症患者而言，SGA 是一种简单、相对可靠的营养状态评估工具，而且一定程度上与重症患者预后相关。

二、重症患者营养风险筛查（NRS）

NRS 2002 是目前使用最为广泛的住院患者营养风险筛查工具。NRS 由欧洲肠内肠外营养协会（ESPEN）于 2002 年提出，筛查现存或潜在的因素导致患者出现营养相关不良临床结局或并发症的风险（如住院时间延长、感染、伤口不愈、吻合口瘘等），并以此 NRS 风险指数作为患者是否需要营养干预的依据。NRS 2002 营养风险筛查源于 128 项随机对照临床循证研究，通过营养状况受损的 3 个方面（体重指数、近期体重丢失及摄食量变化）和反映病情严重程度的 3 个等级（慢性疾病、大手术和重症疾病状态）共 6 项指标对患者的营养风险进行筛查，总分大于或等于 3 分被认为有营养风险，具有营养风险的患者需要进行肠内或肠外营养干预。ESPEN 推荐将 NRS 2002 用于所有住院患者入院营养风险筛查，并由此决定患者是否需要早期人工营养干预。

对于重症患者，NRS 2002 标准过低。在普通住院患者，NRS 2002 营养风险筛查的信度和效度已得到充分验证，但是在重症患者中，NRS 2002 的意义存在争议。源于 5 项以创伤和烧伤 ICU 患者为研究人群的 RCT 研究，NRS 2002 筛查标准将 APACHE Ⅱ 评分 > 10 的 ICU 患者营养风险筛查定为 3 分，根据此标准，所有重症患者（APACHE Ⅱ 评分 > 10）均存在营养风险，需要进行肠内或肠外营养支持，因此，NRS 2002 营养风险筛查对于重症患者相应失去了筛选功能。2011 年 Casaer 等发表在《新英格兰医学杂志》上的研究，收集了没有营养不良但 NRS≥3 分具有营养风险的 4 640 例 ICU 患者，对其实施早期肠外营养（入 ICU 48

小时内开始）或延迟肠外营养（入 ICU 第 8 天开始），比较不同营养开始时机对重症患者预后的影响。研究得到的结论为，早期肠外营养对重症患者预后有不利影响。该研究发表后引起很大争议，主要争议在于：该研究收集 NRS 2002≥3 分 ICU 患者，82% 的入选人群 NRS 3~4 分，心脏外科患者占 60%，全部入选患者最后平均 ICU 停留时间仅为 3~4 天，经过综合评估，这些患者并无实施肠外营养支持的必要。2014 年 Kondrup 等发表的系统综述分析也认为，ICU 停留时间对重症患者营养风险的影响可能更为重要，NRS 2002 应用于重症患者时将 APACHE Ⅱ 评分 >10，ICU 停留时间至少一周或许更合理。此外，或许将 NRS 2002 评分≥3 分的患者按照风险筛查评分的高低，分为高度营养风险组、中度营养风险组和轻度营养风险组，并据此实施不同的营养支持策略，更能体现 NRS 2002 在重症患者高风险筛查中的意义。然而，目前尚无循证医学证据对这一设想进行验证，NRS 2002 在重症患者中的应用有待更多临床实践予以探索。

三、重症患者营养不良风险评估

营养不良风险评估即评估患者出现营养不良或营养恶化的风险。对于当前无营养不良但有可能发展成营养不良的人群，营养不良风险评估有助于对营养不良的发生做出预警，从而早期进行营养支持干预，减少营养不良发生。营养不良风险评估是营养状态评估的补充，但是迄今为止缺乏公认的营养不良风险评估工具。2015 年，Coltman 等发表在 JPEN 杂志上的研究采用类似于英国肠外肠内营养协会营养不良风险评估（malnutrition universal screening tool，MUST）的方法，通过 4 方面指标评估营养不良发生风险：①近期非计划性体重丢失（1 个月内丢失 5%，6 个月内丢失 10%）。②BMI <18.5 或 >40。③入院前存在吞咽困难或不足够的饮食摄入。④既往需要肠内或肠外营养支持。满足 4 项中任意 1 项即认为有营养不良发生风险。上述 4 项指标对营养不良风险进行评估具有操作简单，可行性强，准确度较高的特点。

对于重症患者，早期进行营养不良风险评估显得尤为重要。重症患者因为病情、治疗或营养的影响，往往有多种导致营养不良风险增加的因素合并存在，即使入院时营养状态良好，在 ICU 停留一段时间后营养不良逐渐发生或加重，营养状态最终影响病情及预后。早期评估有助于营养干预的早期介入，以减少或减轻营养不良的发生。根据上述 Coltman 的研究，共收集 294 例 ICU 患者，通过 MUST，29.6% 的 ICU 患者存在营养不良风险，对于这部分重症患者，早期营养干预或能让患者获益。

四、重症患者营养获益评估（NUTRIC Score）

NUTRIC Score 是用于判断重症患者营养支持是否获益的一种评估。NUTRIC Score 由加拿大医生 Heyland 等于 2011 年提出，目的在于筛选出最可能从积极的营养支持治疗中获益的重症患者。该模型基于 3 个三甲医院内科和外科 ICU 的 597 名重症患者，将可能影响患者营养状态及预后的关键指标进行多元回归分析，将存在统计学差异的指标整合进入 NUTRIC Score 概念模型。最终，该模型由饥饿（经口摄入减少和体重减少）、营养状态（微量元素水平、免疫指标及肌肉重量）和炎症水平（包括急性期炎症指标：IL-6、CRP、PCT；慢性指标：并发症）3 部分构成，包含年龄、APACHE Ⅱ 评分、SOFA 评分、并发症数量、入 ICU 前住院时间及血浆 IL-6 水平 6 个项目，每个项目根据其损伤水平赋予 0~2 分的分值。在

Heyland 研究观察的 597 例重症患者中,应用 NUTRIC Score 营养评估模型进行营养评估,分值越高者其营养风险越大,越有可能从积极的营养支持中获益。NUTRIC Score 营养评估模型首次考虑将炎症水平对营养状态的影响考虑其中,模型一经推出备受瞩目。

NUTRIC Score 的应用价值有待进一步证实。2014 年 Heyland 进行了另一项多中心、前瞻性、观察性研究,观察医源性喂养不足的发生率和喂养不足对患者预后的影响,这是一个来自 26 个国家 201 个 ICU 的研究,该研究以满足机械通气超过 7 天、BMI < 25 或 ≥35 且 NUTRIC Score≥5 为条件共筛选出 3 390 例接受机械通气且人工喂养至少 96 小时的重症患者。结果分析显示,NUTRIC Score 分值与临床结局无明显相关,NUTRIC Score 营养评估的价值也因此受到质疑。2014 年 Kondrup 等发表了关于重症患者营养评估的系统综述,对 NU-TRIC Score 的评估效度也提出 3 点质疑:第一,NUTRIC Score 营养评估模型包含的是疾病的严重程度相关变量,而非经典的反映营养状态的指标。这些变量多与预后相关,但预测预后显然不同于预测营养支持所带来的预后,NUTRIC Score 的有效性需要在随机、对照临床研究中得以检验,即需要进一步的随机对照研究来证实 NUTRIC Score 分值高的患者随机接受营养支持后获得更好的临床结局。第二,按照 NUTRIC Score 评分标准对重症患者进行营养获益评估,相同分值的患者可能存在完全不同的病情和代谢状态,在 NUTRIC Score 中,6 项指标的每一项分别赋予 0 ~ 2 分的分值,存在 729 种不同的排列组合方式。NUTRIC Score 分值为 6 分时可以是一种情况,即年龄 ≥75 岁、APACHE Ⅱ 评分 ≥28 及 SOFA 评分在 6 ~ 9 之间,也可能是另一种情况,即 NUTRIC Score 评估标准的每个项目均获得 1 分。针对这两种疾病状况完全不同的患者,营养支持产生相同的临床益处肯定不同。第三,使用 NUTRIC Score 对重症患者营养支持获益进行评估时,未考虑时间因素对重症患者营养支持效果的影响。对处于高代谢、严重营养不良的重症患者,营养支持作用的发挥往往需要一段较长的时间才能充分体现。因此,仅仅根据 NUTRIC Score 分值的不同判断营养风险及从营养支持中获益的程度是否恰当仍值得商榷。

五、不同营养评估工具分析

不同营养评估工具在重症患者营养评估中有其不同的地位,而非单纯的孰优孰劣。2015 年,Coltman 等发表在 JPEN 杂志上的研究比较了营养不良风险评估、SGA 和 NUTRIC Score 与重症患者预后的相关性。研究共入选 294 例 ICU 患者,根据传统的营养不良风险评估方法,30% 的重症患者存在营养不良风险;根据 SGA 营养不良判断标准,38% 的重症患者存在营养不良;根据 NUTRIC Score 判断标准,12% 的患者可从营养支持获益;有趣的是,294 例患者中仅 9 例患者(3%)同时满足上述 3 种不同营养评估工具的标准,说明这 3 个标准的重合度相对较小。该研究结果显示,同时满足 3 项营养评估标准的患者具有最高的死亡率和最长的 ICU 停留时间和住院时间。由 SGA 诊断为营养不良的患者,再次转入 ICU 比例最高,这可能是因为 SGA 评分标准将功能学评估纳入评分标准,从而能够更加全面地评估患者的总体营养状态。由 NUTRIC Score 筛选的患者,死亡率较高,ICU 停留时间和住院时间较长,这可能是由于 NUTRIC Score 将重症病情(APACHE Ⅱ 评分和 SOFA 评分)纳入营养风险评分标准的特点所决定。由传统营养不良风险评估筛选出的营养不良风险的患者,ICU 停留时间和住院时间最短,这可能是由于传统营养不良风险评估不包含病情严重度信息。

综上所述,重症患者的营养评估非常重要,完整的营养评估应包括营养状态、营养风险筛查、营养不良风险评估及营养获益评估，各项评估有不同价值。但因受病情及治疗影响，仍缺乏理想的评估手段与方法，各项评估均有一定局限性，有待进一步研究完善与证实。

（王宇宏）

第二节　重症急性骨骼肌萎缩评估

重症患者应激状态下高分解代谢导致肌肉与内脏蛋白丢失增加，脂肪动员加速及糖代谢障碍，由此直接导致人体组成的变化，其中骨骼肌体积减小在急性危重疾病时非常突出，并伴随着肌肉功能受损。其病理基础在于肌肉蛋白合成异常与分解增加，临床表现为迅速出现的肌肉萎缩并伴随全身性肌无力与功能障碍。研究显示，这一改变与危重疾病发展及预后相关，直接关系到危重症治疗与恢复质量。这一改变被称为重症急性骨骼肌萎缩，由此对于危重疾病阶段肌肉体积与功能改变的临床评估也日益受到关注。

一、人体测量方法评价骨骼肌体积

测量人体成分最经济、简单、快捷的方法，是通过"上臂三头肌中点皮肤皱褶厚度与中点周径测量"方法计算出肌肉与脂肪储存量。这一方法虽然简便，但存在的问题是：①不同测试者在捏起皮褶的力度与卡尺测量时压力的不同，导致测量结果的差异。②上臂肌肉体积不一定能够准确一致地反映不同患者的骨骼肌含量，因此临床应用中受到限制。

二、生物电阻抗法评价骨骼肌含量

人体组成成分为脂肪组织（FM）和无脂组织（FFM）。FFM 又可再分为体细胞群（BCM）和细胞外群（ECM）。BCM 是参与有氧代谢活动的组织，包括骨骼肌细胞、内脏细胞等；ECM 是支持细胞功能与活动的组织，包括骨骼和细胞外液等。

生物电阻抗（BIA）的原理是人体作为单一的液态导体，当微弱的高频电流通过人体时，身体脂肪、皮肤比肌肉、血液的导电性差、阻抗高，人体脂肪组织越多阻抗值就越大，液体成分阻抗最小。因其无创、安全、简便、快捷等特点，越来越多应用于体脂检测，但是进食、出汗、水肿等多种因素可影响 BIA 测量的结果。国内文献报道多用于不同年龄正常人的人体组成分析，少有测定疾病状态下体脂改变，尤其是重症患者；国外文献报道 BIA 方法检测重症患者与正常人虽然有较好的线性相关，但是仍有 37% 患者因水肿导致测定的 FFM 升高。

由于骨骼肌只是机体无脂组织的一个主要的组成成分，而 BIA 测定的是无脂组织群整体，所反映的不仅是机体内骨骼肌含量；此外还会受到水肿等多种因素影响；检测技术上也需要特殊检测设备，这些因素使其临床应用受到限制。目前已很少有报道应用 BIA 评估重症患者人体组成与骨骼肌含量的研究结果。

三、超声对肌肉形态学与功能的评估

超声检测已作为一种连续性的、安全无创的方法越来越广泛地应用于临床，在胸腹部、血管、心肾、肝胆胃肠等器官组织病变与功能检测方面，作为动态评估手段，越来越多地用于 ICU 重症患者的床旁检测手段。近年来，随着对危重症急性肌肉萎缩的重视，应用超声

检测进行重症患者肌肉状态评价的方法也日益引起关注。以往的研究发现，B 超能够很好评价肌肉形态与功能的变化，其高回声影的多少与骨骼肌萎缩程度相关。通常选取股四头肌、肱二头肌等表浅肌群，易于辨认，并可排除骨骼—组织交界面影响声波的部位。肌肉在无纤维化、无脂肪时，显示为低幅度声波；单位截面积内脂肪或纤维组织增加，超声测量则显示为较高幅度声波。因此，临床上可通过测量超声声波的变化，判断肌肉萎缩的程度。除了测量位置，超声测量时还要求保持受检者肢体弯曲 18°，因此时肌肉长度约缩短 2%，可排除因等长收缩导致的肌肉单位横截面的声波改变及由此对测量的影响。

近期发表的一项超声评价疾病状态下肌肉形态、功能改变的荟萃分析研究中，有学者检索了 1990～2012 年 144 篇相关的中英文文献，文献纳入标准为：①应用 B 型超声进行肌肉形态测量的研究。②应用 B 型超声进行病理状态下肌肉评估的研究。③应用 B 型超声进行手术介入和预后判断的研究。研究结果显示，可通过超声技术检测肌肉厚度、肌肉横截面积、肌纤维长度及羽状角等参数，由此动态评价肌肉的形态学及其功能变化；并指导功能康复训练的效果评价。有学者也指出，超声评价技术应用中也会受到探头方向、操作者及关节角度等多种因素影响，但超声检测的可重复性特点希望能够弥补一些技术上的问题。

尽管超声检测方法能够做到床旁实时、动态的评估，但是超声测量技术上的专业性及测量的准确性在一定程度上限制了它的推广。近期加拿大进行的一项多中心研究试图通过实施超声检测技术的标准化来解决上述问题。该研究招募了 78 例健康志愿者，分别来自加拿大、美国、比利时、法国 7 个研究中心，统一培训营养师、护士、物理治疗师等未接受过任何超声技术专业培训的人员，标准化超声测量指导下（即固定测量部位：选取双下肢髂前上棘至髌骨上缘连线中下 1/3、1/2 处各两个位点测量，取 4 次的平均值），测定股四头肌厚度，结果显示，受训者组内与组间一致性较好，有助于进一步将此技术应用于评估 ICU 患者瘦体组织状态，评价营养支持效果以及评价急性肌肉萎缩的干预治疗的效果。

2013 年报道的一项通过 ICU 床旁动态测量重症患者肌肉横截面积来评价急性肌肉萎缩的研究，针对 63 例平均 APACHE Ⅱ评分 23.5，并接受机械通气 48 小时以上、留住 ICU ＞7 天患者，分别在入选后第 1、3、7、10 天超声测量腹直肌横截面积，同时进行相关的组织学与生化检测。结果显示，患者于第 7、10 天腹直肌横截面积明显缩小，分别减少 12.5%、17.7%；同时发生多器官功能障碍患者肌肉萎缩程度较单一器官损害者更为明显。研究表明，重症患者 1 周内即可发生急性肌肉萎缩，而存在多器官功能障碍的患者则发生更早与更迅速。

四、肌肉功能的评价

以往研究表明，禁食后肌肉功能早在肌肉质量发生变化前就开始降低，随着肌肉质量降低，功能进一步下降，包括肌肉力量减弱、耐久性降低等功能性参数，营养支持配合功能锻炼后可逐渐恢复。因此连续性测量对于评价营养支持效果可能更有意义。目前床旁评估危重症肌肉功能障碍的方法非常有限，很大程度依赖操作者的主观判断和患者的临床表现，常用的方法有手握力测力法、直接肌肉刺激及呼吸肌力评估等。

1. 握力计测量

肌电图可记录肌肉活动时的动作电位，通过测定运动单位电位的时限与波幅以及肌肉收缩的波形与波幅，评价肌肉的收缩功能。一项关于 ICU 获得性肌无力的研究报道，16 例接受机械通气 ICU 患者伴有不同程度的四肢迟缓性无力并肌肉萎缩,针极肌电图检查发现运动神经复合肌肉动作电位(CMAP)波幅下降,腓肠肌活检可见肌肉萎缩、坏死。直接肌肉刺激是通过对肌肉进行电刺激后直接测量肌肉收缩、舒张幅度与力量,可作为肌电图的辅助测试,鉴别危重病多发神经病与危重病肌病。但是此种电刺激技术,检查过程中有一定痛苦及损伤,要求患者很好地配合,按要求完全放松肌肉或不同程度的用力。重症患者在沟通和主动配合上往往存在一定的困难,加之不自主的肌肉收缩、ICU 环境的电讯号干扰等都使得难以获得可靠的客观数据,不适用于 ICU 重症患者床旁的连续动态监测。

2. 呼吸功能评价

体内蛋白质消耗超过 20% 即可影响呼吸肌的结构与功能,重症患者主要表现为呼吸肌无力与困难脱机。测量 1 秒用力呼气量(FEV_1)、最大呼气量的峰流量均可反映呼吸肌力量,并随着营养状况改变及康复训练而变化。

膈肌是重要的呼吸肌,收缩做功占呼吸肌做功的 75% ~ 80%,因此膈肌功能评估对重症患者困难撤机的预测有着重要的意义。评估膈肌功能的方法主要有呼吸负荷试验、呼吸力学监测(最大吸气压、$P_{0.1}$、跨膈压)、膈肌电信号(颤动跨膈压、经食管膈肌电位)等参数,受机械通气压力支持水平、呼吸系统顺应性、不同疾病基础等多种因素影响,所获数据标准不统一,且部分操作有侵入性,操作困难、患者状况及其耐受程度对此检测造成一定的限制,目前未能纳入临床常规检测项目。

近年床旁超声技术凭借其动态、实时、可重复的特点,逐渐用于膈肌功能评价。已有研究报道证实,通过 M 超声模式监测膈肌运动情况可较好地评估困难脱机。一项前瞻性观察研究显示,88 例拟脱机的 ICU 患者(机械通气时间 >48 小时),床旁 B 超测定仰卧位时膈肌运动状态,发现 29% 的患者发生膈肌功能障碍(运动幅度 <10 mm 或者反常运动),膈肌功能障碍组与膈肌功能无障碍组比较,总的机械通气时间、脱机时间明显延长,脱机失败率明显升高;ROC 曲线提示超声监测膈肌运动幅度预测脱机失败的最佳临界点为左侧 12 mm、右侧 14 mm。虽然这项监测技术有诸多优势,但仍有较多因素影响其结果的判读。2013 年一篇综述较全面地阐述了超声评估 ICU 患者膈肌功能的技术与临床应用,对于有创或无创机械通气患者,可通过超声检测方法动态评价膈肌厚度与运动幅度变化,在评估吸气努力、诊断术后膈肌功能障碍、成功脱机的预测等方面有着较好的应用前景。超声测量结果的影响因素有:①机械通气压力支持水平、潮气量与呼吸系统顺应性影响,可通过膈肌厚度变化比率〔TF,计算方法:TF =(膈肌厚度$_{吸气末}$—膈肌厚度$_{呼气末}$)/膈肌厚度$_{呼气末}$〕降低上述因素影响。②呼气末正压,增加功能残气量,膈移动幅度减小。③体位,尤其是肥胖、腹腔高压患者,一定程度上限制了临床应用的范围,存在上述因素的患者判读超声结果时更需谨慎。

综上所述,由于严重打击后的炎症反应、营养代谢改变、制动与肌肉失用等,导致危重症早期(第 1 周)出现"急性骨骼肌萎缩",同时伴随肌肉功能下降或丧失,蛋白质合成与分解的平衡改变是肌肉萎缩的病理基础,临床上表现为肌无力与呼吸功能降低。这一改变在 MODS 患者较单一器官功能障碍的患者更为严重,并且直接影响呼吸机的撤离、危重疾病病程、预后及康复。因此,在其发生机制以及早期临床评估方法等方面受到危重病医学界重视,早期稳态的人体测量及实验室检测的手段,虽能够反映患者肌肉储存与蛋白质代谢情况,但鉴于方法学的局限,以及结果的单一性与准确性等限制(如肌肉的测量、人体阻抗、实验室骨骼肌蛋白代谢产物测定等),特别是缺乏功能性参数,导致临床上很难实现早期、动态的评价骨骼肌结构与功能的改变。近年来超声检测技术在重症医学领域日益受到重视与普及，在评价多器官、多部位、多组织的结构与功能方面，超声检测技术均显示更好的应用前景，应用超声检测方法评价骨骼肌结构与功能就是其中一项值得深入探讨的课题。其优势在于能够较好地体现实时、可重复性及动态评估的特点，既能更深入评价肌肉的结构改变，也能够反映一定的肌肉功能；在此基础上，如能配合骨骼肌蛋白代谢状态的检测，将有助于深入探讨危重症急性骨骼肌萎缩的发生机制与病理改变过程，推进危重症多器官组织功能评价，以此奠定进一步研究与临床应用的基础。

（王宇宏）

第三节　重症免疫营养

　　严重打击后产生的全身性炎症反应与免疫抑制是导致器官进一步损伤的基础，围绕其进行的各种探讨是重症医学研究的热点之一。20 年来药理营养素在炎症调理与改善免疫功能方面的作用一直受到关注，主要涉及的营养素包括谷氨酰胺（Gln）、精氨酸、脂肪酸（ω-3/ω-9FA），以及微量元素硒、维生素 C、维生素 E 等。早年的实验研究主要集中揭示这些药理营养素调控炎症与增强免疫的作用机制，并通过临床应用显示对预后的影响。近年来，一些大样本随机前瞻研究目的在于阐述药理营养素（主要是 Gln 与 ω-3FA）对重症患者可能的有益影响以及潜在的危害，结果显示对不同危重状态下临床结局的影响并不相同，获益效果有限，甚至"有害"，相关的研究也成为关注的热点。

一、谷氨酰胺应用于重症免疫营养存在争议

　　基于早年有关重症患者血浆与骨骼肌内 Gln 含量降低与静脉补充 Gln 后明显降低病死率、改善 6 个月生存率及降低感染发生率等研究结果，2013 年 Heyland 与 Wischmeyer 等发表的一项由北美、欧洲 40 个中心大样本前瞻性研究（REDOXS），旨在探讨经静脉与肠道双途径补充大剂量谷氨酰胺二肽与微量元素硒对重症预后的影响。有学者将入选 1 223 例 ICU 患者随机分为 4 组：Gln 组（仅补充 Gln）、Se 组（仅补充硒）、Gln + Se 组及安慰剂组。通过肠外联合肠内途径补充 Gln，肠外补充 0.50 g/（IBW·d），即谷氨酰胺二肽 42.5 g/d（0.35 g Gln/d），此外肠内补充 30 g/d；硒补充量为静脉补充 500 μg/d + 肠内 300 μg/d，结果显示，补充 Gln 组 28 天病死率有升高趋势（32.4% vs 27.2%，$P = 0.05$），安慰剂组、Gln 组、Se 组及 Gln + Se 组 28 天病死率分别为 25%、32%、29%、33%；Gln 组住院病死率与 6 个月病死率均明显高于安慰剂组；抗氧化剂硒的补充对改善预后无明显影响。这项国际多中心研究不但没有证实早年研究的有益效果，反而显示负面影响。由此有关早期大剂量 Gln 与抗氧化剂强化治疗增加危重症病死率的原因引起广泛关注，有学者对数据进行分层分析，认为并发休克、肾功能障碍及 MODS 可能是导致大剂量补充 Gln 后病死率升高的主要原因，这一解释并未得到普遍认可。

　　随后的大样本 Meta 分析试图从诸项临床研究中阐述 Gln 补充剂量及适合的对象，依据指南推荐剂量 [0.3 ~ 0.5 g/（kg·d）]，肠外 Gln 补充获得降低病死率的有益影响，但这一效果却未见于接受肠内营养的重症患者。疾病亚组分析表明，在降低感染性并发症方面不论是内科还是外科重症患者均显示出补充 Gln 的有益影响，而对于降低病死率方面的影响却仅

见于烧伤、创伤等外科 ICU 重症患者。

近期 Arthur R H Van Zanten 等发表的一项来自荷兰、德国及比利时 14 个 ICU 的多中心双盲对照研究，旨在探讨应用高蛋白免疫增强肠内营养（IMHP）对重症患者医院获得性感染影响（Meta Plus）。研究为期 22 个月、随访 6 个月，共纳入接受肠内营养 72 小时以上并机械通气治疗的内科、外科以及创伤重症患者 301 例，随机分为高蛋白免疫型肠内营养组（IMHP、Gln、脂肪酸及抗氧化剂；$n = 152$）与高蛋白肠内营养组（HP，$n = 149$），两组接受等热卡等蛋白质的肠内营养，IMHP 组每 1 500 mL 肠内营养液含谷氨酰胺总量 30 g 及抗氧化剂（含硒 285 μg，ω-3 脂肪酸 7.5 g），入室 48 小时内开始营养支持，最长至 ICU 28 天。终点指标为新发感染，次终点指标为 SOFA 评分、机械通气时间、住 ICU 与住院时间。结果显示，两组新发感染并无差别，IMHP 组为 53%（95% CI，44% ~ 61%），HP 对照组为 52%（95% CI，44% ~ 61%），$P = 0.96$；IMHP 组内科 ICU 患者 6 个月病死率明显高于 HP 组，54%（IMHP，95% CI，40% ~ 67%）vs 35%（HP，95% CI，22% ~ 49%），$P = 0.04$，其他预后指标无明显差异。该研究结论同样不支持重症患者肠内途径补充免疫增强型营养制剂。

这些与早年研究不一致的结果引发更多的思考与探索。人体细胞质中含有大量 Gln，细胞内低 Gln 水平与低分化相关，大量动物与细胞的实验研究证实，补充 Gln 增加核酸合成，应激状态 Gln 作为细胞能源优于葡萄糖，尤其是快速生长细胞更依赖之，如肠黏膜、免疫细胞，肠屏障组织学改变、细菌移位与 Gln 缺乏相关，且补充可逆转之。上述这些都证实了 Gln 补充的意义。Gln 补充目标基于两种不同的情况，补充体内缺乏或提供药理作用，这两种情况的治疗目标不同。前者在于恢复正常生理浓度，而后者意在发挥特定药理作用。基于后一目标，考虑通过增加药理剂量来获得治疗效果，但目前的研究很少能够提供这方面数据。而且不论何种目的均需要首先对 Gln 的血浆目标浓度予以明确并进行监测。有研究表明血清 Gln 低于 420 μmol/L 为病死率增高的临界值，1/3 的 ICU 患者 Gln 水平低，与 ICU 后 6 个月病死率相关，但尚并无数据证明，高 APACHE Ⅱ 与高 SOFA 评分的不良预后与 Gln 缺乏相关；与入 ICU 低 Gln 水平相似，此时高 Gln 水平也同样预测不良预后，如急性肝损害时。

如果外源性补充的目的在于使 Gln 缺乏患者获益，目标人群应该是需要营养支持至少 5 ~ 7 天以上的 Gln 缺乏患者；如果目的是提供药理作用获益，受益人群应该是高死亡风险者并且能够从 Gln 补充中获益，而目前尚无更好的评分系统明确之，有关危重程度与应用时机、应用多长时间才能有效，均需要深入研究证实。

哪些患者适宜补充 Gln 呢？研究显示，接受肠外营养的患者应予补充，而肠内营养补充 Gln 的研究以及 Meta 分析均未证实能够获益。一些有关免疫强化营养的研究主要在于相关免疫指标的改善，而且肠内多是复合制剂，也不能证实单独补充或联合其他药理营养素对危重症的有益影响。肠内途径补充往往是多种免疫营养素，很难界定 Gln 的独立作用。另外，近期一项回顾性研究也证实，感染患者病死率增高与应用大剂量抗氧化元素——硒相关。

关于补充 Gln 的研究，2003 年以前的单中心研究显示，补充 Gln 可明显改善 ICU 患者感染发生率与病死率，而以后的多中心研究却未能证实这一效果，包括 Meta 分析显示同样的效果来自单中心、样本量并非很大的研究结果。REDOX 研究第一次显示外源性补充 Gln 与危重症不良预后相关，研究包含高病死率、未接受较好营养支持重症患者；也没有普遍进行血浆 Gln 的测量来界定是否缺乏。无法解释如果内源 Gln 产生 50 ~ 80 g/d，而外源补充将会产生毒性作用，所以，进一步随机对照研究是很有必要的，也需要明确 Gln 产生毒性作用的机制及其导致毒性作用的剂量。此外，需探讨 Gln 补充途径、危重症内源 Gln 产生与外源补充之间的关系以及是否需要维持 Gln 在正常生理水平。

二、ω-3 脂肪酸免疫调控研究进展

机体对打击产生的炎症反应在许多危重疾病的发生发展中起着重要的作用，组胺、类花生酸及细胞因子是其中的关键元素。由 ω-6 脂肪酸（ω-6FA）类花生酸，如白三烯 B_4（LTB_4）介导的白细胞浸润直接参与了 ARDS 的病理生理改变。ω-3 脂肪酸（ω-3FA）通过降低花生酸类产生的脂质炎症代谢产物，进而实现抗炎症反应的作用也为此受到极大的关注。ARDS 是体现全身炎症反应间因果关系的代表性病症，围绕 ALI/ARDS，Sepsis 开展了多项 ω-3FA 强化肠内营养的 RCT 研究，其中 4 项研究显示出明显获益的阳性结果：4 天治疗后白细胞与中性粒细胞肺组织浸润减少，肺泡灌洗液中 LTB_4 含量降低。临床效果表现在：接受高 ω-3FA 肠内营养的 ARDS 患者，氧合与气体交换得到改善、机械通气时间与住 ICU 时间缩短。最近发表的一项大鼠实验研究显示，DHA 代谢产物 resolvin D1 可以逆转 LPS 导致的 ARDS 病变进程。

近年报道的研究并未复制出早年的结果，在研究设计方面也显示有很大不同，Rice 等的研究采用每日两次顿服含 EPA 与 DHA 的高脂配方制剂，脂肪占总能量的 80%，而对照组的脂肪含量占总能量 40%，结果显示在气体交换（PaO_2/FiO_2）等临床预后指标上与对照组（顿服盐水）并无差异。另一项由 Stapleton RD 等报道的研究中，研究组每日给予低脂配方的肠内营养及顿服一次鱼油，与对照组顿服盐水相比，未见改善炎症反应与氧合的影响。甚至在另一项多中心临床 RCT 研究中，却显示出增加鱼油等补充对临床结局的不利影响，此项研究应用的是低脂（占总能量 30%）、高糖类（占总能量 54%）的肠内营养配方。这些研究所选用肠内营养制剂除了富含 ω-3FA（鱼油）外，还添加了其他具有生物活性的抗氧化维生素与微量元素，而并非单纯的ω-3FA。

近年几项有关成人 ICU 患者应用鱼油的 Meta 分析，均显示外科患者在感染发生率、住 ICU 及住院时间方面明显获益。一篇 Meta 分析表明，静脉补充 ω-3FA 后 ICU 病死率有降低的趋势（$P=0.08$）。最近 Carlos A Santacruz 等发表在 JPEN 杂志上的一篇系统综述与 Meta 分析，比较了 ALI 或 ARDS 患者，接受肠内药理营养与对照组对预后的影响，共筛选了 7 项研究纳入了 802 例患者，其中 405 例接受药理营养，结果显示，接受药理肠内营养者 ICU 住院时间轻度缩短，但对于机械通气时间与总病死率并无明显影响。在纳入的研究中，肠内营养制剂中脂肪供能比例均较高，占总热卡 55% 左右（研究组富含 ω-3FA），而低脂对照组显示病死率有升高的趋势，因而有人认为，对预后影响可能与肠内营养（EN）制剂中脂肪含量相关。

静脉补充鱼油仅显示次终点指标得到改善，却未见病死率的影响。感染率方面的有益影响也仅限于外科患者。与预后相关的另一个考虑是有效的药理剂量，很少有研究揭示鱼油的有效剂量，从早期 Heller AR 教授的观察性研究结果，推荐全身性感染患者 ω-3FA 应用剂量为 0.15~0.2 g/（kg·d）。但相关的研究是缺乏的，特别是加大剂量能否改善预后并不明确。

综上所述，谷氨酰胺与 ω-3 脂肪酸是药理营养素研究领域中关注的热点，很多实验研

究对其药理作用及机制进行了阐述，但临床应用目前并不能完全复制实验室结果，这一特点并非仅见于药理营养素的研究，也说明从实验室到临床实践之间需要搭建桥梁，而这一桥梁是能够科学的认识药物、治疗、疾病与患病个体之间的相互关系与影响，更深入地揭示疾病的本质。

（张春野）

第四节　重症患者理想的营养途径

营养支持是重症患者治疗的重要组成部分，其途径是营养支持的重要环节。肠内营养被推荐为重症患者首选的支持方式。然而，重症患者肠道功能障碍发生率较高，往往使肠内营养受到限制，无法达到营养目标。肠外营养，尽管可以补充能量需求，却存在各种并发症。早期添加肠外营养是否有益仍然存在争议，不同指南的推荐意见也不同。最新的研究表明，早期常规给予肠内或肠外营养不影响重症患者的病死率及感染等并发症，为重症患者营养支持方式的选择提出了新的理念。

一、营养支持的途径

营养支持包括肠内营养及肠外营养两种支持途径。肠内营养，即通过鼻胃管、鼻肠管等方式将营养物质通过胃肠道给予营养，由于该营养途径与生理状态下的营养基本等同，因此成为营养支持的首选途径。然而，当患者出现各种原因，比如胃肠道功能障碍，不能进行肠内营养时，可以通过肠外营养来补充热量，避免或改善患者的营养不良状态。

二、肠内营养的优势及存在的问题

肠内营养是最理想的营养供给途径。肠内营养作为符合生理的营养支持方式，可以维护肠道黏膜屏障，促进肠道蠕动与分泌，增加营养因子吸收进入肝脏合成蛋白质，减少细菌和毒素易位，降低肠源性感染和由此产生的"二次打击"。此外，肠内营养可以减轻氧化应激及炎症反应，调节免疫功能。可见，肠内营养治疗已经不仅仅是提供热量，而是对整个机体以及器官功能都具有保护作用。因此，当患者可以利用肠道实施营养支持时，利用肠道已经成为不争的共识，并且提出重症患者只要可以利用肠道，就需要使用胃肠道实施肠内营养。

然而，胃肠道功能障碍限制了肠内营养的顺利实施。目前研究显示，接近60%的重症患者存在胃肠道功能障碍，使得很多重症患者仅能部分耐受甚至完全不能耐受肠内营养。鉴于重症患者的胃肠道功能障碍发生率高，很多学者都提出肠内滋养性营养的理念。肠内营养支持的初期可能导致患者能量供应不足，肠外营养，作为补充热量的另一营养支持途径，在临床上也被广泛运用。

三、肠外营养时机的争议及近期研究进展

肠外营养的时机存在广泛争议。尽管肠内营养的作用已经被广泛认识且成为首选的营养途径，但很多重症患者都受到肠道功能的限制，需要肠外营养来补充营养需要。而早期是否需要添加肠外营养，长期以来存在争议。Heyland 和 Braunschweig 的两个荟萃分析均发现早期肠外营养不改善预后，且增加感染等并发症。然而，Simpson 对采用意向性分析原则的研

究进行荟萃分析，发现早期肠外营养尽管会增加感染发生率，但可以降低重症患者的病死率。国际指南的推荐意见也不尽相同。美国营养学会（ASPEN）推荐重症患者入 ICU 后如果不能进行肠内营养，且在发病前无营养不良的情况，则在入 ICU 一周后才开始进行肠外营养。而《欧洲营养学会（ESPEN）指南》则推荐重症患者入 ICU 48 小时后仍不能进行肠内营养，即可以考虑开始肠外营养。

早期肠外营养的并发症可以预防，是安全的营养途径。早期肠外营养增加并发症一直是临床医生担心的问题。Michael 等进行了一个大规模、随机对照研究，共纳入了 4 640 例患者，比较早期肠外营养（入 ICU 48 小时内）和晚期肠外营养（入 ICU 一周后）的作用，研究发现相比晚期肠外营养，早期肠外营养显著延长 ICU 住院时间，增加感染发生率。然而，发表在《新英格兰医学杂志》的随机对照研究提出了新的观点。研究共纳入 2 400 例患者，其中 2 388 例被最终纳入分析。纳入患者在入 ICU 后 36 小时内开始予以营养支持(1 191 例进行肠外营养，1 197 例进行肠内营养）并持续至第 5 天，所有患者进行了能量需要评估与严密监测，保证了营养的合理性，同时严格控制患者的血糖，并按照《指南》对患者进行院内感染的预防，主要观察指标为 30 天的全因死亡率。结果显示，两组患者的 30 天病死率无明显差异（肠外营养组 33.1% vs 肠内营养组 34.2%，$P = 0.57$）、住院时间及各种并发症发生也均无显著性差异。提示早期肠外营养在评估与监测，积极控制血糖，并加强感染防控的情况下是安全的。

四、重症患者营养支持途径的选择

重症患者营养支持途径首先考虑肠内营养。肠内营养作为首选的营养支持途径已经得到公认，即使患者存在肠道功能障碍，也可以尝试利用，以便维护肠道运动、免疫等屏障功能，改善患者免疫状态，减少肠源性感染的发生。《欧洲的营养共识》建议除非胃肠道功能障碍达到急性胃肠道损伤（AGI）Ⅳ期时，才不考虑进行肠内营养。而当肠内营养不能满足能量供应时，添加肠外营养可能获益。

早期存在肠内营养禁忌的患者，肠外营养进行能量补充可以获益。2013 年 Diog 等进行了一个大规模、多中心、随机对照研究。研究总共纳入 1 372 例早期存在肠内营养禁忌的患者，686 例患者纳入早期肠外营养组，另外 686 例患者纳入对照组。研究发现两组患者病死率无明显差异，但相比对照组，早期肠外营养治疗组显著减少机械通气时间，并有减少 ICU 住院时间的趋势。

肠内营养不能满足目标热量供应的患者，肠外营养补充热卡可以改善患者营养不良状态，并改善患者预后。2013 年 Heidegger 等针对早期肠内营养不能达到目标营养量的患者进行研究。305 例患者入 ICU 后 3 天内肠内营养剂量小于目标量 60% 的重症患者分成两组，从第 4 天开始一组继续进行肠内营养，另外一组增加肠外营养补充热量。结果显示增加肠外营养组显著降低院内感染发生率，减少机械通气时间。提示针对早期肠内营养不能满足营养需求时，补充肠外营养有利于改善患者预后。

综上，营养支持治疗是重症患者治疗的重要组成部分。肠内营养是重症患者最理想的营养供给途径，在提供热量的同时保护患者脏器功能。然而，对于早期存在肠内营养禁忌或者早期肠内营养不能满足热量供应时，适当增加肠外营养可能有利于改善患者预后。

（张春野）

第五节 补充维生素的作用

维生素 D 先在肝细胞转变为 25-羟维生素 D_3 [25-(OH) D_3],然后在肾近曲小管上皮细胞进一步羟化为具有体内活性的 1, 25-二羟维生素 D_3 [1, 25-(OH)$_2D_3$],其生物功能多效性包括调节免疫、内皮及黏膜、糖代谢、钙稳态的分布等方面的作用已基本得到证实。近年来的多项研究证明了维生素 D 缺乏与疾病严重程度和死亡危险、重症医学科(ICU)停留时长、感染发生率、血培养阳性率、器官功能障碍、短期和长期住院死亡率相关。而近两年内的多项补充干预试验,并未得出确定的因果关系,补充维生素 D 对重症患者的有效性还需要进一步的研究来证实。

一、维生素 D 缺乏与重症患者预后的关系

就目前而言,已经能够肯定维生素 D 与感染性疾病的预后存在密切的联系,25-(OH) D 和 iPTH 水平也应作为 ICU 的常规检测项目之一。

Moromizato 等在波士顿 2 个教学医院进行的观察性研究收集 3 386 例 18 岁及以上住院前测定 25-(OH) D 水平患者,Logistic 回归分析后提示住院前 25-(OH) D 缺乏是脓毒症发生的预测因素。多变量分析提示,年龄、性别、种族、内科或外科类型均与 25-(OH) D 不足相关($P = 0.001$)。亚组分析中 444 例脓毒症患者显示住院前 25-(OH) D 缺乏是出现脓毒症的明显预测因素,并且 90 天死亡风险是充足患者 1.6 倍($P = 0.01$)。院前 25-(OH) D 缺乏是重症患者发生脓毒症的重要预测因素,而且 25-(OH) D 不足会增加脓毒症患者死亡风险。

同时国内一篇涉及 236 例脓毒症患者关于 1, 25-(OH)$_2$D 水平和降钙素原水平死亡率相关的观察性研究证实,1, 25-(OH)$_2$D 缺乏患者具有更高的 APACHE II 和 SOFA 评分,且血培养阳性率/甲状旁腺激素增高,28 天死亡率升高。同时维生素 D 缺乏患者离子钙水平低下,需要更长时间的呼吸机辅助呼吸。研究显示纳入初始 1, 25-(OH)$_2$D 血浆水平和 PCT 水平呈负相关,回归分析显示 1, 25-(OH)$_2$D ≤ 20 ng/mL 是 28 天死亡率的独立危险因素。

部分学者通过将近年来的相关维生素 D 缺乏的研究进行系统评价和 Meta 分析,2014 年 3 项研究的结论并未证实其关联。

Ralph 等人的研究并没有发现重症患者维生素 D 水平低下和死亡率增高相关,相反,他们发现重症患者超过生理水平的维生素 D 水平和死亡率及疾病严重性评分增高相关。在关于维生素 D 缺乏和重症患者死亡率关系的研究中,Haan 等人的系统评价和 Meta 分析与 Zhang 等人的队列研究 Meta 分析,分别纳入了 14 项相关研究 9 715 个患者和 7 篇研究 4 204 个患者。结果均证实重症患者维生素 D 缺乏和住院死亡率相关($P < 0.001$);Haan 研究提示重症患者感染率上升($P = 0.007$),脓毒症患病率升高($P < 0.001$),30 天死亡率升高($P = 0.05$),但 Zhang 结果显示维生素 D 缺乏和 ICU 死亡率的相关性仍未有统计学意义($P = 0.271$)。

二、补充维生素 D 治疗对患者的作用

维生素 D 通过降低炎症细胞因子水平,增加先天抗感染分子物质对免疫系统功能产生

积极效应，并通过上调巨噬细胞、上皮细胞内抑菌肽、防御素-2 发挥抑制炎症作用，从而可能具有类抗生素作用，在感染性疾病中可能作为一种辅助治疗方法。

有关维生素 D 的最佳摄入量和合适的维生素 D 浓度仍未明确。Bouillon 等通过对已发表的随机对照临床研究进行循证医学分析，成人每日摄入 600~800 IU（12~18 μg）可以有效治疗维生素 D_3 缺乏，而大剂量摄入并未观察到有更多益处。维生素 D_3 的作用还受到钙摄入量水平的影响。有多个关于维生素 D 预防骨折的 Meta 分析得出相似的结论，认为摄入 800 IU/d 的维生素 D_3 同时补钙可以减少骨折事件 20%。相关 RCT 研究表明 25-（OH）D 低于 20 ng/mL 的人群罹患结肠癌、心血管疾病、代谢病及感染的风险明显增高。而该研究并未涉及重症医学领域。

为了评估补充维生素 D 在重症患者中的潜在获益，临床领域中多项 Meta 分析和系统性回顾显示维生素 D 不足或缺乏和非骨疾病的相关性。尽管依赖于大型数据库，并受年龄和环境因素影响的具有差异的受试者，补充维生素 D 和临床结果的可能因果关系未被证实。

奥地利的 Amrein 教授团队从 2008 年开始进行维生素 D 缺乏的相关系列研究，包括 2013 年发表的观察性研究到其后的 VITdAL-ICU（纠正重症患者维生素 D 缺乏随机对照研究）。初步研究收集了 665 个重症患者的维生素 D 缺乏的流行病学资料，以 25-（OH）D 血浆浓度 <20 ng/mL 定义为维生素 D 缺乏；并将 25-（OH）D 浓度根据季节特性分为低、中、高浓度组。结果提示，约 60.2% 重症患者维生素 D 缺乏，26.3% 患者维生素 D 不足，且维生素 D 缺乏的流行病学及平均 25-（OH）D 浓度有明显的季节差异（$P<0.001$）。校正后的住院死亡率在低浓度组及中浓度组明显高于高浓度组。而住院日与 25-（OH）D 浓度无统计学意义。

有学者质疑 25-（OH）D 浓度能否代表维生素 D 的有效浓度。首先，25-（OH）D 主要与维生素 D 结合蛋白结合成稳定状态，而具有生物学效应是游离及与白蛋白结合 25-（OH）D。此外，在重症患者中应用公式去将维生素 D 浓度转换有效生物浓度的方法是不适应的。作者在回信中也明确表示维生素 D 的生物利用度难以简单测定，但经过其研究中的校正去除混杂因素后，维生素 D 与死亡率的相关性是可以肯定的。

在 2011 年开始的进一步研究中，纳入 492 名维生素 D 缺乏（≤20 ng/mL）的成年白种人群重症患者。大剂量维生素 D_3 和安慰剂通过口服或鼻胃管的给药方式一次性给予 540 000 IU，随后每月给予维持剂量 90 000 IU，持续 5 个月。在研究数据揭盲和分析之前具体分析预先设定维生素 D 严重缺乏（≤12 ng/mL）亚组。结果表明两组患者的中位住院时间无显著差异（20.1 天和 19.3 天）、院内死亡率（28.3% 和 35.3%）和 6 个月死亡率（35% 和 42.9%）也无明显差异；而在严重缺乏亚组患者中，维生素 D_3 组院内死亡率显著降低（28.6% 和 46.1%），6 个月死亡率无明显差异（34.7% 和 50.0%）。研究认为高剂量维生素 D_3 不能减少重症患者住院天数、院内死亡以及 6 个月死亡率。虽然在严重缺乏患者中观察到院内死亡率降低，但这一结果基于亚组分析所得，考虑到整体阴性结果，应该被解读为一种假说，需要进一步研究证实。

然而，该系列研究同样存在一定的局限性，主要在于：①单中心的研究，且仅包括白种成年患者，研究结果不具有普遍性。②预先以补充维生素 D 改善病死率及住院时间为前瞻性考虑，忽略了补充后可能在其他方面的影响，如院内感染等情况。③样本量的缺陷可能导致大剂量补充后对于不良反应的观察不足。④有关维生素 D 检测方法的缺陷。

综上所述，现有的研究资料认为，维生素 D 缺乏的补充对于整体人群的效果还未有确切的定论，鉴于目前研究结果的不确定性，需要进一步开展大规模高质量的随机对照试验，未来关于重症患者补充维生素 D 临床设计研究需探讨其最佳剂量、给药途径和疗程。然而，我们认为现有资料结果的差异可能与维生素 D 在重症患者中的标准尚未确立，以及重症患者在疾病病程、年龄、季节、不同的营养状态等多方面的异质性密切相关，单一盲目地扩大样本量仍有可能难以解惑。

（张春野）

参考文献

[1]于晓松．全科医学概论[M]．北京:人民卫生出版社,2019.

[2]林果为,王吉耀,葛均波．实用内科学[M].15 版．北京:人民卫生出版社,2017.

[3]张文武．急诊内科学[M].4 版．北京:人民卫生出版社,2017.

[4]葛均波,徐永健,王辰．内科学[M].9 版．北京:人民卫生出版社,2018.

[5]谢灿茂．内科急症治疗学[M].6 版．上海:上海科学技术出版社,2017.

[6]陈灏珠．实用心脏病学[M].4 版．上海:上海科学技术出版社,2016.

[7]胡大一．心血管内科学高级教程[M]．北京:中华医学电子音像出版社,2017.

[8]黄振文,邱春光,张菲斐．心血管病诊疗手册[M]．郑州:郑州大学出版社,2015.

[9]于皆平,沈志祥,罗和生．实用消化病学[M].3 版．北京:科学出版社,2017.

[10]王永晨．全科医学概论[M]．北京:人民卫生出版社,2019.

[11]夏冰,邓长生,吴开春,等．炎症性肠病学[M].3 版．北京:人民卫生出版社,2015.

[12]林三仁．消化内科学高级教程[M]．北京:中华医学电子音像出版社,2016.

[13]胡传来．全科医学概论[M]．北京:人民卫生出版社,2019.

[14]栗占国,张奉春,曾小峰．风湿免疫学高级教程[M]．北京:中华医学电子音像出版社,2018.

[15]陈进伟,曾小峰．风湿免疫性疾病综合征[M]．北京:人民卫生出版社,2018.

[16]安东尼·福西．哈林森风湿病学(原书第 3 版)[M]．田新平,译．北京:科学出版社,2018.

[17]蒲传强,崔丽英,霍勇．脑卒中内科治疗[M]．北京:人民卫生出版社,2016.

[18]王伟,卜碧涛,朱遂强．神经内科疾病诊疗指南[M].3 版．北京:科学出版社,2018.

[19]励建安,张通．脑卒中康复治疗[M]．北京:人民卫生出版社,2016.

[20]路孝琴．全科医学概论[M]．北京:人民卫生出版社,2019.